内科疾病诊断与临床用药

王 蕾 李秀敏 戴志初 林 琳 牟善强 主编

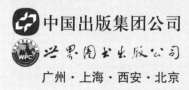

中国出版集团公司

世界图书出版公司

广州·上海·西安·北京

图书在版编目（CIP）数据

内科疾病诊断与临床用药 / 王蕾等主编.－－ 广州：
世界图书出版广东有限公司, 2022.2
ISBN 978-7-5192-9048-1

Ⅰ. ①内… Ⅱ. ①王… Ⅲ. ①内科－常见病－诊疗②
内科－常见病－用药法 Ⅳ. ①R5②R452

中国版本图书馆 CIP 数据核字（2021）第 218986 号

书　　名　内科疾病诊断与临床用药
　　　　　NEIKE JIBING ZHENDUAN YU LINCHUANG YONGYAO
主　　编　王　蕾　李秀敏　戴志初　林　琳　牟善强
责任编辑　曹桔方
装帧设计　雅卓文化
责任技编　刘上锦
出版发行　世界图书出版有限公司　世界图书出版广东有限公司
地　　址　广州市新港西路大江冲 25 号
邮　　编　510300
电　　话　020-84460408
网　　址　http://www.gdst.com.cn
邮　　箱　wpc_gdst@163.com
经　　销　各地新华书店
印　　刷　三河市嵩川印刷有限公司
开　　本　787mm×1092mm　1/16
印　　张　13
字　　数　327 千字
版　　次　2022 年 2 月第 1 版　2022 年 2 月第 1 次印刷
国际书号　ISBN 978-7-5192-9048-1
定　　价　80.00 元

编 委 会

主　编　　王　蕾　　李秀敏　　戴志初　　林　琳　　牟善强

副主编　　汪　茜　　于红梅　　张志春　　李志平　　朱本贵

　　　　　王灵强　　李　璇　　殷言言　　费洪华　　唐　博

编　委　（按姓氏笔画排序）

于红梅　　吉林省长春市传染病医院

王　蕾　　日照市中医医院

王灵强　　中国人民解放军联勤保障部队第九六四医院

朱本贵　　日照市中医医院

牟善强　　日照市东港区疾病预防控制中心

李　璇　　威海市中医院

李志平　　牡丹江医学院附属红旗医院

李秀敏　　济宁市第二人民医院

邸西亮　　临邑县人民医院

汪　茜　　十堰市人民医院

张志春　　中国人民解放军联勤保障部队第九六七医院

林　琳　　深圳市第二人民医院

费洪华　　日照市人民医院

徐志英　　临邑县人民医院

殷言言　　黄河水利委员会黄河中心医院

唐　博　　重庆市开州区人民医院

崔　含　　东莞市人民医院

黎柳章　　东莞市长安医院

戴志初　　香港大学深圳医院

前　言

　　内科学是临床医学中一门涉及面非常广泛的综合性学科,是临床医学各科的基础。近年来,内科学领域各专业不仅在理论上,而且在临床诊断和治疗等方面取得了快速发展。然而随着人们生活水平的提高和对疾病认识的不断增强,对医生的期望与要求也越来越高。鉴于此,各位编者在参阅大量文献的基础上,结合自身多年临床工作经验编写了此书。

　　本书在编写过程中参考和引用了近年来诸多循证医学的结果和理论,力求准确把握医学发展的脉搏,做到推陈出新,尽可能展示内科诊疗学的最新进展。本书具有条理清晰、实用性强等特点,同时兼顾简明扼要、简洁通俗的风格。希望本书能为临床内科医生的工作带来帮助。

　　由于编者水平有限,书中若存在疏漏和不足之处,望广大读者批评指正。

目　录

第一章

呼吸系统疾病

第一节　急性上呼吸道感染

一、概述

（一）定义

上呼吸道的解剖范围包括鼻腔-鼻旁窦、咽（鼻咽、口咽、喉咽）、喉和中耳，以及隆嵴以上的气管，因此凡是这些部位的感染统称为上呼吸道感染。

急性上呼吸道感染是最常见的呼吸道感染性疾病，主要由病毒引起，其次是细菌、真菌及螺旋体，显然它不是一个单独的病原体引起的疾病。它也不是一种疾病，而是一组疾病。其发病不分年龄、性别、职业和地区，每年发病人数约占急性呼吸道疾病的半数以上。某些病种或病原体感染如流行性感冒尚具有很强的传染性。临床可以表现为温和的鼻炎到致命性的肺炎。其发病率高，部分患者可继发支气管炎、鼻窦炎，甚至肾炎、风湿病等。同时急性上呼吸道感染也是引起慢性支气管炎急性发作的常见原因之一。另外，某些急性传染病的早期常表现为上呼吸道感染的症状，若不仔细辨认，易造成误诊。故正确认识本病非常重要。

（二）病因

急性上呼吸道感染绝大部分是由病毒引起，占 70％～80％，由细菌引起者仅占一小部分。健康人的鼻咽部常有微生物寄生，正常情况下不引起炎症，一旦机体抵抗力降低，如在受寒、淋雨或局部循环发生障碍等情况下，这些局部寄生的病毒或细菌就可生长繁殖，感染致病。

二、普通感冒

普通感冒是最常见的上呼吸道病毒感染，主要病原体是病毒，临床表现为急性鼻炎和上呼吸道卡他。

（一）病因

根据抗原分型感冒病毒有上百种，主要病原体为鼻病毒，其他为流感病毒、副流感病毒（1,3 型）、呼吸道合胞病毒、腺病毒、冠状病毒和肠道病毒中的柯萨奇病毒 A_7 和 A_{21} 型、埃可病毒（Ⅴ型），此外，尚有 5～10 种是由肺炎霉浆菌引起。

（二）流行病学

普通感冒主要是通过飞沫传播，也可由手接触病毒而传染。1/3 的鼻病毒和 2/3 的冠状病毒的感染者无临床症状。鼻病毒感染后病毒复制 48 小时达到高峰浓度，传播期则持续 3 周。个体易感性与营养健康状况、上呼吸道异常（如扁桃体肿大）、吸烟等因素有关，发病以冬季多见，与气候变化、空气湿度和污染，及年龄、环境有关。但寒冷本身并不会引起感冒，而寒冷季节多出现感冒的部分原因与病毒类型有关，也可能因寒冷导致室内家庭成员或人群聚集增加及拥挤有关。感染症状受宿主生理状况影响，过劳、抑郁、鼻咽过敏性疾病、月经期等均可加重症状。

（三）发病机制

1.基本发病机制

普通感冒的病原体主要是鼻病毒，以鼻病毒为例，鼻腔或眼部是其进入机体的门户，鼻咽部是最先感染的部位。腺体淋巴上皮区域的 M 细胞含有鼻病毒细胞间黏附分子-1（ICAM-1）受体，病毒首先在此黏附，并借鼻腔的黏液纤毛活动到达后鼻咽部。此时病毒迅速复制，并向前扩散到鼻道。鼻腔上皮细胞活检及鼻腔分泌物的研究表明，炎症介质（缓激肽、前列腺素）、白介素-1 和白介素-8 等分泌增加，可能与感冒的部分临床症状有关。组胺的作用尚不清楚，尽管组胺鼻内滴入可引起感冒症状，但抗组胺药治疗感冒的效果并不确定。副交感神经阻滞药对解除感冒症状有效，表明神经反射机制在感冒发病机制中可能也存在着一定的作用。免疫反应（IgA、干扰素产生）通常是短暂的，加上病毒抗原的多样性及漂移。所以，一生中可反复多次感冒。

2.非典型发病机制

感冒病毒侵入鼻旁窦、中耳、支气管、消化道可引起相应部位的炎症反应，而出现非典型的感冒症状。

（四）病理和病理生理

细胞的病理变化与病毒的毒力及鼻腔的感染范围有关。呼吸道黏膜水肿、充血，出现大量的漏出液和渗出液，但细胞群并未发生任何重要变化，修复较为迅速，并不造成组织损伤。不同病毒可引起不同程度的细胞增殖及变性，鼻病毒及肠道病毒较黏液性病毒更为严重。当感染严重时，连接呼吸道的鼻旁窦、中耳管道可能被阻塞，发生继发感染。

鼻分泌液是第一道保护屏障，黏液的流动对呼吸道上皮有一定的保护作用，同时鼻分泌液含有 IgG、IgA，IgA 是主要的局部免疫球蛋白。受呼吸道病毒感染后，细胞能产生干扰素，从而抑制病毒的繁殖。

（五）临床表现

1.症状

（1）常见症状：起病急骤，潜伏期短，临床表现个体差异很大。早期有咽部干燥、喷嚏，继以畏寒、流涕、鼻塞、低热。咳嗽、鼻分泌是普通感冒的一特征性症状，开始为清水样，以后变厚，黄脓样，黏稠。鼻塞约 4～5 天。如病变向下发展，侵入喉部、气管、支气管，则可出现声音嘶哑，咳嗽加剧，或有小量黏液痰，1～2 周消失。全身症状短暂，可出现全身酸痛、头痛、乏力、胃纳差、腹胀、便秘或腹泻等，部分患者可伴发单纯性疱疹。

（2）非典型症状：从病原分型发现感冒病毒有上百种，不同病毒感染，必然引起不同的临床表现，包括病程长短及程度轻重，但从临床上很难区分，加之个体的易感性不同，使得这些不同的微生物不可能引起固有的或特异的临床表现。因此，在诊断方面应对非典型的临床表现加以重视，以防漏诊或误诊。以下列举几种类型的不典型表现。

①流行性胸痛：潜伏期为 2～5 天，主要表现为发热和阵发性胸痛，本病有自限性。

②急性阻塞性喉-气管-支气管炎（哮吼）：儿童多见，可出现痉挛性咳嗽，有大量分泌物，以致造成不同程度的呼吸道阻塞、哮喘和呼吸困难。呼吸道合胞病毒感染在幼儿中常表现为发热、咳嗽、气促、发绀和呼吸困难，需及时进行抢救，病死率为 1％～5％。

2.常见体征

体检鼻和咽部的黏膜充血水肿。

3.并发症

（1）鼻窦炎及中耳炎在鼻旁窦及中耳液中可发现鼻病毒。但在治疗中应注意合并细菌感染所起的作用。

（2）急性心肌炎流感病毒、柯萨奇病毒和埃可病毒的感染可损伤心肌，或进入人体繁殖而间接作用于心肌，引起心肌局限性或弥散性炎症。一般在感冒 1～4 周出现心悸、气急、呼吸困难、心前区闷痛、心律失常，于活动时加剧。

（六）实验室检查

白细胞计数正常或稍增加，淋巴细胞稍增加。必要时进行病毒分离。

（七）器械检查

鼻旁窦及中耳、胸部 X 线摄片可协助诊断。心电图检查可出现心动过速、期前收缩、房室传导阻滞等。

（八）诊断

根据病史及临床症状，并排除其他疾病如脑炎、流行性脑膜炎、伤寒、斑疹伤寒等，进行密切观察，辅以必要的化验，诊断并不困难。病原的确定需进行病毒分离，由于病毒培养和免疫血清学诊断需要一定的设备，费时耗材，因此在临床工作当中，分离出特异性病毒并不实际，只有在确定流行病因和鉴别继发性细菌感染和真菌感染，才做病毒分离。

（九）鉴别诊断

1.常见表现鉴别诊断

（1）鼻炎

①过敏性鼻炎：临床上很像伤风，所不同的是起病急骤，持续时间短，常突然痊愈。主要表现为喷嚏频作，鼻涕多，呈清水样，鼻腔水肿，苍白，分泌物中有较多嗜酸粒细胞，经常发作，常伴有其他过敏性疾病如荨麻疹等。

②血管舒缩性鼻炎：无过敏史，以鼻黏膜间歇性血管充盈、打喷嚏和流清涕为特点，干燥空气能使症状加重。根据病史、无脓涕、痂皮等可与病毒性或细菌性相鉴别。

③萎缩性鼻炎：鼻腔异常通畅，黏膜固有层变薄且血管减少，嗅觉减退并有痂皮形成及臭味，容易鉴别。

④鼻中隔偏曲、鼻息肉：鼻镜检查可明确诊断。

（2）急性传染病前驱期：麻疹、脊髓灰质炎、流行性脑膜炎、伤寒、斑疹伤寒、人类免疫缺陷病毒（HIV）等在患病初期常有上呼吸道炎症症状。在这些病的流行区及流行季节应密切观察，并进行必要的化验检查以便鉴别。

2.非典型表现的鉴别诊断

（1）白喉：起病较缓，咽部有灰白色伪膜，不易拭去，剥离后易出血，但局部疼痛不剧烈。咽拭纸培养与锡克试验、亚碲酸钾快速诊断结合流行季节病学资料等可协助诊断。

（2）樊尚咽峡炎（奋森咽峡炎）：咽部有污灰色坏死组织形成的假膜，剥离后可见出血和溃疡。全身症状一般不重，可有中度发热，但局部疼痛较重。伪膜涂片检查可见梭形杆菌与樊尚螺旋体。

（3）支气管哮喘：急性喉气管支气管炎主要表现为吸气性呼吸困难和特征性哮吼声。而支气管哮喘患儿可有家族过敏史，主要表现为发作性呼气性呼吸困难，典型体征为呼气哮鸣音，与呼吸困难同时出现与消失。β_2-受体激动药和氨茶碱治疗后可迅速缓解，借此得以鉴别。

（4）其他：在感冒期间出现急性心肌炎并发症时，应除外甲状腺功能亢进症、二尖瓣脱垂综合征及影响心肌的其他疾病如风湿性心肌炎、中毒性心肌炎、冠心病、结缔组织病、代谢性疾病及克山病（克山病地区）等。如有条件必须进行上述任何一项病原学检查。

（十）治疗

1.常用对症治疗药物

（1）抗感冒药：各种抗感冒药大多含有下述几种成分，但不同品种所含成分或剂量有差别，应根据临床症状特点选用相应品种。

①伪麻黄碱：作用于呼吸道黏膜α-肾上腺素能受体，缓解鼻黏膜充血，对心脏和其他外周血管α-受体作用甚微。可减轻鼻塞，改善睡眠。

②抗组胺药：第一代抗组胺药物如马来酸氯苯那敏（扑尔敏）对减少打喷嚏和鼻溢有效，非镇静作用的抗组胺药缺少抗胆碱能作用，效果不肯定。

③解热镇痛药：在发热和肌肉酸痛、头痛患者可选用。阿司匹林反复运用增加病毒排出量，而改善症状轻微，不予推荐。

④镇咳药：为保护咳嗽反射一般不主张应用，但剧咳影响休息时可酌情应用，以右美沙芬应用较多。

（2）治疗矛盾：运用感冒药对症治疗旨在控制症状，防止疾病进一步发展。但抗感冒药中所含成分的不良反应对不同人群有着不同的影响，如伪麻黄碱在收缩鼻黏膜血管、减轻鼻塞的同时有可能出现较轻的兴奋、失眠、头痛。抗组胺药，如氯苯那敏在减轻打喷嚏及鼻溢的同时有引起嗜睡的作用，最近研究还发现有影响血液系统的改变如血小板减少性紫癜等。解热镇痛药如对乙酰氨基酚（扑热息痛），长期使用或超量使用存在肾功能损害及慢性肾功能衰竭的风险。镇咳药，如美沙芬在止咳的同时也使痰不易咳出。有吸烟、支气管哮喘、慢性阻塞性肺疾病等基础疾病者往往痰多黏稠，使用含有美沙芬成分的感冒药，有可能引起痰液阻塞。

（3）对策：选用感冒药应因人因症而异，即根据感冒的症状、抗感冒药的组成、感冒患者的年龄、生理特征、职业、并发症、基础病、伴随用药等多方面因素综合考虑。凡驾驶机动车船或其他机械操作、高空作业者在工作期间均应禁用含氯苯那敏的抗感冒药，以免引起嗜睡、头昏而肇事。小儿、老年人、有出血疾病的人,应慎用感冒通。高血压、心脏病、甲亢、青光眼、糖尿病、前列腺肥大患者,慎用含有伪麻黄碱成分的酚麻美敏(泰诺)、白加黑等感冒药。哺乳期妇女慎用速效伤风胶囊,以免引起闭乳,孕期头 3 个月禁用抗感冒药,全程避免使用速效伤风胶囊。有溃疡病的患者不宜选用含有阿司匹林、双氯芬酸等成分的药物,以免引起或加重溃疡出血。痰多不易咳出者可采取多饮水,使呼吸道炎性分泌物黏稠度降低,易于痰液的咳出,并注意室内温度和湿度;也可蒸汽吸入或超声雾化吸入,湿化痰液,有利于排痰;使用祛痰药,如氨溴索(沐舒坦)等稀释痰液。

2.抗病毒药物的治疗

(1)利巴韦林(病毒唑):其对流感和副流感病毒、呼吸道合胞病毒有一定的抑制作用,临床应用仅限于儿童下呼吸道感染呼吸道合胞病毒时。对鼻病毒和其他呼吸道病毒目前尚无有效的抗病毒药物。

(2)治疗矛盾:利巴韦林最主要的毒性是溶血性贫血,在口服治疗后最初 1～2 周内出现血红蛋白下降,其中约 10% 的患者可能伴随心肺方面不良反应。已经有报道伴随有贫血的患者服用利巴韦林可引起致命或非致命的心肌损害,并对肝、肾功能有影响,对胎儿有致畸作用。药物少量经乳汁排泄,对乳儿有潜在的危险。

(3)对策:定期进行血常规(血红蛋白水平、白细胞计数、血小板计数)、血液生化(肝功能、甲状腺刺激素)检查,尤其是血红蛋白检查(包括在开始前、治疗第 2 周和第 4 周)。对可能怀孕的妇女每月进行怀孕测试。不推荐哺乳期妇女服用利巴韦林。

严重贫血患者慎用,有珠蛋白生成障碍性贫血(地中海贫血)、镰刀细胞性贫血患者不推荐使用利巴韦林。有胰腺炎症状或明确有胰腺炎患者不可使用利巴韦林。具有心脏病史或明显心脏病症状患者不可使用利巴韦林。如使用利巴韦林出现任何心脏病恶化症状,应立即停药给予相应治疗。

肝肾功能异常者慎用。肌酐清除率小于 50mL/min 的患者,不推荐使用利巴韦林。老年人肾功能多有下降,容易导致蓄积,应慎用。

利巴韦林对诊断有一定干扰,可引起血胆红素增高(可高达 25%),大剂量可引起血红蛋白降低。

3.抗细菌治疗

(1)抗生素的应用:一般不应该用、也不需要用抗生素,但婴幼儿患者、年老伴有慢性疾病患者或有继发细菌感染时,则可考虑选用适当的抗菌药物治疗。一项安慰剂对照的研究表明鼻喉冲洗物培养有肺炎链球菌、流感嗜血杆菌或卡他莫拉菌生长。因此,在有细菌定植、呼吸道分泌物中粒细胞增加、出现鼻窦炎、中耳炎等并发症,慢性阻塞性肺病(COPD)基础疾病和病程超 1 周者可适当选用针对肺炎链球菌、流感嗜血杆菌、卡他莫拉菌的药物治疗。

(2)治疗矛盾:强调积极用药的必要性,同时注意不少不良用药甚至抗生素滥用之间的矛盾。造成抗生素滥用的原因在于对病原学的研究重视不够,盲目地经验性用药,或对抗生素的应用缺乏必要的知识和训练。呼吸道吸入抗生素治疗虽可提高局部药物浓度,克服血液支气管肺屏障造成的呼吸道药物浓度不足,但局部应用易诱导耐药。

(3)对策:使用抗生素应参考流行病学和临床资料,推测可能的病原体,有针对性地选择抗生素,不主张不加区别地普遍采取联合用药和无选择地应用"高级别"的抗生素。联合用药旨在通过药物的协同或相加作用,增强抗菌能力。根据药代学及药动学(PK/PD)的原理制订治疗方案。不推荐呼吸道局部吸入抗生素。

三、流行性感冒

(一)病因

流感病毒属正黏病毒科,系 RNA 病毒,病毒颗粒呈球形或细长形,直径为 $80\sim120nm$,有一层脂质囊膜,膜上有糖蛋白纤突,是由血凝素(H)、神经氨酸酶(N)所构成,均具有抗原性。血凝素促使病毒吸附到细胞上,故其抗体能中和病毒,免疫学上起主要作用;神经氨酸酶作用点在于细胞释放病毒,故其抗体不能中和病毒,但能限制病毒释放,缩短感染过程。

流感病毒的核酸是 8 个片段的单股 RNA,核蛋白质具有特异性,可用补体结合试验将其区分为甲、乙、丙三型。抗核蛋白质的抗体对病毒感染无保护作用。除核蛋白质外,核心内还有三个多聚酶蛋白(P_1、P_2、P_3),其性质不明。核心外有膜蛋白(M_1、M_2)和脂质囊膜包围。

甲型流感病毒变异是常见的自然现象,主要是血凝素(H)和神经氨酸酶(N)的变异。血凝素有 H_1、H_2、H_3,而神经氨酸酶仅有 N_1、N_2,有时只有一种抗原发生变异,有时两种抗原同时发生变异,例如 1946—1957 年甲型流行株为(H_1N_1),1957—1968 年的流行株为(H_2N_2)。1968 年 7 月发生的一次流感流行是由甲型(H_3N_2)毒株引起,自 1972 年以来历次流感流行均由甲型(H_3N_2)所致,与以往的流行株相比,抗原特性仅有细微变化,但均属(H_3N_2)株。自 1976 年以来旧株(H_1N_1)又起,称为"俄国株"(H_1N_1),在年轻人中(尤其是学生)引起流行。甲型流感病毒的变异,系由于两株不同毒株同时感染单个细胞,造成病毒基因重新组合,使血凝素或/与神经氨酸酶同时发生变化,导致新型的出现,称为抗原性转变,例如在人群中流行株的血凝素基因与鸟型流感病毒基因重新组合;另一种称为抗原性漂移,在免疫系统压力下流感病毒通过变异与选择而成的流行株,主要的改变在血凝素上氨基酸的替代,1968 年以来的 H_3N_2 各流行株都是如此。近年来又出现甲型流感病毒 H_1N_1 株、H_3N_2 亚型的 O 相变异,即病毒株只能在麦丁达达犬肾(MDCK)细胞中复制,而难以在鸡胚中复制。由于 MDCK 的传代细胞有致癌性,这给疫苗的研发带来了困难。

Webster RG 等 1993 年报道,根据 8 株甲型流感病毒 RNA 片段的核苷酸科研序列种系分析,人类宿主的甲型流感病毒来自鸟类流感病毒基因库,作者对意大利猪群中循环的经典 H_1N_1 株、鸟型 H_1N_1 株和人类 H_3N_2 株进行种系分析发现基因重组是在欧洲猪群中鸟类与人类病毒间进行。作者认为欧洲猪群可能作为人类与鸟类宿主的水磨石病毒基因重新组合的混合场所。

(二)发病机制

1.流行病学

(1)流行特点:发病率高,起病急且迅速蔓延,流行过程短但可反复多次。

（2）流行环节

①患者是主要传染源，自潜伏期末即可传染，病初 2～3 天传染性最强，体温正常后很少带毒，排毒时间可至病后 7 天。病毒可存在于患者的鼻涕、口涎及痰液中，并随咳嗽、喷嚏排出体外。由于部分免疫，感染后可不发病，成为隐性感染。带毒时间虽短，但在人群中易引起传播，迄今尚未证实有长期带毒。

②传播途径主要通过空气飞沫传播，病毒存在于患者或隐性感染者的呼吸道分泌物中，通过说话、咳嗽、喷嚏等方式散播至空气中，并可保持 30 分钟，易感者吸入后即能感染。其传播速度取决于人群的密度，通过污染食具或玩具，接触后也可引起传播。

③易感人群对流感病毒普遍易感，与年龄、性别、职业等均无关。抗体于感染后 1 周出现，2～3 周达到高峰，1～2 个月后开始下降，1 年左右降到最低水平，抗体存在于血液和鼻分泌物中，但分泌物中的抗体仅为血液中的 5% 左右。流感病毒三个型别之间无交叉免疫，感染后免疫维持时间不长，据临床观察，感染 5 个月后虽然血中有抗体存在，但仍能再次感染同一病毒。呼吸道所产生的分泌型抗体，能阻止病毒的侵入，但当局部黏膜上皮细胞脱落后，即失去其保护作用，故局部抗体比血液中的抗体更为重要。

2.典型表现发病机制

带有流感病毒颗粒的飞沫（直径一般小于 $10\mu m$）吸入呼吸道后，病毒的神经氨酸酶破坏神经氨酸，使黏蛋白水解，糖蛋白受体暴露，糖蛋白受体乃与血凝素（含糖蛋白成分）结合，这是一种专一性吸附，具有特异性，它能被血凝素抗体所抑制，在人的呼吸道分泌物中有一种可溶性黏液蛋白，具有流感病毒受体且能与血凝素结合，从而抑制病毒侵入细胞，但只有在流感症状出现后，呼吸道黏液分泌增多时，才有一定的防护作用。病毒穿入细胞时，其包膜丢失在细胞外。在感染早期，流感病毒 RNA 被转运到细胞核内，在病毒转录酶和细胞 RNA 多聚酶Ⅱ的参与下，病毒 RNA 被转录完成后，形成互补 RNA 及病毒 RNA 合成的换板。互补 RNA 迅速与核蛋白体结合，构成信息 RNA，在复制酶的参与下，复制出病毒 RNA，再移行到细胞质中参加装配。核蛋白在细胞壁内合成后，很快转移到细胞核，与病毒 RNA 结合成核衣壳，然后再移行到细胞膜部位进行装配。病毒成熟前，各种病毒成分已结合在细胞表面，最后的装配称为芽生，局部的细胞膜向外隆起，包围住结合在细胞膜上的核衣壳，成为新合成的有感染性的病毒体。此时神经氨酸酶可水解细胞表面的糖蛋白，释放 N-乙酰神经氨酸，促使复制病毒由细胞释放出。一个复制过程的周期为 4～6 小时，排出的病毒扩散感染到附近细胞，并使大量呼吸道纤毛上皮细胞受染、变性、坏死和脱落，产生炎症反应。

3.非典型表现发病机制

流感病毒感染是通过患者污染的呼吸道分泌物传染给易感者而获得。小颗粒气溶胶（直径小于 $10\mu m$）在这种人与人传播的过程中十分重要。一旦病毒停留在呼吸道上皮，除非有特异性分泌抗体、非特异性黏液蛋白或黏液纤毛层机械运动保护，否则病毒将黏附其上通过胞饮作用穿透柱状上皮细胞。导致疾病的主要机制是病毒复制引起细胞死亡。病毒感染后血清和气管分泌物中特异性 IgG 和 IgE 上升，并出现气道反应性增高。

（三）病理和病理生理

1.典型表现病理和病理生理

单纯性流感的病理变化主要是流感病毒入侵呼吸道黏膜上皮细胞，在上皮细胞内繁殖，损害柱状上皮细胞、杯状细胞和分泌腺体，纤毛上皮细胞变性、坏死和脱落，黏膜局部充血、水肿和表浅溃疡等卡他性病变。起病 4～5 天后，基底细胞层开始增生，形成未分化的上皮细胞，2 周后纤毛上皮细胞重新出现和修复。

2.非典型表现病理和病理生理

流感病毒肺炎型则有肺脏充血和水肿，切面呈暗红色，气管和支气管内有血性分泌物，黏膜下层有灶性出血、水肿和细胞浸润，肺泡腔内含有纤维蛋白和渗出液，呈现浆液性出血性支气管肺炎，应用荧光抗体技术可检出流感病毒。若合并金黄色葡萄球菌感染，则肺炎呈片状实变或有脓肿形成，易发生脓胸、气胸。如并发肺炎球菌感染，可呈大叶或小叶实变，继发链球菌、肺炎杆菌感染时，则多表现为间质性肺炎。当合并中毒性休克时，肺部可出现肺水肿、肺不张、微血管阻塞。从而导致肺顺应性下降、生理分流及生理无效腔增加。如并发 Reye 综合征，可出现脑水肿和缺氧性神经细胞退行性变，肝细胞脂肪浸润。严重细菌感染的漫延可引起严重的后遗症如骨髓炎，海锦体血栓性静脉炎，硬脑膜外或硬脑膜下脓肿，脑膜炎或脑脓肿。但这种并发症极其少见。

（四）临床表现

1.症状

（1）常见症状：本病的潜伏期一般为 1～3 天（数小时至 4 天），临床上可出现发热、肌肉痛和白细胞减低等全身毒血症样表现但不发生病毒血症。也可有急起高热，全身症状较重而呼吸道症状并不严重，表现为畏寒、发热、头痛、乏力、全身酸痛等，体温可达 39～40℃，一般持续 2～3 天后渐退。全身症状逐渐好转，但鼻塞、流涕、咽痛、干咳等上呼吸道症状较显著，少数患者可有鼻衄、食欲缺乏、恶心、便秘或腹泻等轻度胃肠道症状。

（2）非典型症状

①肺部症状可有以下三种类型

a.原发性病毒性肺炎。本病较少见，是 1918—1919 年大流行时死亡的主要原因。多见于原有心肺疾病患者（特别是风湿性心脏病、二尖瓣狭窄）或孕妇。肺部疾病以浆液性出血性支气管肺炎为主，有红细胞外渗、纤维渗出物和透明膜形成。临床上有高热持续不退、气急、发绀、阵咳、咯血等症状。

b.继发性细菌性肺炎。以单纯型流感起病，2～4 天后病情加重，持续发热并有寒战，全身中毒症状明显，咳嗽增剧，咳脓痰，伴有胸痛。

c.病毒与细菌混合性肺炎。流感病毒与细菌性肺炎同时并存，起病急，高热持续不退，病情较重，可呈支气管肺炎或大叶性肺炎，除流感抗体上升外，也可找到病原菌。

②肺外症状

a.Reye 综合征。系甲型和乙型流感的肝脏、神经系统并发症，也可见于带状疱疹病毒感染。本病限于 2～6 岁的儿童，因与流感有关，可呈暴发流行。临床上在急性呼吸道感染热退数日后，出现恶心、呕吐，继而嗜睡、昏迷、惊厥等神经系统症状，但脑脊液检查正常。

b.中毒性休克综合征。多在流感后出现,伴有呼吸衰竭。

c.横纹肌溶解。系局部或全身骨骼肌坏死,表现为肌痛和肌弱。

2.体征

(1)常见体征:体检发热是最常见的体征,患者呈急病容,面颊潮红,眼结膜轻度充血和眼球压痛,咽充血,口腔黏膜可有疱疹,肺部听诊仅有粗糙呼吸,偶闻胸膜摩擦音。症状消失后,仍感软弱无力,精神较差,体力恢复缓慢。

(2)非典型体征:发生病毒性肺炎时,体检双肺呼吸音低,满布哮鸣音,但无实变体征。病程可长达3~4周,患者可因心力衰竭或周围循环衰竭而死亡。抗菌药物治疗无效,病死率较高。继发细菌性肺炎时,体检可见患者呼吸困难、发绀、肺部满布啰音,有实变或局灶性肺炎征。

发生 Reye 综合征时,有肝肿大,但无黄疸、无脑炎征,脑部仅有脑水肿和缺氧性神经细胞退行性变,肝细胞有脂肪浸润。病因不明,近年来认为与服用阿司匹林有关。

(五)实验室检查

1.常见表现

(1)血象:白细胞总数减少,淋巴细胞相对增加,嗜酸粒细胞消失。合并细菌感染时,白细胞总数和中性粒细胞增多。

(2)免疫荧光或免疫酶染法检测抗原:取患者鼻洗液中黏膜上皮细胞的涂片标本,用荧光或酶标记的流感病毒免疫血染色检出抗原,出结果快、灵敏度高,有助于早期诊断,如应用单克隆抗体检测抗原,则能鉴定甲、乙、丙型流感。

(3)多聚酶链反应(PCR)测定流感病毒 RNA:它可直接从患者分泌物中检测病毒 RNA,是个快速、直接、敏感的方法。而应用 PCR-细胞免疫(PCR-EIA)直接检测流感病毒 RNA,它比病毒培养敏感得多,且测定快速、直接。

(4)病毒分离:将急性期患者的含漱液接种于鸡胚羊膜囊或尿囊液中,进行病毒分离。

(5)血清学检查:应用血凝抑制试验、补体结合试验等测定急性期和恢复期血清中的抗体,如有 4 倍以上增长,则为阳性。应用中和免疫酶学试验测定中和滴度,可检测中和抗体,这些都有助于回顾性诊断和流行病学调查。

2.非典型表现

血清肌酸磷酸酶升高和电解质紊乱,可有急性肾功能衰竭,表现为血肌酐、尿素氮升高。血液中可有流感抗体上升,气管分泌物可找到病菌,以金黄色葡萄球菌为多见。中毒性休克综合征患者血气分析可出现Ⅰ型呼吸衰竭。

(六)器械检查

1.常见表现

单纯型流行性感冒胸部摄片无异常发现。

2.非典型表现

流感肺炎型患者,X 线检查双侧肺部呈散在性絮状阴影。中毒性休克综合征患者胸片可显示急性呼吸窘迫综合征,但肺炎病变不明显。Reye 综合征者,腹部 B 超检查可见肝脏肿大,并有脂肪浸润。

（七）诊断

当流感流行时诊断较易，可根据：①接触史和集体发病史；②典型的症状和体征，散发病例则不易诊断，如在短期内出现较多的上呼吸道感染患者，则应考虑流感的可能，应做进一步检查，予以确定。

（八）鉴别诊断

1.常见表现鉴别诊断

（1）呼吸道感染：起病较缓慢，症状较轻，无明显中毒症状，因而局部症状较全身症状明显，血清学和免疫荧光学等检查可明确诊断。

（2）流行性脑脊膜炎（流脑）：流脑早期症状往往类似流感，但流感有明确的季节性，儿童多见。早期有剧烈的头痛、脑膜刺激征、瘀点、口唇疱疹等，均可与流感相鉴别。脑脊液检查可明确诊断。

2.非典型表现鉴别诊断

（1）军团菌肺炎：本病多见于夏秋季，临床上表现为重症肺炎，白细胞总数增高，并有肝肾合并症，但轻型病例类似流感。红霉素、利福平等抗生素对本病有效，确诊有助于病原学检查。

（2）支原体肺炎：支原体肺炎与原发性病毒性肺炎的 X 线表现相似，但前者的病情较轻，冷凝集试验和 MG 链球菌凝集试验可呈阳性。

（3）其他：在诊断 Reye 综合征时，必须排除其他原因引起的急性脑病及肝功能不全，如病毒性肝炎、肝性昏迷及其他遗传代谢性疾病，如先天性高氨血症等。可根据其显著的肝功能异常，脑脊液无明显变化等，与化脓性、结核性或病毒性脑膜炎、脑炎区别；又根据本病肝功能虽异常但无黄疸，与重症肝炎、肝性脑病鉴别。某些遗传代谢病如尿素循环酶缺陷，有机酸尿症可类似 Reye 综合征表现，可通过详细病史，针对代谢病的尿液筛查，以及遗传学诊断进行鉴别。

（九）治疗

1.基本原则

（1）尽早应用抗流感病毒药物治疗：现有流感药物有两类，即金刚烷胺及其衍生物金刚乙胺和神经氨酸抑制剂类。前者阻止病毒进入宿主细胞内，后者抑制流感病毒表面的神经氨酸酶，从而防止新的病毒颗粒自感染细胞释放，限制感染扩散。因此，抗病毒药物治疗只有早期（起病1~2天内）使用，才能取得疗效。

（2）加强支持治疗和预防并发症：休息，多饮水，注意营养，饮食要易于消化，特别是儿童和老年患者应予充分强调。密切观察和监测并发症，抗生素仅在明确或有充分证据提示继发细菌感染时才有应用指征。

（3）谨慎和合理应用对症治疗药物：早期应用抗流感病毒药物大多能改善症状。必要时联合应用缓解鼻黏膜充血药物（喷雾剂、滴剂或口服剂型，前两者使用不应超过 3 天）、止咳祛痰药物。儿童和少年（<20 岁）忌用阿司匹林药物以及其他水杨酸制剂，因为该类药物与流感的肝脏和神经系统并发症即 Reye 综合征存在相关，偶可致死。

2.抗流感病毒药物治疗

（1）金刚烷胺和金刚乙胺

①用药方法：金刚烷胺特异性地抑制甲型流感病毒，阻止病毒进入细胞内，抑制病毒脱壳

和释放其核酸,并能改变血凝素构型而抑制病毒装配。金刚烷胺对于成年人的推荐剂量为100mg(1片),每日 2 次。对于严重肝功能不全、肾衰竭(Ccr≤10mL/min)和老年人家庭护理患者,推荐剂量为每日 100mg(1 片)。金刚乙胺的用药剂量与金刚烷胺相同,但其活性比金刚烷胺强 4～10 倍,且毒性低。早期应用此类药物半数以上患者能使症状减轻,症状持续时间缩短 1～2 天,并减少排毒量。在高危患者能否减少流感相关并发症尚无定论。

②治疗矛盾:在应用金刚烷胺和金刚乙胺治疗的同时可发生不良反应。例如,消化系统——腹泻、消化不良等;神经系统——注意力下降、运动失调、嗜睡、急躁不安、抑郁等;有的还会出现如步态反常、精神愉快、运动过度、震颤、幻觉、意识模糊、惊厥等;心血管系统——心悸、高血压、脑血管功能紊乱、心脏衰竭、下肢水肿、心脏神经传导阻滞、心动过速、晕厥等;以及呼吸困难、非产后泌乳、皮疹、耳鸣等。目前还没有多剂量的数据可以证实对于肾或肝损伤的受试者是安全的。因为在多剂量期,金刚乙胺的代谢物有可能会积累。据报道,有癫痫病史的患者服用盐酸金刚烷胺后,癫痫发作的发病率增加。

③对策:虽然一般而论金刚烷胺的不良反应为轻度和一过性的,但在应用时必须根据患者年龄、体重、肾功能和基础疾病等情况,慎重用药和密切观察。对任何肾功能不全患者应监视其不良反应,必要时调整剂量。如有脑血管病或病史者、有反复发作的湿疹样皮疹病史、末梢性水肿、充血性心力衰竭、精神病或严重神经官能症、有癫痫病史者可增加发作。尤其对有癫痫发作史的患者,发现癫痫样发作仍有活动,以及出现中枢神经系统功能失常应立即停药。由于有轻度嗜睡,故高空作业、驾车、机械操作者工作时不宜使用。

(2)神经氨酸酶抑制药

①用药方法:神经氨酸酶抑制药目前有两个品种即扎那韦尔和奥司托维尔被批准临床使用,目前在中国仅有奥司托维尔。神经氨酸酶抑制剂仅用于流感病毒,而对宿主、其他病毒和细菌的神经氨酸酶很少或者无作用。口服奥司托维尔 100mg,3.7 小时后血清峰浓度达250μg/L),12 小时后为峰浓度的 35%。与金刚烷胺相比,奥司托维尔发生耐药甚少,而且耐药速度产生缓慢,耐药突变株毒力显著降低。推荐剂量和疗程:成人奥司托维尔(胶囊)75mg,2 次/天,应用 5 天,儿童参照表1-1。

表 1-1 奥司托维尔用于儿童的推荐剂量

体重/kg	年龄/岁	剂量/mg	体重/kg	年龄/岁	剂量/mg
≤15	1～3	30(混悬剂)	24～40	8～12	60(混悬剂)
16～23	4～7	45(混悬剂)	>40	>13	75(胶囊)

②治疗矛盾:奥司托维尔在治疗的同时可出现恶心、呕吐等消化道反应。腹痛、头痛、头晕、失眠、咳嗽、乏力等服药后症状在试验组与安慰剂组的发生率无差异。

③对策:对奥司托维尔或药物的任何成分过敏者禁用。对肌酐清除率小于 30mL/min 的患者建议做剂量调整。目前尚缺乏足够数据评价怀孕妇女服用奥司托维尔后导致胎儿畸形或药物有胎儿毒性的潜在可能性。同时也尚不知奥司托维尔及其代谢产物两者会不会从人乳中排出。因此,肾功能不全患者及孕妇、哺乳期妇女用药应慎重。

(3)利巴韦林:利巴韦林在组织培养中显示对甲型、乙型流感病毒有抑制作用,但临床不能肯定其治疗作用。

(十)预防

1.早期发现和迅速诊断流感

凡遇到以下情况,应疑有本病流行,及时上报疫情:①门诊上呼吸道患者连续3天持续增加,并有直线上升趋势;②连续出现临床典型病例;③有发热感冒患者2例以上的家庭连续增多。遇上述情况,应采取措施,早期就地隔离,采集急性期患者标本进行病毒分离和抗原检测,以早期确诊和早期治疗,减少传播,降低发病率,控制流行期间应减少大型集会和集体活动,接触者应戴口罩。

2.药物预防

金刚脘胺与金刚乙胺预防甲型流感有一定效果,乙型流感则无效,因此,在流行早期必须及时确定流行株的型别,对无保护的人群和养老院人员进行药物预防。也可试用中草药预防。

3.疫苗预防

流感疫苗可分为减毒活疫苗和灭活疫苗两种,接种后在血清和分泌物中出现抗血凝素抗体和抗神经氨酸抗体或T细胞毒反应,前两者能阻止病毒入侵,后者可降低疾病的严重度和加速复原。减毒活疫苗经鼻喷入可在局部产生抗体,阻止病毒吸附,接种后半年至1年后可预防同型流感病毒作用,发病率可降低50%～70%。灭活疫苗采用三价疫苗皮下注射法,在中、小区域流行中对重点人群使用。

由于流感病毒经常变异,疫苗使用中的主要问题是毒种的选择,制造疫苗的毒株力求接近流行株。老年人除应用流感疫苗外,还应接种肺炎球菌疫苗,以防止下呼吸道并发症。MaderR等曾报道有3例接种流感疫苗后发生系统性脉管炎,虽属少见,但大范围接种应注意。

第二节　急性气管-支气管炎

急性气管-支气管炎是由生物、物理、化学刺激等致病因素引起的急性气管-支气管黏膜炎症,临床症状主要为咳嗽和咳痰,秋冬季易发。

一、病因和发病机制

病毒感染是急性气管-支气管炎的常见病因,包括流感病毒A和B、副流感病毒、呼吸道合胞病毒、冠状病毒、腺病毒和鼻病毒,百日咳杆菌、肺炎支原体及肺炎衣原体也是本病的重要病因。细菌可从少部分患者分离,但其致病作用尚不明确。多种因素包括是否处于疾病流行期、季节,以及是否接受流感疫苗接种,均会影响急性气管-支气管炎的病原体分布。

非生物因素如冷空气、粉尘、刺激性气体或烟雾的吸入,均可刺激气管、支气管黏膜导致急性损伤和炎症反应。

二、病理

病理改变主要为气管-支气管黏膜充血水肿,纤毛上皮细胞损伤、脱落,上皮基底膜裸露,淋巴细胞和中性粒细胞在炎症部位浸润。病变一般仅限于气管及近端支气管,严重者可蔓延至细支气管和肺泡,引起微血管坏死和出血。炎症消退后,气管、支气管黏膜的结构和功能可恢复正常。

一次急性支气管炎发作对患者远期的肺部健康是否有影响尚不明确。有研究显示34%的急性支气管炎患者在随后3年的随访中被诊断为慢性支气管炎或哮喘。另一项研究也显示,有65%的复发性急性支气管炎患者被诊断为轻度支气管哮喘,但由于这些研究缺乏对照组,所以目前仍不明确急性支气管炎是否可直接导致疾病的慢性化,发展为慢性支气管炎或哮喘。

三、临床表现

咳嗽是急性气管-支气管炎的主要表现,开始为干咳,后出现咳痰,病程后期可出现黏液脓性痰。许多急性支气管炎患者也伴有气管炎,表现为呼吸及咳嗽时胸骨后剧烈疼痛感。咳嗽通常持续10~20天,偶尔会延至4周甚至更长。不同病因的急性支气管炎临床表现不同。流感病毒感染表现为起病较急,有发热、寒战、头痛及咳嗽,肌痛常见,还可能伴有肌炎、肌红蛋白尿和血清肌酶水平升高;副流感病毒感染常在秋季流行;呼吸道合胞病毒感染常有毛细支气管炎患儿接触病史,常在冬春季节暴发,20%患者有耳痛;冠状病毒感染常导致老年患者严重的呼吸道症状;腺病毒感染与流感病毒症状类似,表现为突起的发热;鼻病毒感染发热少见,症状常常轻微;百日咳杆菌感染潜伏期1~3周,常见于青少年,偶见喘鸣,发热少见,以淋巴细胞为主的血白细胞升高常见;肺炎支原体感染的潜伏期为2~3周,与流感病毒感染起病急骤不同,2~3天起病;肺炎衣原体感染的潜伏期为3周,首发症状表现为逐步出现的咳嗽前声嘶。

肺部体检可发现两肺呼吸音粗,黏液分泌物在较大支气管时可闻及粗的干、湿啰音,部位不固定,咳嗽后啰音消失。支气管痉挛时可闻及哮鸣音。无并发症者不累及肺实质。胸部X线检查无异常或仅有肺纹理加深。

四、诊断及鉴别诊断

根据症状、体征、X线表现、血常规检查即可做出临床诊断,详细的病史采集常可提示特定的感染源,如起病急骤常见于病毒感染,相反则非典型病原体感染多见。有毛细支气管炎患儿接触史提示呼吸道合胞病毒感染可能。可将鼻咽拭子或下呼吸道分泌物送检流感病毒、肺炎支原体和百日咳杆菌等,由于这些病原体检查耗费较高,对轻、中度患者不宜常规应用。对重症、继发细菌感染则应及时做细菌学检查和药物敏感试验,指导临床正确选用抗菌药物。有研究显示,降钙素原检测对抗菌药物应用有重要意义,血降钙素原$<0.1\mu g/L$可不予以抗菌治疗。

急性气管-支气管炎应与小气道的急性炎症——哮喘及毛细支气管炎相鉴别,后两者常表现为进行性咳嗽并伴有喘息、气急、呼吸窘迫及低氧血症；支气管扩张则表现为慢性咳嗽及支气管的永久扩张；急性支气管炎的病程初期难以同上呼吸道感染鉴别，但前者常表现为咳嗽时间更长（大于 5 天），且肺功能检测显示异常，即最大深吸气后做最大呼气（FEV_1）小于预计值的 80%，气道反应性增高，激发试验阳性，但在随后的 5～6 周会恢复正常。大多数情况下，如患者的生命体征正常，体检肺部无干、湿啰音，则患肺炎的可能性较小，不需要进一步的检查，但在老年患者除外，因为老年性肺炎患者常缺乏特异的症状及体征。其他肺部疾病如肺结核、肺癌、肺脓肿、麻疹、百日咳可表现为类似的咳嗽、咳痰表现，应详细检查，以便鉴别。

五、治疗

剧烈干咳或少痰者，可适当应用镇咳剂，如右美沙芬、喷托维林。咳嗽有痰或痰不易咳出者可用盐酸氨溴索、桃金娘油提取物化痰。若咳嗽持续不缓解，可考虑应用可待因或吸入糖皮质激素缓解症状。伴有支气管痉挛、气流受限时可用 β_2-受体激动剂沙丁胺醇、氨茶碱。有循证医学证据表明，天竺葵属提取物 EPs7630 对急性支气管炎有一定的治疗作用。大多数急性支气管炎患者不需要抗菌治疗，尤其对于未明确病原者，抗生素更不宜常规使用。盲目应用抗生素会导致耐药菌的产生、二重感染等一些严重后果。肺炎支原体、衣原体和百日咳杆菌感染推荐阿奇霉素治疗 5 天（第 1 天 500mg 每日 1 次，第 2～5 天 250mg，每日 1 次），流感病毒 A 型感染可予以奥司他韦（75mg，每日 2 次）治疗 5 天。全身不适及发热为主要症状者应卧床休息，多饮水，服用阿司匹林、对乙酰氨基酚等退热剂。

六、预防

积极锻炼，增强体质，避免过度劳累。冬季注意保暖，避免受凉感冒。改善生活卫生环境。对有慢性心、肺疾病等易感者可试用免疫增强剂。

第三节　急性细支气管炎

急性细支气管炎是指管径<2mm 的细支气管的急性炎症，可以是特发的，但更常见于感染后、药物反应、结缔组织病、吸入毒气烟雾和器官移植等，临床上也称为细支气管综合征。既往急性细支气管炎的命名与分类非常混乱，目前临床上的急性细支气管炎常特指下呼吸道感染后的细支气管炎。

一、流行病学

主要侵犯 1 岁以内的婴幼儿（最多的是 6 个月左右）。低社会阶层生活环境拥挤、热带多雨季节、无母乳喂养或母乳喂养少于 1 个月、年龄小于 12 周、奶瓶喂养、母亲妊娠时嗜烟、早产、患心肺疾病或抵抗力低下等均是疾病发生的易患因素。呼吸道合胞病毒感染后的急性细支气管炎在男性患者的发生率较女性稍高。一般感染后的潜伏期约 4～6 天；而病毒可于症状出现前1～2天至症状出现后1～2周内传播,有时甚至可长至1个月。由于感染后自身不能产生永久性免疫抗体,故临床上再感染的发生率极高。

二、病因

呼吸道合胞病毒是最常见的病原体,其次为副流感病毒1型、2型和3型。此外,还有腺病毒、鼻病毒、肠道病毒、流感病毒和肺炎支原体等。不同地区中,这些病原体所占比例存在一定差异。儿童中急性细支气管炎约55%由呼吸道合胞病毒引起。美国1994年报道病毒感染占50%～75%;我国报道为57.9%～88.2%,住院患儿中则更高。副流感病毒引起的感染约占11%,病情多较凶险,病死率高。少见病原体有冠状病毒、风疹病毒、腮腺炎病毒、带状疱疹病毒、A型流感病毒、鼻病毒和微小病毒。其感染方式多经由打喷嚏或咳嗽的飞沫直接接触到幼儿的脸部,或幼儿接触受到飞沫感染的玩具,再由手经眼睛或鼻腔而传染。成人患者则多于感染肺炎支原体后发生,少数因感染呼吸道合胞病毒或细菌后诱发。

三、发病机制

免疫组织学研究表明,急性细支气管炎是呼吸道合胞病毒感染后诱发Ⅰ型变态反应的结果。初次感染呼吸道合胞病毒后,CD4和CD8淋巴细胞亚群参与和终止病毒的复制过程,以CD8细胞起主要作用。IL-4诱导生成的IgE与急性细支气管炎的发生关系密切。急性细支气管炎时体内产生IL-2和IFN-γ的细胞克隆受抑制,而释放IL-4的细胞克隆优先激活,使IL-4分泌增加,IL-4能特异性地诱导B细胞合成IgE,且通过抑制IFN-γ产生而促进IgE生成。IL-4和其他淋巴因子还通过激活中性粒细胞和巨噬细胞脱颗粒,从而引发变态反应。血清和支气管分泌液中特异性IgG和IgE上升导致气道反应性增高。

四、病理改变

病变主要在细支气管,肺泡也可累及。受累上皮细胞纤毛脱落、坏死,继之细胞增生形成无纤毛的扁平或柱状上皮细胞,杯状细胞增多,黏液分泌增加,管壁内淋巴细胞和单核细胞浸润。管腔内充满由纤维素、炎性细胞和脱落的上皮细胞组成的渗出物,使管腔部分或完全阻塞,并可导致小灶性肺萎陷或急性阻塞性肺气肿。细支气管周围有大量炎症细胞浸润,其中绝大多数为单核细胞。黏膜下层和动脉外膜水肿。如病变并不广泛,且其损伤程度不重,炎症消退后,渗出物可被完全吸收或咳出而痊愈。少数患者可因管壁的瘢痕修复,管腔内渗出物发生机化,使细支气管阻塞,形成纤维闭塞性细支气管炎。由于细支管管壁薄,炎症容易扩展累及周围的肺间质和肺泡,导致间质性炎症和渗出液填充肺泡,还可形成细支气管周围炎。

五、病理生理

小支气管和细支气管发生的炎症与一般的炎症相似,但所引起的病理生理改变则非常严重。炎症和水肿易使婴幼儿患者病灶部位的细支气管分泌物引流不畅。坏死物质和纤维蛋白形成的栓子可使细支气管部分或完全阻塞。部分阻塞的管腔远端区域出现过度充气,完全阻塞则导致肺不张。由于细支气管内腔狭窄,尤其是婴幼儿的小气道较成人的明显狭窄,气流阻力增大,气流速度慢,故吸入的微生物易于沉积,加上婴幼儿的特异性和非特异性免疫反应尚未发育成熟,支气管黏膜上的 IgA 水平较低,尚不能起到保护作用,因而在感染呼吸道病毒后较成人更易患细支气管炎。这些病变致气流阻力增加、肺顺应性降低、呼吸频率增快、潮气量下降和通气量降低,加上肺内的气体分布不均和通气/灌注比例不匹配,最终引起低氧血症,甚至发生二氧化碳潴留和高碳酸血症。

六、临床表现

患者临床过程的表现差异很大,且呈动态变化,可出现轻微的呼吸暂停或痰液阻塞,也可表现为严重的呼吸窘迫综合征。最常见的表现为起病急骤,以鼻塞、流涕和喷嚏为首发的先兆。几天后出现咳嗽、喘息、呼吸增快、心率增快、发热和胸部紧缩感,伴有激惹、呕吐、食欲减退等表现。由于细支气管内腔狭窄,管壁又无软骨支撑,发炎时易于阻塞或闭塞,因此患儿最突出的症状是喘憋性呼吸困难。与普通肺炎相比,其喘憋症状更严重,且出现更早。病情严重时呼吸浅快,伴有呼气性喘鸣,呼吸频率可高达每分钟 60～80 次或更快。缺氧严重时多数患者有明显的"三凹征",鼻翼翕动,烦躁不安和发绀,甚至可出现神志模糊、惊厥和昏迷等脑病征象。由于过度换气及液体摄入不足,部分患者有脱水和酸中毒。肺部体检叩诊呈过清音,听诊呼吸音减低,满布哮鸣音或哨笛音,喘憋减轻时可闻及细湿啰音。心力衰竭者较少见,但有时心动过速可成为最显著的症状。如呼吸困难加重,而相应的肺部听诊阳性体征减少时,提示气道阻塞加重、呼吸肌肉疲劳和呼吸衰竭的发生。

七、实验室检查

血常规检查可出现淋巴细胞升高伴或不伴中性粒细胞升高,C 反应蛋白也可升高,但均对感染诊断的帮助不大。中毒症状明显或体温大于 40℃者,尿液或血液细菌培养对是否合并细菌感染有较高的辅助诊断价值。病情严重、出现脱水的患者可有尿素升高和电解质紊乱。动脉血气可提示低氧血症。鼻咽部分泌物病毒免疫荧光检测或 PCR 检测有助于病因的诊断。

八、影像学表现与肺功能检测

胸部 X 线表现在患者间存在很大的差异,多表现正常或伴有肺纹理增粗及肺过度充气的征象,也可出现亚段肺实变和不张。少数患者表现为结节、网状结节和磨玻璃影等类似间质性肺炎的影像特征。胸部 CT 对于本疾病的诊断价值不高,主要用来排除其他疾病,尤其是支气管扩张。通气/灌注肺扫描的不匹配对诊断有一定的帮助。肺功能可表现为正常或阻塞性通气功能障碍。由于目前肺功能在婴幼儿中检测的研究很少,其应用价值很受限。

九、病理活检

开胸肺活检是急性细支气管炎诊断的"金标准"。根据活检的时间,早期多表现为增殖性细支气管炎,晚期则多表现为缩窄性细支气管炎或两者并存。

十、诊断与鉴别诊断

主要依据流行病学资料、患儿年龄及临床表现特征等诊断。在呼吸道分泌物,特别是鼻分泌物中分离到病毒,可确诊为病毒引起的急性细支气管炎。起病后 3~7 天内可通过组织培养分离出病毒。应用快速病原诊断技术也可在数小时内从呼吸道分泌物中检测出病毒抗原。血清学检查对诊断帮助不大,因为检测恢复期血清需要 2~4 周的时间,且婴幼儿可从母体内获得抗体,对诊断有影响。呼吸窘迫对进食的影响、脱水严重程度,以及对治疗的反应等均有助于患者病情严重程度的评估。

许多疾病可引起与细支气管炎相似的呼吸困难和喘息表现,不易鉴别。需鉴别的常见疾病有急性喉气管支气管炎、支气管哮喘、喘息性支气管炎和病毒性肺炎。急性喉气管支气管炎主要表现吸气性困难和特征性哮鸣声。支气管哮喘在婴幼儿期不多见,但其临床表现可类似于急性细支气管炎。患儿可有家族过敏史、肾上腺素能受体激动剂或氨茶碱治疗后症状迅速缓解等,可以此鉴别。喘息性支气管炎与轻症急性细支气管炎有时不易区别,鉴别要点为前者无明显的肺气肿存在,咳喘不严重,亦无中毒症状,且可反复发作。腺病毒性肺炎也可有明显的中毒症状,但病程较长,喘憋出现晚,肺炎体征较明显,X 线胸片上可见大片融合灶。此外,喘憋患者尚需与胃液反流、气道异物阻塞、咽后壁脓肿等鉴别。大部分患者可出现发热,但一般为低热,如体温大于 40℃时应注意考虑其他诊断的可能。

十一、治疗

(一)氧疗

急性细支气管炎导致的气道阻塞明显时可发生通气/灌注异常,引起婴幼儿缺氧。如血氧饱和度(SaO_2)低于 90% 时,应给予低浓度氧疗。可经头罩或氧气帐给予温暖、微湿的氧气,以保持 SaO_2 在 93% 以上。

(二)注意液体出入量的平衡

因患者呼吸急促使不显性失水增加,故应少量多次喝水。对于奶瓶喂养或不能进食者,先予胃管置入进食;重症者应积极静脉补液。脱水的纠正有利于气道阻塞的改善。

(三)抗病毒治疗

尽管目前抗病毒药物利巴韦林已常用于治疗呼吸道合胞病毒引起的细支气管炎,但并没有循证依据的证实,甚至有研究提示对患者可能有害,因此不建议常规使用。临床上常用剂量 $0.8mg/(kg \cdot h)$,每天雾化 12~18 小时,连续 3~5 天。如通过机械通气给予利巴韦林雾化吸入,需特别注意避免呼吸阀阻塞。

(四)支气管扩张剂

应用支气管扩张剂治疗仍有争议,大多数研究认为患儿气道阻塞的主要原因是病毒感染引起的炎症,而支气管平滑肌收缩对气道阻塞不起主要作用,因此 β-肾上腺素能药物等对肺功能的改善无益,因此不建议作为常规治疗。也有少数研究提示口服或雾化吸入支气管舒张剂可减轻气道阻力。但须注意雾化给药时的气体温度,以免造成支气管狭窄加重。

(五)抗感染治疗

糖皮质激素对病毒性急性细支气管炎的帮助有限,对住院日数、肺功能及临床表现改善也不大。有关孟鲁司特的研究结果也提示不能改善患者的病情。但近年来有研究认为细支气管炎后持续喘息的患儿雾化吸入肾上腺皮质激素有一定的短期疗效。

(六)重症患者的治疗

如患者在高浓度吸氧下仍无法维持 SaO_2 大于 93%,呼吸状态恶化或出现呼吸肌肉疲劳,呼吸暂停发生频率增多时需入住重症监护室,必要时给予机械通气治疗,个别的病情严重患者可考虑肺移植。

十二、预后与预防

大多数患者可于病后几天至几周内开始康复,之后是否更易发展为支气管哮喘或慢性阻塞性肺疾病(COPD)尚缺乏相关研究结果。少数感染腺病毒的患者在成年后可发展为 Swer-James(MacLeod)综合征。通过积极的预防措施可减少该病的发生与传播:①合理的母乳喂养,增强体质和机体对环境适应力;②父母戒烟;③注意手卫生、定时清洗玩具、用酒精清除污物等可减少和避免病毒的传播,婴幼儿亦应避免与呼吸道患者接触以减少感染的机会;④对于支气管肺发育不全、早产或心功能不全者可给予呼吸道合胞病毒单抗治疗,预防疾病发生。

第四节 支气管哮喘

支气管哮喘(简称哮喘)是由多种细胞包括气道的炎性细胞(如嗜酸性粒细胞、肥大细胞、T淋巴细胞、中性粒细胞)和结构细胞(如平滑肌细胞、气道上皮细胞等)以及细胞组分参与的气道慢性炎症性疾病。这种慢性炎症导致气道高反应性(AHR),通常表现为可逆性的气流受限,并引起反复发作性的喘息、气急、胸闷或咳嗽等症状,常在夜间和(或)清晨发作、加剧,多数患者可自行缓解或经治疗缓解。若哮喘反复发作,随病程的延长可产生一系列气道结构的改变,称为气道重构。气道重构使患者出现不可逆或部分不可逆的气流受限,以及持续存在的气道高反应性,降低对吸入激素治疗的敏感性。而规范的治疗可使多数哮喘患者得到良好的控制,降低治疗费用。因此,合理的防治对哮喘的控制至关重要,全球哮喘防治创议(GINA)和我国支气管哮喘防治指南是防治哮喘的重要指南。

一、病因与发病机制

哮喘的病因和发病机制非常复杂,至今尚未完全阐明。20世纪50年代曾认为哮喘是一种气道平滑肌功能异常性疾病。20世纪80年代后提出了哮喘的本质是气道慢性炎症和AHR。近十多年来,随着分子生物学、遗传学、免疫学、细胞生物学等的发展与进步,哮喘的发病机制研究已取得很大进展。

（一）病因

哮喘的病因虽尚未完全阐明，但患者个体过敏体质及外界环境的影响是发病的危险因素。哮喘与多基因遗传有关，同时受遗传因素和环境因素的双重影响。

1.遗传因素

哮喘是一种复杂的，具有多基因遗传倾向的疾病。所谓的多基因遗传，是指不同染色体上多对致病基因共同作用，这些基因之间无明显的显、隐性区别，各自对表现型的影响较弱，但具有协同或累加效应，发病与否受环境因素的影响较大。多基因遗传的这些特点使得哮喘具有明显的遗传异质性，这就意味着某些群体中发现的遗传易感基因在另外的群体中不一定能发现，也使得哮喘相关基因的寻找和鉴定成为一个庞大的工程。传统的遗传易感基因研究从病例和家系入手，通过连锁分析或关联分析方法来寻找哮喘相关基因。哮喘遗传协作研究组（CSGA）通过三个种族共 140 个家系研究分析，将哮喘遗传易感基因粗略分为三类：①决定变态性疾病易感性的 HLA-Ⅱ类分子基因遗传多态性（如 6p21-23）；②T 细胞受体（TCR）高度多样性与特异性 IgE（如 14q11.2）；③决定 IgE 调节及哮喘特征性气道炎症发生发展的细胞因子基因及药物相关基因（如 11q13，5q31-33）。5q31-33 区域内含有包括细胞因子簇（IL-3，IL-4，IL-9，IL-13，GM-CSF）、β_2 肾上腺素能受体、淋巴细胞糖皮质激素受体（GRL）、白三烯 C4 合成酶（LTC4S）等多个与哮喘发病相关的候选基因。这些基因对 IgE 调节以及对炎症的发生发展很重要，因此 5q31-33 又被称为"细胞因子基因簇"。

以上基于病例和家系的研究主要缺陷是样本数不够，许多结果不能重复。近年来，点阵单核苷酸多态性（SNP）基因分型技术，也称为全基因组关联研究（GWAS）的发展给哮喘的易感基因研究带来了革命性的突破。CWAS 不需要大样本的家系研究，同时又能得到更为有力的统计结果。最近 2 年采用 GWAS 鉴定了多个哮喘易感基因，并且得到了很好的重复。

近年来对哮喘易感基因的研究更进一步深入到基因-环境相互作用的领域。比如，内毒素通过衔接 TLR4 和 CD14 起作用，在基因表达中 CD14 的多态性发生功能改变。基因编码的 TLR4 可以改变对内毒素的反应，在内毒素浓度较低的环境中 CD14C-260T 等位基因的个体纯合子可延缓哮喘病程的进展，而在内毒素浓度较高的环境中，这种表型可使哮喘的患病概率增高。尘螨抗原 Derp Ⅰ 可以调节 $TGF-\beta_1$ 基因多态性，改变相应的免疫应答模式而影响哮喘表型。尘螨还可通过改变 IL-10 和树突状细胞相关核蛋白 1（DCNP1）的基因多态性调节抗原特异性 IgE 的产生。研究发现被动吸烟增加儿童哮喘发生率与 $TNF-\alpha$ 基因和染色体 17q21 区域的 SNP 多态性有关。

2.环境因素

主要包括变应原性和非变应原性因素，其中吸入性变应原是哮喘最重要的激发因素，而其他一些非变应原性因素也可以促进哮喘的发生。

（1）变应原性因素

①室内变应原：尘螨是最常见的室内变应原，常见的有四种——屋尘螨、粉尘螨、宇尘螨和多毛螨。90％以上螨类存在于屋尘中，屋尘螨是持续潮湿的气候中最主要的螨虫。屋尘螨抗原由螨虫身体各部分、分泌物和排泄物组成。尘螨主要抗原为 Derp Ⅰ 和 Derp Ⅱ，主要成分为半胱氨酸蛋白酶或酪氨酸蛋白酶，这些变应原具有蛋白溶解活性，使它们更容易进入具有免疫

活性的细胞。1g 尘土中屋尘螨的变应原大于 0.5g,成为对螨过敏的危险因素,可激发哮喘症状。家养宠物如猫、狗、鸟等也是室内变应原的重要来源,这些变应原存在于它们的皮毛、唾液、尿液与粪便等分泌物中。猫是这些动物中最重要的致敏者,其主要变应原成分 Fel d1,存在于猫的皮毛、皮脂分泌物和尿液中,是引起哮喘急性发作的主要危险因子。狗产生 2 种重要的致敏蛋白(Can f1 和 Can f2),来自于狗的变应原特征和来自猫的变应原相似,因此,猫和狗的致敏物质有轻微程度的交叉反应。蟑螂也是常见的室内变应原,常见的与哮喘相关的有蟑螂美洲大蠊、德国小蠊、东方小蠊和黑胸大蠊,我国以黑胸大蠊常见。真菌也是存在于室内空气中的变应原之一,特别在阴暗潮湿及通风不良的地方,此外真菌也容易生长在制冷、加热、湿化系统中,室内湿化器促进了真菌生长及增加空气传播的危险性。常见真菌有青霉、曲霉、分枝孢子菌和念珠菌等。

②室外变应原:花粉和草粉是最常见的引起哮喘发作的室外变应原,其对哮喘的影响随气候和地域条件变化。木本植物(树花粉)常引起春季哮喘,而禾本植物的草类和莠草类花粉常引起秋季哮喘。我国东部地区主要为豚草花粉,北部主要为蒿草类。真菌也是室外重要变应原,其诱发哮喘也有季节性。

③职业性变应原:可引起职业性哮喘的常见的变应原有油漆、谷物粉、面粉、木材、饲料、茶、咖啡豆、家蚕、鸽子、蘑菇、异氰酸盐、邻苯二甲酸、松香、活性染料、过硫酸盐、乙二胺等。

④食物:如鱼、虾、蟹、蛋类、牛奶等均是常见的变应原,食物中的添加剂如防腐剂、染色剂也可以引起哮喘急性发作。

⑤药物:阿司匹林和一些非糖皮质激素类抗炎药是药物所致哮喘的主要变应原,其他一些药物如普萘洛尔(心得安)、抗生素(青霉素、头孢霉素)、水杨酸酯等也可以引起哮喘发作。

(2)非变应原性因素

①大气污染:空气污染(SO_2、NO_x)以及职业中接触的氨气等可致支气管收缩、一过性气道反应性增高并能增强对变应原的反应。日常生活中诱发哮喘的常见空气污染有煤气、油烟、杀虫喷雾剂及蚊香等。

②吸烟:香烟烟雾是一种重要的哮喘促发因子。吸烟对哮喘的影响已有明确的结论,主动吸烟会加重哮喘患者肺功能的下降,加重病情并降低治疗效果。被动吸烟也是诱发哮喘的重要因素,特别是对于那些父母抽烟的哮喘儿童,常因被动吸烟而引起哮喘发作。母亲在妊娠期间吸烟也会影响胎儿的肺功能及日后发生哮喘的易感性。

③感染:流行病学证据证实呼吸道病毒感染与儿童和成人的哮喘急性发作均有密切关系。呼吸道感染常见病毒有呼吸道合胞病毒(RSV)、腺病毒、鼻病毒、流感病毒、副流感病毒、冠状病毒,以及某些肠道病毒。与成人哮喘有关的病毒以鼻病毒和流感病毒为主;RSV、腺病毒、副流感病毒和鼻病毒则与儿童哮喘发作关系较为密切。RSV 是出生后第一年的主要病原,在 2 岁以下的感染性哮喘中占 44%,在大儿童哮喘中也有 10% 以上与其感染有关。因急性 RSV 感染住院的儿童在 10 年后有 42% 发生哮喘。婴幼儿期的细菌感染,尤其是肺炎衣原体,对成年后哮喘的发生也起着重要的作用。

④月经、妊娠等生理因素:有些女性哮喘患者在月经期前 3~4 天有哮喘加重的现象,这与经前期黄体酮的突然下降有关。妊娠也是诱发哮喘加重的因素之一。妊娠 9 周的胎儿胸腺已

可产生 T 淋巴细胞,第 19～20 周,在胎儿各器官中已产生 B 淋巴细胞,由于在整个妊娠期胎盘主要产生辅助性 Ⅱ 型 T 细胞(Th2)因子,因而在胎儿肺的微环境中,Th2 反应是占优势的。若母亲已有特异性体质,又在妊娠期接触大量的变应原(如牛奶中的乳球蛋白,鸡蛋中的卵蛋白或螨虫的 Derp Ⅰ 等)或受到呼吸道病毒特别是 RSV 的感染,即可能加重其 Th2 调控的变态反应,增加胎儿出生后变态反应和哮喘发病的可能性。

⑤精神和心理因素:部分哮喘的发生和加重与精神和心理因素有关。有报道称 70% 的患者哮喘发作受心理因素参与,哮喘患者常见的心理异常表现为焦虑、抑郁、过度的躯体关注等。精神因素诱发哮喘的机制目前还不清楚。

⑥运动:运动诱发支气管哮喘发作是较为常见的问题。跑步、爬山等运动尤其容易促使轻度哮喘或稳定期哮喘发作。

⑦其他:有报道称微量元素缺乏,主要是缺铁、缺锌等可能诱发哮喘。也有研究认为肥胖或高体重指数与哮喘高患病率之间存在相关性,但还需要进一步证实。

(二)发病机制

哮喘的发病机制非常复杂,主要包括气道炎症机制、免疫与变态反应机制、气道神经调节机制,以及遗传机制等。T 细胞介导的免疫调节的失衡与慢性气道炎症的发生是最重要的哮喘发生机制。气道重构与慢性炎症和上皮损伤修复相关,并越来越受到重视。气道慢性炎症与气道重构共同导致气道高反应性的发生。

1.气道炎症机制

哮喘气道炎症反应涉及众多炎症细胞、炎症介质和细胞因子的参与和相互作用。

(1)气道炎症产生的途径:当过敏源进入机体后,被抗原递呈细胞(如树突状细胞、单核巨噬细胞等)内吞并激活 T 细胞,活化的辅助性 T 细胞(主要是 Th2 细胞)产生白介素(IL)-4、IL-5、IL-13 等进一步激活 B 淋巴细胞,由 B 淋巴细胞分泌的特异性 IgE 可借助于肥大细胞和嗜碱性粒细胞表面的高亲和力受体(FcεR Ⅰ)和在中性白细胞、巨噬细胞和 NK 细胞表面的低亲和力 IgE 受体(FcεR Ⅱ,又称 CD23),固定在细胞表面,使细胞处于"致敏状态"。当再次接触同种过敏源,就会引起异染性细胞释放多种介质和细胞因子。这些介质会引起气道平滑肌痉挛,黏膜微血管通透性增加,气道黏膜水肿、充血,黏液分泌亢进,并诱发气道高反应性。在上述过程中所分泌的细胞因子 IL-3、IL-5、GM-CSF 和黏附分子、趋化因子,使嗜酸性粒细胞分化、激活,延长其寿命并浸润于气道。激活的嗜酸性粒细胞会释放一些细胞因子和四种细胞毒蛋白质。ECP、EPO 和 MBP 能使气道上皮细胞脱落、坏死,暴露气道上皮的神经末梢,使其受损或易感,也能诱发气道高反应性以及气道重建。ShenHH 等的研究采用 Eos 过继转移、Eos 缺陷、IL-5 及 Eotaxin-2 双转基因小鼠证实了 Eos 与哮喘发病之间存在直接的因果关系,更重要的是这些研究还揭示了 Eos 在哮喘发病中不仅仅是终末效应细胞,还在于其免疫调节作用,即 Th2 免疫效应细胞向肺部炎症局部的募集依赖于 Eos 以及抗原递呈作用。这些炎症细胞在介质的作用下又可分泌多种介质,使气道病变加重,炎症浸润增加,产生哮喘的临床症状。

(2)Th1/Th2 免疫失衡:Th2 免疫应答占优势的 Th1/Th2 免疫失衡是哮喘重要的发病机制之一。活化的 Th2 细胞分泌的细胞因子,如 IL-4、IL-5、IL-13 等可以直接激活肥大细胞、嗜酸性粒细胞及肺泡巨噬细胞等多种炎症细胞,使之在气道浸润和募集。这些细胞相互作用可以分泌出许多种炎症介质和细胞因子,如组胺、前列腺素(PG)、白三烯(LT)、嗜酸性粒细胞趋化因子(ECF)、中性粒细胞趋化因子(NCF)、转化生长因子(TCF)、血小板活化因子(PAF)等,构成了一个与炎症细胞相互作用的复杂网络,使气道收缩,黏液分泌增加,血管渗出增多。Th17细胞是Th家族的新成员,对其在哮喘发生中的作用还处在认知过程中。Th17主要产生IL-17A/F和IL-22,IL-17可促进气道成纤维细胞、上皮细胞和平滑肌细胞的活化,使这些细胞高表达IL-6、IL-8、G-CSF等因子。其中IL-8是中性粒细胞趋化因子,而IL-6和G-CSF可以促进粒细胞增殖,产生中性粒细胞炎症。目前,认为Th17细胞在部分以中性粒细胞浸润为主的激素耐受型哮喘和重症哮喘中起重要作用。调节性T细胞具有抑制T细胞免疫应答的功能,其在哮喘发病中的作用还有待进一步证实。

(3)细胞因子网络的形成及其作用:哮喘气道炎症反应涉及炎症细胞、炎症介质和细胞因子的相互作用。细胞间的相互作用是维持这种炎症的重要基础,而介导细胞间的相互作用主要由2个免疫"通讯"系统来完成。即:①可溶性蛋白质分子(细胞因子和脂质类介质);②白细胞表面受体与靶细胞表面分子(配体)之间的相互作用。这两个系统密切联系构成复杂的细胞因子网络,通过增强或诱导细胞间的作用或控制细胞对炎症介质的反应,实现细胞特异性和选择性地移到炎症反应部位。许多细胞因子在哮喘的气道炎症中起重要作用,尤其是IL-5可能在控制嗜酸性粒细胞介导的气道炎症反应中起核心作用,IL-4在B细胞合成IgE的调节过程中起关键作用,IL-17、调节性T细胞等均在哮喘气道炎症发生中起重要作用。但由于细胞因子网络错综复杂,所谓网络的"启动子"至今尚未确定,因此进一步从细胞水平和分子水平研究细胞因子作用的调节机制,将对哮喘的防治起到重大推动作用。

2.气道重构机制

气道重构也是哮喘的重要特征,表现为气道上皮细胞黏液化生、平滑肌肥大/增生、上皮下胶原沉积和纤维化、血管增生等。气道重构使得哮喘患者对吸入激素的反应性降低,出现不可逆或部分不可逆的气流受限,以及持续存在的气道高反应性。气道重构的发生主要与持续存在的气道炎症和反复的气道上皮损伤/修复有关。

(1)气道炎症:参与哮喘发生的多种炎症细胞,包括嗜酸性粒细胞、肥大细胞、Th2细胞、巨噬细胞等可分泌一系列与气道重构发生相关的炎症因子,促进成纤维细胞增生、胶原沉积、平滑肌增生肥大,以及微血管增生。多种炎症介质参与哮喘的气道重构过程,其中最主要的有:TGF-β、血管内皮生长因子(VEGF)、白三烯、基质金属蛋白酶-9(MMP-9)、解聚素和金属蛋白酶-33(ADAM-33)。

TGF-β:可来源于气道上皮细胞、平滑肌细胞和炎症细胞如嗜酸性粒细胞、中性粒细胞等,具有广泛的调节细胞增殖分化、促进结缔组织蛋白合成的作用,在哮喘气道重构中起着重要作用。TGF-β刺激成纤维细胞分泌细胞外基质蛋白(胶原、纤维粘连蛋白),同时又抑制细胞外基质降解酶(如胶原酶)的产生,从而促进细胞外基质的沉积。表达TGF-β的嗜酸性粒细胞是气道重构的一个重要促进因素。在气道嗜酸性粒细胞浸润明显的重症哮喘患者中TGF-β表达尤其增高。

VEGF:哮喘患者肺组织血管增生,痰液、支气管肺泡灌洗液和支气管活检标本中VEGF及其受体表达增加。研究发现肺组织靶向的VEGF转基因小鼠出现哮喘样的改变,不仅表现有血管增生，还有气道炎症、水肿、黏液化生、肌细胞增生，以及气道高反应性，表明 VEGF 不仅是血管重构的介质，也是血管外重构、气道炎症的介质。一氧化氮（NO）是 VEGF 血管外重构效应的重要介质。

白三烯：白三烯 D4 能促进表皮生长因子诱导平滑肌细胞增殖。应用白三烯抑制剂能显著抑制 OVA 诱导的小鼠哮喘模型气道上皮下纤维化、平滑肌增生和杯状细胞增生。人体研究发现 CysLT 受体 1 抑制剂可抑制气道肌成纤维细胞的增生。

MMP-9：属细胞外蛋白酶家族，在组织重构过程中负责细胞外基质的降解。哮喘患者支气管肺泡灌洗液、血液、痰中 MMP-9 水平明显增高。

ADAM-33：与 MMP-9 一样，ADAM-33 也是一个金属蛋白酶，在慢性气道损伤和修复中起作用。中重度哮喘患者肺组织表达 ADAM-33mRNA 水平较轻度哮喘者和正常人明显增高，免疫组化显示重度哮喘患者气道上皮、黏膜下细胞和平滑肌细胞表达 ADAM-33 较轻度哮喘患者明显增高。

（2）气道上皮损伤/修复：除气道炎症外，由环境因素或变应原直接导致的气道上皮的损伤及伴随发生的修复过程在气道重构的发生发展中起了重要作用。Plopper 等最先提出了上皮间质营养单位（EM-TU）这一概念，指出气道上皮受环境刺激损伤后，一些炎症介质如 TGF-β、表皮生长因子（ECF）等分泌增加，同时细胞间粘连蛋白减少，上皮细胞发生变形，并高分泌基质金属蛋白酶和细胞外基质，该过程称为上皮间质转化（EMT）。紧靠上皮的星形成纤维细胞在各种因素刺激后也发生变化，转化为肌成纤维细胞，分泌细胞外基质（ECM），同时也释放一系列前炎症介质，促进气道重构的发生。

3.AHR 发生机制

AHR 是指气道对多种刺激因素如过敏源、理化因素、运动、药物等呈现高度敏感状态，是哮喘的一个重要特征。早在 20 世纪 40 年代，Curry 就提出了哮喘患者存在气道反应性增高。但由于受到气道反应性测定技术的限制，这一论点一直被人们所忽视。直到 1975 年 Chai 介绍标准的气道反应性测定技术以来，越来越多的证据表明气道高反应性是哮喘的基本特征，有症状的哮喘患者几乎都存在气道高反应性。AHR 的发生与气道炎症、气道重构和神经调节的异常相关。

气道炎症是导致 AHR 的重要机制之一，多种炎症细胞与 AHR 发生相关，最主要的有嗜酸性粒细胞，T 淋巴细胞（尤其是 Th2 淋巴细胞）和肥大细胞。动物研究和多项临床研究表明嗜酸性粒细胞与 AHR 相关，但是一项 IL-5 抗体的临床研究却发现虽然 IL-5 抗体可明显降低嗜酸性粒细胞水平，但却不能降低 AHR。肥大细胞是组胺、前列腺素 D_2 和半胱氨酰白三烯的重要来源，有研究认为气道平滑肌层中的肥大细胞的增加与 AHR 的增高尤为相关。中性粒细胞与 AHR 发生的相关性还不清楚。

气道重构尤其是气道周围平滑肌层的增厚也在 AHR 中发挥重要作用。气道平滑肌中含有多种收缩功能蛋白，如平滑肌肌动蛋白等，当受到变应原或炎症因子刺激后，气道平滑肌收缩致使气道狭窄，气道反应性增高。采用影像学手段研究发现，气道重构可使哮喘患者的支气管树收缩出现广泛不一致，这种现象称为气道收缩的异质性。部分区域气道平滑肌严重收缩致气道陷闭。研究表明，AHR 的发生不仅是因为气道狭窄，气道收缩异质性和气道陷闭的存在同样起了重要的作用。气道收缩异质性和气道陷闭越明显的哮喘患者 AHR 越高。部分哮喘患者在气道炎症消退后仍存在明显的气道高反应性,即可能与气道重构的存在相关。但也有研究认为,当气道重构发展到一定程度后,增厚的气道壁变得坚固而影响平滑肌的收缩,反而降低气道反应性。因此,气道重构对 AHR 的影响可能还与重构的严重程度有关。此外,异常的神经调节也在 AHR 中发挥作用。支气管受复杂的自主神经支配。除胆碱能神经、肾上腺素能神经外,还有非肾上腺素能非胆碱能(NANC)神经系统。支气管哮喘与 β 肾上腺素受体功能低下和迷走神经张力亢进有关,并可能存在有 α 肾上腺素能神经的反应性增加。NANC 能释放舒张支气管平滑肌的神经介质如血管活性肠肽(VIP)、NO,及收缩支气管平滑肌的介质如 P 物质、神经激肽,两者平衡失调,则可引起支气管平滑肌收缩。

虽然 AHR 是哮喘的主要病理生理特征,然而出现 AHR 者并非都是哮喘,如长期吸烟、接触臭氧、上呼吸道病毒感染、慢性阻塞性肺疾病(COPD)等也可出现 AHR。

4.免疫与变态反应机制

自从 1967 年日本学者石板等发现 IgE 抗体是导致速发型变态反应的"反应素"以来,Ⅰ型变态反应已被公认为过敏性哮喘的重要发病机制。Ⅰ型变态反应指的是已免疫机体在再次接触同样过敏源刺激时所产生的反应。它主要涉及过敏源、抗体、细胞、受体和介质 5 个环节。当外源性过敏源通过吸入、接触或食入途径进入机体,在 T 淋巴细胞协助下,使 B 淋巴细胞转化为浆细胞,产生 IgE 抗体。IgE 黏附于支气管黏膜下肥大细胞和血循环中的嗜碱性粒细胞表面的 IgE Fc 受体上,使这些效应细胞致敏。当机体再次接触相同抗原时,抗原即以抗原桥联形式与效应细胞上的 IgE 结合,通过抗原-抗体相互作用,使肥大细胞和嗜碱性粒细胞脱颗粒。近年来还发现嗜酸性粒细胞、巨噬细胞、淋巴细胞和血小板上还存在第二类 IgE 受体(Fc8R-Ⅱ)。它虽属于低亲和力 IgE 受体,但在 IgE 与抗原存在的情况下,可使这些效应细胞直接地、特异性地参与变态反应及其炎症反应过程。和哮喘发病相关的免疫-变态反应有两种类型,即哮喘的速发反应和哮喘的迟发反应。

(1)哮喘速发反应(EAR):患者在吸入抗原 10 分钟后 FEV_1 下降,15~30 分钟达高峰,持续 1.5~3 小时后缓解,此为 EAR。

(2)哮喘迟发反应(LAR):患者在吸入抗原后 3~4 小时可再次出现 FEV_1 下降,8~12 小时达高峰,可持续数日或数周,此为 LAR。约半数以上患者出现 LAR。

5.气道的神经-受体调节机制

20 世纪中叶以前,人们一直认为哮喘发病是由神经机制所致,此后免疫学及炎症发病学说逐渐占优势。最近由于证实呼吸道广泛存在神经肽网,故又重提神经异常发病机制,认为气道的炎症反应可影响神经和神经肽调控机制,而神经机制反过来又影响炎症反应。

(1)肾上腺素能神经-受体失衡机制:肾上腺素能神经系统包括交感神经、循环儿茶酚胺、α 受体和 β 受体,任何一方面的缺陷或损伤均可导致气道高反应性,并引起哮喘发病。

①β 受体功能异常:在人类气道及肺组织内存在高密度的 β 受体,肺组织中 $β_2$ 受体和 $β_1$ 受体的比例为 3:1,但中央及外周气道平滑肌上全部为 $β_2$ 受体。从大气道直到终末细支气管,且无论动物和人,β 受体的密度随气道管径变小而逐渐增高,由此可见 β 受体激动剂是支气管和细支气管的强力扩张剂。β 受体功能低下、$β_2$ 受体自身抗体的产生是哮喘发病的一个

重要环节。但哮喘患者的β受体功能异常可能并非哮喘病本身所固有,即不是原发的改变,而是继发性改变的结果。这种改变的可能原因为:a.气道炎症引起β受体功能低下;b.长期应用β受体激动剂产生耐受性;b.产生β受体自身抗体。

②α受体功能异常:与β受体相比较,肺内α受体分布相对少得多。α受体主要位于细支气管和黏膜下腺体,大气道很少有α受体。当α受体激活时可导致气道平滑肌痉挛。但α受体功能异常在哮喘发病的重要性尚不清楚,有人认为该机制只有在β受体阻滞剂或有内毒素存在时才起作用。

(2)胆碱能神经-受体失衡机制:胆碱能神经系统是引起人类支气管痉挛和黏液分泌的主要神经,包括胆碱能神经(迷走神经)、神经递质乙酰胆碱(Ach)、胆碱受体。从大气道到终末细支气管的气道平滑肌和黏液腺体内均有胆碱能神经分布,但随着气道变小,胆碱能神经纤维的分布也越来越稀疏,至终末细支气管只有极少的胆碱能神经纤维分布,而在肺泡壁则缺如。当胆碱能神经受刺激其末梢释放 Ach,后者与 M 受体结合引起气道痉挛和黏液分泌增加。其作用大小与胆碱能神经的分布相似,即胆碱能神经对大气道的作用显著大于对小气道的作用,同样抗胆碱药物对大、中气道的扩张作用亦明显大于对小气道的作用。哮喘患者对吸入组胺和醋甲胆碱反应性显著增高,其刺激阈值明显低于正常人,提示可能存在一种胆碱能神经张力的增加,同时也可能意味着哮喘患者的气道对内源性 Ach 的反应性增高。近年来发现哮喘患者体内 M_1、M_3 受体数量增加、功能亢进,而 M_2 受体数量减少、功能低下,故易导致大气管平滑肌收缩和黏液分泌亢进。

(3)非肾上腺素能非胆碱能神经功能失调与神经源性炎症:气道的自主神经系统除肾上腺素能和胆碱能神经系统外,尚存在第三类神经,即非肾上腺素能非胆碱能(NANC)神经系统。NANC 神经系统又分为抑制性 NANC 神经系统(i-NANC)及兴奋性 NANC 神经系统(e-NANC)。NANC 神经系统与气道平滑肌功能、肺的生理功能及其调节有密切关系,其在哮喘发病中的作用已日益受到重视。

i-NANC 功能异常:i-NANC 可能是人类唯一的舒张支气管的神经。其神经递质为血管活性肠肽(VIP)和 NO。VIP 具有扩张支气管、扩张肺血管、调节支气管腺体分泌的作用,它是最强烈的内源性支气管扩张物质,这种扩张作用不依赖于肾上腺素能受体,不受肾上腺素能及胆碱能阻滞剂的影响。目前认为 VIP 可能是支气管张力主要调节剂。哮喘时 VIP 合成和释放减少,因哮喘发作而死亡的患者其 VIP 可完全缺如。NO 是体内内皮细胞、中性粒细胞、巨噬细胞、神经组织在一定刺激下所产生,气管和肺组织中也有 NO 存在。在哮喘发病机制中,NO 具有自相矛盾的双重作用,一方面可舒张肺血管和支气管平滑肌,使哮喘症状减轻;另一方面大量 NO 合成使其毒性作用加强,哮喘不仅不能缓解,症状反而加重。哮喘患者呼出气 NO 含量较正常人高 2~3 倍。临床研究证实,吸入低浓度 NO 具有舒张支气管和降低气道阻力的作用,而吸入高浓度 NO 则产生毒性作用。

e-NANC 功能异常:e-NANC 神经在解剖上相当于感觉神经 C 纤维。其神经递质为感觉神经肽,包括 P 物质(SP)、神经激肽 A(NKA)、神经激肽 B(NKB)、降钙素基因相关肽(CGRP)。感觉神经肽受体分为 NK1、NK2 和 NK3 三个亚型。这些肽类递质通过局部轴索反射从感觉性神经中释放后,直接参与了哮喘的气道炎症反应。

6.神经源性炎症

气道的感觉神经末梢受到刺激时,通过传入神经元轴突的其他分支引起感觉神经末梢释放介质(如 SP、CGRP 等),引起多种末梢反应,该过程称为局部轴突反射。从感觉神经末梢释放的 SP、CGRP 及 NKP 等导致血管扩张、血管通透性增加和炎症渗出,此即为神经源性炎症。神经源性炎症能通过局部轴突反射释放感觉神经肽而引起哮喘发作。

二、病理

疾病早期,肉眼观解剖学上很少见器质性改变。随着疾病发展,病理学变化逐渐明显。肉眼可见肺膨胀及肺气肿,肺柔软疏松有弹性,支气管及细支气管内含有黏稠痰液及黏液栓。支气管壁增厚、黏膜肿胀充血形成皱襞,黏液栓塞局部可出现肺不张。

显微镜下,支气管哮喘气道的基本病理改变为气道炎症和气道重构。气道炎症表现为上皮下多种炎症细胞,包括肥大细胞、巨噬细胞、嗜酸性粒细胞、淋巴细胞与中性粒细胞浸润。气道黏膜下组织水肿,微血管通透性增加,支气管内分泌物潴留,支气管平滑肌痉挛,纤毛上皮细胞脱落,基底膜露出,杯状细胞增生及黏液分泌增加等病理改变。若哮喘长期反复发作,则出现气道重构的改变,表现为支气管平滑肌层增厚,气道上皮下纤维化、气道与血管周围胶原沉积增加、基底膜增厚和透明样变、血管增生等。

三、临床表现

(一)症状

典型的哮喘表现为发作性的咳嗽、胸闷和呼气性呼吸困难。部分患者咳痰,多于发作趋于缓解时痰多,如无合并感染,常为白黏痰。发作时的严重程度和持续时间个体差异很大,轻者仅感呼吸不畅,或胸部紧迫感。重者则可感到极度呼吸困难,被迫采取坐位或呈端坐呼吸,甚至出现发绀等。哮喘症状可在数分钟内发作,经数小时至数天,用支气管舒张药后缓解或自行缓解,也有少部分不缓解而呈持续状态。在夜间及凌晨发作和加重常是哮喘的特征之一。不少患者发作有一定季节性,好发于春夏交接时或冬天。也有部分女性患者在月经前或期间哮喘发作或加重。

此外,临床上还存在部分非典型表现的哮喘。如咳嗽变异性哮喘(CVA),咳嗽为唯一的表现,常于夜间及凌晨发作,运动、冷空气等诱发加重,气道反应性测定存在高反应性,抗生素或镇咳、祛痰药治疗无效,使用支气管解痉剂或吸入皮质激素治疗有效。有些青少年患者,其哮喘症状表现为运动时出现胸闷、咳嗽和呼吸困难,称为运动性哮喘。还有部分哮喘患者,在症状良好控制的情况下,会突然发生致死性的哮喘发作,称为"脆性哮喘"。新近学者发现还存在胸闷作为唯一症状的不典型哮喘类型,取名为"胸闷变异性哮喘"(CTVA),患者以中青年多见,病程往往较长,起病隐匿,胸闷可以在活动后诱发,部分患者夜间发作较为频繁,可有季节性,但无咳嗽、喘息,亦无痰、无胸痛。部分患者因为怀疑"心脏疾病"而接受心导管、动态心电图、心脏超声、平板试验等检查。还有部分患者被长期误诊为心因性疾病,甚至出现躯体化精神障碍。这类患者肺通气功能往往正常,气道反应性增高,PEF 变异率>20%,诱导痰 Eos 增高不明显,对哮喘治疗效果明显,但对治疗的反应相对典型哮喘而言起效比较慢,部分患者需要辅助心理治疗。该特殊类型哮喘的临床特征和治疗转归还有待进一步探讨。

(二)体征

典型的体征是呼气相哮鸣音,这是判断哮喘处于发作期还是缓解期的重要指标。一般哮鸣音的强弱和气道狭窄及气流受阻的程度平行,哮鸣音越强,往往说明支气管痉挛越严重。哮喘症状缓解时,支气管痉挛减轻,哮鸣音也随之减弱或消失。但需注意,不能靠哮鸣音的强弱和范围来作为估计哮喘急性发作严重度的根据。当气道极度收缩加上黏液栓阻塞时,气流反而减弱,这时哮鸣音减弱,甚至完全消失,表现为"沉默肺",这是病情危笃的表现。哮喘发作时还可以有肺过度充气体征,如桶状胸,叩诊过清音,呼吸音减弱等,呼吸辅助肌和胸锁乳突肌收缩增强,严重时可有发绀、颈静脉怒张、奇脉、胸腹反常运动等。非发作期体征可无异常。

四、实验室和其他检查

(一)呼吸功能检查

1.通气功能检测

在哮喘发作时呈阻塞性通气功能改变,呼气流速指标均显著下降,1秒钟用力呼气容积（FEV_1）、1秒率[1秒钟用力呼气量占用力肺活量比值（FEV_1/FVC）]以及最高呼气流量（PEF）均减少。肺容量指标可见用力肺活量减少、残气量增加、功能残气量和肺总量增加,残气占肺总量百分比增高。缓解期上述通气功能指标可逐渐恢复。病变迁延、反复发作者,其通气功能可逐渐下降。

2.支气管激发试验(BPT)

用以测定气道反应性。常用吸入激发剂为醋甲胆碱、组胺、甘露醇等。吸入激发剂后其通气功能下降、气道阻力增加。运动亦可诱发气道痉挛,使通气功能下降。一般适用于通气功能在正常预计值的70%以上的患者。如FEV_1下降≥20%,可判断为激发试验阳性。通过剂量反应曲线计算使FEV_1下降20%的吸入药物累积剂量（$PD20-FEV_1$）或累积浓度（$PC20-FEV_1$）,可对气道反应性增高的程度做出定量判断。

3.支气管舒张试验(BDT)

用以测定气道可逆性。有效的支气管舒张药可使发作时的气道痉挛得到改善,肺功能指标好转。常用吸入型的支气管舒张剂如沙丁胺醇、特布他林及异丙托溴铵等。舒张试验阳性诊断标准:①FEV_1较用药前增加12%或以上,且其绝对值增加200mL或以上;②PEF较治疗前增加60L/min或增加≥20%。

4.呼气峰流速(PEF)及其变异率测定

PEF可反映气道通气功能的变化。哮喘发作时PEF下降。此外,由于哮喘有通气功能时间节律变化的特点,常见夜间或凌晨发作或加重,使其通气功能下降。若24小时内PEF或昼夜PEF波动率≥20%,也符合气道可逆性改变的特点。PEF可采用微型峰流速仪测定,操作方便,适合于患者自我病情监测与评估。

(二)痰液检查

如患者无痰咳出时可通过诱导痰方法进行检查。涂片在显微镜下常可见较多嗜酸性粒细胞。

(三)血嗜酸性粒细胞计数

哮喘患者可增高,有助于与慢性支气管炎等疾病鉴别。

(四)特异性过敏源检测

哮喘患者大多数伴有过敏体质,对众多的过敏源和刺激物敏感。测定过敏性指标结合病史有助于对患者的病因诊断和脱离致敏因素的接触。

1.血清免疫球蛋白 E(IgE)测定

约有 50%成年哮喘和 80%以上儿童哮喘患者增高,特异性 IgE(针对某种变应原)的增高则更有意义。

2.皮肤过敏源测试

用于指导避免过敏源接触和脱敏治疗,临床较为常用。需根据病史和当地生活环境选择可疑的过敏源进行检查,可通过皮肤点刺等方法进行,皮试阳性提示患者对该过敏源过敏。

(五)动脉血气分析

哮喘发作时由于气道阻塞且通气分布不均,通气/血流比值失衡,可致肺泡-动脉血氧分压差($A-aDO_2$)增大;严重发作时有缺氧,PaO_2 降低。由于过度通气可使 $PaCO_2$ 下降,pH 上升,表现呼吸性碱中毒。若重症哮喘,病情进一步发展,气道阻塞严重,可有缺氧及 CO_2 滞留,$PaCO_2$ 上升,表现呼吸性酸中毒。若缺氧明显,可合并代谢性酸中毒。

(六)胸部 X 线检查

早期在哮喘发作时可见两肺透亮度增加,呈过度通气状态;在缓解期多无明显异常。如并发呼吸道感染,可见肺纹理增加及炎性浸润阴影。同时要注意肺不张、气胸或纵隔气肿等并发症的存在。

五、诊断

(一)诊断标准

(1)反复发作喘息、气急、胸闷或咳嗽,多与接触变应原、冷空气、物理、化学性刺激以及病毒性上呼吸道感染、运动等有关。

(2)发作时在双肺可闻及散在或弥散性,以呼气相为主的哮鸣音,呼气相延长。

(3)上述症状和体征可经治疗缓解或自行缓解。

(4)除外其他疾病所引起的喘息、气急、胸闷和咳嗽。

(5)临床表现不典型者(如无明显喘息或体征),应至少具备以下 1 项试验阳性:①支气管激发试验或运动激发试验阳性;②支气管舒张试验阳性 FEV_1 增加≥12%,且 FEV_1 增加绝对值≥200mL;③PEF 昼夜(或 2 周)变异率≥20%。

符合 1～4 条或 4、5 条者,可以诊断为支气管哮喘。

(二)分期

根据临床表现可分为急性发作期、慢性持续期和临床缓解期。慢性持续期是指每周均不同频度和(或)不同程度地出现症状(喘息、气急、胸闷、咳嗽等);临床缓解期系指经过治疗或未经治疗症状、体征消失,肺功能恢复到急性发作前水平,并维持 3 个月以上。

(三)分级

1.病情严重程度的分级

主要用于治疗前或初始治疗时严重程度的判断,在临床研究中更有其应用价值。

2.控制水平的分级

这种分级方法更容易被临床医师掌握,有助于指导临床治疗,以取得更好的哮喘控制。控制水平的分级。

3.哮喘急性发作时的分级

哮喘急性发作是指喘息、气促、咳嗽、胸闷等症状突然发生,或原有症状急剧加重,常有呼吸困难,以呼气流量降低为其特征,常因接触变应原、刺激物或呼吸道感染诱发。其程度轻重不一,病情加重,可在数小时或数天内出现,偶尔可在数分钟内即危及生命,故应对病情做出正确评估,以便给予及时有效的紧急治疗。

六、鉴别诊断

(一)左心衰竭引起的喘息样呼吸困难

过去称为心源性哮喘,发作时的症状与哮喘相似,但其发病机制与病变本质则与支气管哮喘截然不同,为避免混淆,目前已不再使用"心源性哮喘"一词。患者多有高血压、冠状动脉粥样硬化性心脏病、风湿性心脏病和二尖瓣狭窄等病史和体征。阵发性咳嗽,常咳出粉红色泡沫痰,两肺可闻及广泛的湿啰音和哮鸣音,左心界扩大,心率增快,心尖部可闻及奔马律。病情许可作胸部 X 线检查时,可见心脏增大,肺淤血征,有助于鉴别。若一时难以鉴别,可雾化吸入 β_2 肾上腺素受体激动剂或静脉注射氨茶碱缓解症状后,进一步检查。

(二)慢性阻塞性肺疾病(COPD)

多见于中老年人,有慢性咳嗽史,喘息长期存在,有加重期。患者多有长期吸烟或接触有害气体的病史。有肺气肿体征,两肺或可闻及湿啰音。但临床上严格将 COPD 和哮喘区分有时十分困难,肺功能检查及支气管激发试验或舒张试验有助于鉴别。COPD 也可与哮喘合并同时存在。

(三)上气道阻塞

可见于中央型支气管肺癌、气管支气管结核、复发性多软骨炎等气道疾病或异物气管吸入,导致支气管狭窄或伴发感染时,可出现喘鸣或类似哮喘样呼吸困难、肺部可闻及哮鸣音。但根据临床病史,特别是出现吸气性呼吸困难,以及痰液细胞学或细菌学检查,胸部 X 线摄片、CT 或 MRI 检查或支气管镜检查等,常可明确诊断。

(四)变态反应性肺浸润

见于热带嗜酸性粒细胞增多症、肺嗜酸性粒细胞增多性浸润、多源性变态反应性肺泡炎等。致病原为寄生虫、原虫、花粉、化学药品、职业粉尘等,多有接触史。X 线胸片可见弥散性肺间质病变成斑片状浸润,血嗜酸性粒细胞显著增高,有助于鉴别。

(五)变态反应性支气管肺曲菌病

变态反应性支气管肺曲菌病(ABPA)常以反复哮喘发作为特征,伴咳嗽,咳痰,痰多为黏液脓性,有时伴血丝,可分离出棕黄色痰栓,常有低热,肺部可闻及哮鸣音或干啰音,X线检查可见浸润性阴影,节段性肺不张,牙膏征或指套征(支气管黏液栓塞),周围血嗜酸性粒细胞明显增高,曲菌变应原皮肤点刺可出现双向皮肤反应(即刻及迟发型),血清 IgE 水平通常比正常人高 2 倍以上。

(六)胃食管反流(GER)

在食管贲门迟缓症、贲门痉挛等疾病中,常出现胃或十二指肠内容物通过食管下端括约肌反流入食管的现象,反流物多呈酸性。只要有少量被吸入气管,即刻刺激上气道感受器通过迷走神经反射性地引起支气管痉挛,而出现咳嗽和喘鸣。有报道认为在严重哮喘患者,其 GRE 的发生率可接近 50%,说明 GRE 至少是使哮喘患者不断发作、症状难以控制的重要诱因,对 GRE 进行针对性治疗,可明显改善哮喘症状。

(七)鼻后滴漏综合征(PNDS)

常见于慢性鼻窦炎,其分泌物常在患者平卧时通过后鼻道进入气管,可引起类似哮喘的咳嗽和喘鸣症状,同时也是部分哮喘患者反复发作及治疗不佳的重要因素。

(八)肺栓塞

肺栓塞是指各种栓子堵塞肺动脉系统而致血流不通的一组疾病,主要症状表现为胸闷、憋气、呼吸困难,有时易与哮喘混淆。但肺栓塞患者一般肺部听不到哮鸣音,平喘药治疗无效,血气分析显示明显的低氧血症。进一步的确诊需借助核素肺通气/灌注扫描、肺动脉造影、肺部螺旋 CT 及 MRI 检查等。

(九)高通气综合征

这是一组由于通气过度超过生理代谢所需而引起的病症,通常可由焦虑和某种应激反应所引起。过度通气的结果是呼吸性碱中毒,从而表现呼吸深或快、呼吸困难、气短、胸闷、憋气、心悸、头昏、视物模糊、手指麻木等症状。严重者可出现手指,甚至上肢强直、口周麻木发紧、晕厥、精神紧张、焦虑、恐惧等症状。这组综合征不同于哮喘,它不由器质性疾病所引起。因此,各项功能检查一般都正常,无变应原诱发因素,肺部听诊无哮鸣音,支气管激发试验(醋甲胆碱或组胺吸入)阴性,过度通气激发试验有助于本病诊断。

七、哮喘控制的评估和气道炎症监测

(一)哮喘控制的评估

临床上可以通过对哮喘患者进行简易问卷方法、肺功能监测、气道炎症监测以及哮喘患者的生命质量评估的控制水平进行评估。

目前证实有效的评估哮喘控制的工具如哮喘控制测试(ACT)、哮喘控制问卷(ACQ)、哮喘治疗评估问卷(ATAQ)、哮喘控制评分系统等,也有助于评估哮喘的严重程度和控制水平。ACT 是一种简便的测试工具,不需要肺功能检查,在中国进行的多中心可行性研究证实与ACQ 评分、肺功能指标和呼吸专科医生的评估具有很好的一致性。

(二)气道炎症监测

哮喘气道炎症的持续是临床症状反复发作的病理基础,长期持续的慢性炎症还与气道结构改变即所谓气道重构密切相关。哮喘治疗的根本目的应当是消除气道炎症,而监测、评估气道炎症应作为哮喘管理的重要内容,其目的在于:①评估哮喘的严重程度;②预测哮喘急性发作;③评价药物治疗的效果;④指导哮喘治疗方案的调整。

多种方法可用于评价哮喘气道炎症,大体上可分为有创技术和无创技术。有创检测技术如经支气管镜黏膜活检、支气管肺泡灌洗术(BAL)以及外科手术标本的病理学研究。近年来多种无创技术用于气道炎症的监测与评估,包括:

1.气道反应性测定

气道反应性测定能够间接反映气道炎症,是目前最重要的能够实际运用于临床的检测技术,不仅可以作为排除或确定哮喘(特别是非典型哮喘)诊断的有力依据,也可用于评估哮喘病情轻重,连续观察气道反应性,有助于判断病情发展、治疗效果和预后等。国内外均有研究证明以气道反应性高低指导哮喘治疗方案的调整,更有利于控制气道炎症,有助于取得更好的哮喘控制。此外气道反应性消失的患者通常表示哮喘完全控制,停药之后哮喘复发的风险相对较低。支气管激发试验不能用于肺功能较差($FEV_1\% < 70\%$)的患者,敏感性高而特异性相对较低,因此作为哮喘长期监测、评估的工具尚难以普遍推广。

2.诱导痰检查

哮喘患者在没有自发痰或痰量不足时,可通过吸入高渗盐水刺激气道分泌物的方式取得诱导痰。诱导痰当中多种成分可以用于哮喘病情评估与监测。包括:

(1)嗜酸性粒细胞计数(EOS)及其衍生产物测定:多数研究表明,哮喘患者诱导痰中EOS计数增高,且与哮喘急性症状相关。抗感染治疗可使痰EOS计数降低,哮喘症状复发或加重时,痰EOS又复升高,表明诱导痰EOS作为哮喘气道炎性标志之一,能及时反映哮喘气道炎症水平,也是一个对糖皮质激素治疗非常敏感的即刻反应指标。

(2)一氧化氮(NO)及其代谢产物:一般通过测定呼出气和诱导痰中NO_2^-/NO_3^-,推算出NO含量。哮喘患者诱导痰中NO_3^-/NO_2^-的含量显著增加,并与呼出气中NO浓度平行。

(3)白三烯(LTs):半胱氨酸白三烯(Cys-LTs,包括LTC4、LTD4、LTE4)是哮喘气道炎症中的重要的炎性介质。哮喘患者诱导痰当中Cys-LTs水平增高,且在糖皮质激素治疗后仍维持较高水平,提示白三烯是不依赖于糖皮质激素的炎症反应途径。

3.呼出气一氧化氮(NO)检测

NO是目前研究最为广泛的呼出气标志物,通过专门的设备,可以测定呼出气NO分压(FeNO)。

除了诊断目的外,FeNO测定还可用于:①评估哮喘控制水平:FeNO与哮喘控制的指标如症状评分、应急用药使用次数以及气道阻塞的可逆性等相关,可用于评估哮喘的控制程度。②预测哮喘的病情恶化:FeNO常于其他参数如肺功能和嗜酸性粒细胞发生明显改变之前就出现增高,因此可作为哮喘失控的早期警告指标。③评估哮喘环境控制效果。④评估治疗效果:与嗜酸性粒细胞类似,FeNO也是一项对激素治疗极为敏感的"快速反应"的标志物。⑤评估患者对ICS治疗的依从性。⑥筛查出激素抵抗性哮喘。

4.呼出气冷凝物检测

呼出气冷凝液(EBC)检测的基本原理是冷却呼出气体得到冷凝液,而后通过测定冷凝液中的各种炎症介质水平来反映肺部疾病的炎症状态。呼出气冷凝液中包含的介质众多,现已经发现的超过 200 多种。通过测定 EBC 中多种产物可以评估哮喘患者肺部炎症和氧化应激水平,常用的指标包括 H_2O_2、NO 代谢产物(NO_2^-/NO_3^-)、丙二醛、硝基酪氨酸、RS-Nos、8-前列烷以及 pH 等。EBC 当中尚可测定白三稀(LTs)和腺苷水平,其意义与检测诱导痰和外周血相似,但能直接反映肺部炎性状态是其优点。

EBC 的采集过程对生理功能无任何不良影响,适用范围广,具有广阔的应用前景。尚待解决 EBC 的收集及检测过程的标准化问题,特别需要提高对低浓度介质的分析测试手段。

5.其他

通过外周血检测炎性细胞和介质是一种传统的方法,标本采集方便,检测技术成熟,其缺陷在于外周血指标很难真实、适时地反映气道炎症。外周血细胞因子的生物活性受到多种因素的干扰,其水平与肺内水平相关性不高。某些炎性介质如白三烯、血清阳离子蛋白和可溶性 IL-2 受体的临床价值正在研究当中。此外,尿液中某些成分也可用于哮喘的监测,如尿液 LTE4 水平与血清、EBC 浓度具有较好的相关性。

八、治疗

(一)确定并减少危险因素接触

部分患者能找到引起哮喘发作的变应原或其他非特异刺激因素,应指导患者脱离变应原的接触和避免危险因素的暴露。尽管对已确诊的哮喘患者应用药物干预,对控制症状和改善生活质量非常有效,但仍应尽可能避免或减少接触危险因素,以预防哮喘发病和症状加重。

许多危险因素可引起哮喘急性加重,被称为"触发因素",包括变应原、病毒感染、污染物、烟草烟雾、药物。减少患者对危险因素的接触,可改善哮喘控制并减少治疗药物需求量。早期确定职业性致敏因素,并防止患者进一步接触,是职业性哮喘管理的重要组成部分。

(二)药物治疗

治疗哮喘的药物可分为控制性药物和缓解性药物。①控制性药物:是指需要长期每天使用的药物。这些药物主要通过抗炎作用使哮喘维持临床控制,其中包括吸入糖皮质激素(简称激素)、全身用激素、白三烯调节剂、长效 β_2 受体激动剂(LABA,须与吸入激素联合应用)、缓释茶碱、色苷酸钠、抗 IgE 抗体及其他有助于减少全身激素剂量的药物等。②缓解性药物:是指按需使用的药物。这些药物通过迅速解除支气管痉挛从而缓解哮喘症状,其中包括速效吸入 β_2 受体激动剂、全身用激素、吸入性抗胆碱能药物、短效茶碱及短效口服 β_2 受体激动剂等。

1.激素

激素是最有效的控制气道炎症的药物。给药途径包括吸入、口服和静脉应用等,吸入为首选途径。

(1)吸入给药:吸入激素的局部抗炎作用强;通过吸气过程给药,药物直接作用于呼吸道,所需剂量较小;并且通过消化道和呼吸道进入血液药物的大部分被肝脏灭活,因此全身性不良反应较少。研究结果证明,吸入激素可以有效减轻哮喘症状、提高生命质量、改善肺功能、降低气道高反应性、控制气道炎症,减少哮喘发作的频率和减轻发作的严重程度,降低病死率。当使用不同的吸入装置时,可能产生不同的治疗效果。多数成人哮喘患者吸入适当剂量激素即可较好的控制哮喘。过多增加吸入激素剂量对控制哮喘的获益较小而不良反应增加。由于吸烟可以降低激素的效果,故吸烟患者须戒烟并给予较高剂量的吸入激素。吸入激素的剂量与预防哮喘严重急性发作的作用之间有非常明确的关系,所以,严重哮喘患者长期大剂量吸入激素是有益的。

吸入激素在口咽部局部的不良反应包括声音嘶哑、咽部不适和念珠菌感染。吸药后及时用清水含漱口咽部,选用干粉吸入剂或加用储雾器可减少上述不良反应。吸入激素的全身不良反应的大小与药物剂量、药物的生物利用度、肝脏首过代谢率及全身吸收药物的半衰期等因素有关。已上市的吸入激素中丙酸氟替卡松和布地奈德的全身不良反应较少。目前有证据表明成人哮喘患者每天吸入低至中等剂量激素,不会出现明显的全身不良反应。长期高剂量吸入激素后可能出现的全身不良反应包括皮肤瘀斑、肾上腺功能抑制和骨密度降低等。已有研究证据表明吸入激素可能与白内障和青光眼的发生有关,但前瞻性研究没有证据表明与后囊下白内障的发生有明确关系。目前没有证据表明吸入激素可以增加肺部感染(包括肺结核)的发生率,因此伴有活动性肺结核的哮喘患者可以在抗结核治疗的同时给予吸入激素治疗。

临床上常用的吸入激素有 4 种,包括二丙酸倍氯米松、布地奈德、丙酸氟替卡松、环索奈德等。一般而言,使用干粉吸入装置比普通定量气雾剂方便,吸入下呼吸道的药物量较多。

溶液给药:布地奈德混悬液经以压缩空气为动力的射流装置雾化吸入,对患者吸气配合的要求不高,起效较快,适用于轻中度哮喘急性发作时的治疗。

吸入激素是长期治疗哮喘的首选药物。国际上推荐的每天吸入激素剂量。我国哮喘患者所需吸入激素剂量推荐的剂量要小一些。

(2)口服给药:适用于中度哮喘发作、慢性持续哮喘吸入大剂量吸入激素联合治疗无效的患者和作为静脉应用激素治疗后的序贯治疗。一般使用半衰期较短的激素(如泼尼松、泼尼松龙或甲泼尼龙等)。对于激素依赖型哮喘,可采用每天或隔天清晨顿服给药的方式,以减少外源性激素对下丘脑-垂体-肾上腺轴的抑制作用。泼尼松的维持剂量最好每天≤10mg。

长期口服激素可以引起骨质疏松症、高血压、糖尿病、下丘脑-垂体-肾上腺轴的抑制、肥胖症、白内障、青光眼、皮肤菲薄导致皮纹和瘀斑、肌无力。对于伴有结核病、寄生虫感染、骨质疏松、青光眼、糖尿病、严重忧郁或消化性溃疡的哮喘患者,全身给予激素治疗时应慎重并应密切随访。长期甚至短期全身使用激素的哮喘患者可感染致命的疱疹病毒应引起重视。尽管全身使用激素不是一种经常使用的缓解哮喘症状的方法,但是对于严重的急性哮喘是需要的,因为它可以预防哮喘的恶化、减少因哮喘而急诊或住院的机会、预防早期复发、降低病死率。推荐剂量:泼尼松龙 30～50mg/d,5～10 天。具体使用要根据病情的严重程度,当症状缓解或其肺功能已经达到个人最佳值,可以考虑停药或减量。地塞米松因对下丘脑-垂体-肾上腺轴的抑制作用强,不推荐长期使用。

(3)静脉给药:严重急性哮喘发作时,应经静脉及时给予琥珀酸氢化可的松(400～1000mg/d)或甲泼尼龙(80～160mg/d)。无激素依赖倾向者,可在短期(3～5 天)内停药;有激素依赖倾向者应延长给药时间,控制哮喘症状后改为口服给药,并逐步减少激素用量。

2.β₂ 受体激动剂

通过对气道平滑肌和肥大细胞等细胞膜表面的 β₂ 受体的作用,舒张气道平滑肌、减少肥大细胞和嗜碱性粒细胞脱颗粒和介质的释放、降低微血管的通透性、增加气道上皮纤毛的摆动等,缓解哮喘症状。此类药物较多,可分为短效(作用维持 4～6 小时)和长效(维持 10～12 小时)β₂ 受体激动剂。后者又可分为速效(数分钟起效)和缓慢起效(30 分钟起效)2 种。

(1)短效 β₂ 受体激动剂(简称 SABA):常用的药物如沙丁胺醇和特布他林等。

吸入给药:可供吸入的短效 β₂ 受体激动剂包括气雾剂、干粉剂和溶液等。这类药物松弛气道平滑肌作用强,通常在数分钟内起效,疗效可维持数小时,是缓解轻至中度急性哮喘症状的首选药物,也可用于运动性哮喘。如每次吸入 $100～200\mu g$ 沙丁胺醇或 $250～500\mu g$ 特布他林,必要时每 20 分钟重复 1 次。1 小时后疗效不满意者应向医生咨询或去急诊。这类药物应按需间歇使用,不宜长期、单一使用,也不宜过量应用,否则可引起骨骼肌震颤、低血钾、心律失常等不良反应。压力型定量手控气雾剂(pMDI)和干粉吸入装置(DPI)吸入短效 β₂ 受体激动剂不适用于重度哮喘发作;其溶液(如沙丁胺醇、特布他林、非诺特罗及其复方制剂)经雾化泵吸入适用于轻至重度哮喘发作。

口服给药:如沙丁胺醇、特布他林、丙卡特罗片等,通常在服药后 15～30 分钟起效,疗效维持 4～6 小时。如沙丁胺醇 2～4mg,特布他林 1.25～2.5mg,每天 3 次;丙卡特罗 $25～50\mu g$,每日 2 次。使用虽较方便,但心悸、骨骼肌震颤等不良反应比吸入给药时明显。缓释剂型和控释剂型的平喘作用维持时间可达8～12 小时,特布他林的前体药班布特罗的作用可维持 24 小时,可减少用药次数,适用于夜间哮喘患者的预防和治疗。长期、单一应用 β₂ 受体激动剂可造成细胞膜 β₂ 受体的向下调节,表现为临床耐药现象,故应予避免。

注射给药:虽然平喘作用较为迅速,但因全身不良反应的发生率较高,国内较少使用。

贴剂给药:为透皮吸收剂型。现有产品有妥洛特罗,分为 0.5mg、1mg、2mg 三种剂量。由于采用结晶储存系统来控制药物的释放,药物经过皮肤吸收,因此可以减轻全身不良反应,每天只需贴敷 1 次,效果可维持 24 小时。对预防晨间发作有效,使用方法简单。

(2)长效 β₂ 受体激动剂(简称 LABA):这类 β₂ 受体激动剂的分子结构中具有较长的侧链,舒张支气管平滑肌的作用可维持 12 小时以上。目前在我国临床使用的吸入型 LABA 有 2 种。沙美特罗:经气雾剂或碟剂装置给药,给药后 30 分钟起效,平喘作用维持 12 小时以上。推荐剂量 $50\mu g$,每天 2 次吸入。福莫特罗:经都保吸入装置给药,给药后 3～5 分钟起效,平喘作用维持 8～12 小时以上。平喘作用具有一定的剂量依赖性,推荐剂量 $4.5～9\mu g$,每天 2 次吸入。吸入 LABA 适用于哮喘(尤其是夜间哮喘和运动诱发哮喘)的预防和治疗。福莫特罗因起效相对较快,也可按需用于哮喘急性发作时的早期干预治疗。

近年来推荐联合吸入激素和 LABA 治疗哮喘。这两者具有协同的抗炎和平喘作用,可获得相当于(或优于)应用加倍剂量吸入激素时的疗效,并可增加患者的依从性、减少较大剂量吸入激素引起的不良反应,尤其适合于中至重度持续哮喘患者的长期治疗。不推荐长期单独使用 LABA,应该在医生指导下与吸入激素联合使用。

3.白三烯调节剂

包括半胱氨酰白三烯受体拮抗剂和 5-脂氧化酶抑制剂。除吸入激素外,是唯一可单独应用的控制性药物,可作为轻度哮喘的替代治疗药物和中重度哮喘的联合治疗用药。目前在国内应用主要是半胱氨酰白三烯受体拮抗剂,通过对气道平滑肌和其他细胞表面白三烯受体的拮抗抑制肥大细胞和嗜酸性粒细胞释放出的半胱氨酰白三烯的致喘和致炎作用,产生轻度支气管舒张和减轻变应原、运动和二氧化硫(SO_2)诱发的支气管痉挛等作用,并具有一定程度的抗炎作用。本品可减轻哮喘症状、改善肺功能、减少哮喘的恶化。但其作用不如吸入激素,也不能取代激素。作为联合治疗中的一种药物,本品可减少中至重度哮喘患者每天吸入激素的剂量,并可提高吸入激素治疗的临床疗效,联用本品与吸入激素的疗效比联用吸入 LABA 与吸入激素的疗效稍差。但本品服用方便。尤适用于阿司匹林哮喘、运动性哮喘和伴有过敏性鼻炎哮喘患者的治疗。本品使用较为安全。虽然有文献报道接受这类药物治疗的患者可出现 Churg-Strauss 综合征,但其与白三烯调节剂的因果关系尚未肯定,可能与减少全身应用激素的剂量有关。5-脂氧化酶抑制剂齐留通可能引起肝脏损害,需监测肝功能。通常口服给药。白三烯受体拮抗剂:扎鲁司特 20mg,每日 2 次;孟鲁司特 10mg,每日 1 次;异丁司特 10mg,每日 2 次。

4.茶碱

具有舒张支气管平滑肌作用,并具有强心、利尿、扩张冠状动脉、兴奋呼吸中枢和呼吸肌等作用。有研究资料显示,低浓度茶碱具有抗炎和免疫调节作用。

(1)口服给药:包括氨茶碱和控(缓)释型茶碱。用于轻至中度哮喘发作和维持治疗。一般剂量为每天 6～10mg/kg。口服控(缓)释型茶碱后昼夜血药浓度平稳,平喘作用可维持 12～24 小时,尤适用于夜间哮喘症状的控制。联合应用茶碱、激素和抗胆碱药物具有协同作用。但本品与 β_2 受体激动剂联合应用时,易出现心率增快和心律失常,应慎用并适当减少剂量。

(2)静脉给药:氨茶碱加入葡萄糖溶液中,缓慢静脉注射[注射速度不宜超过 0.25mg/(kg·min)]或静脉滴注,适用于哮喘急性发作且近 24 小时内未用过茶碱类药物的患者。负荷剂量为 4～6mg/kg,维持剂量为 0.6～0.8mg/(kg·h)。由于茶碱的"治疗窗"窄,以及茶碱代谢存在较大的个体差异,可引起心律失常、血压下降甚至死亡,在有条件的情况下应监测其血药浓度,及时调整浓度和滴速。茶碱有效、安全的血药浓度范围应在 6～15mg/L。影响茶碱代谢的因素较多,如发热性疾病、妊娠、抗结核治疗可以降低茶碱的血药浓度;而肝脏疾患、充血性心力衰竭以及合用西咪替丁或喹诺酮类、大环内酯类等药物均可影响茶碱代谢而使其排泄减慢,增加茶碱的毒性作用,应引起临床医师的重视,并酌情调整剂量。多索茶碱的作用与氨茶碱相同,但不良反应较轻。双羟丙茶碱的作用较弱,口服生物利用度低,不良反应也较少。

5.抗胆碱药物

吸入抗胆碱药物如异丙托溴铵、溴化氧托品(或氧托溴铵)和噻托溴铵(或溴化泰乌托品)等,可阻断节后迷走神经传出支,通过降低迷走神经张力而舒张支气管。其舒张支气管的作用比 β_2 受体激动剂弱,起效也较慢,但长期应用不易产生耐药,对老年人的疗效不低于年轻人。

本品有气雾剂和雾化溶液两种剂型。经 pMDI 吸入异丙托溴铵气雾剂,常用剂量为 20～40μg,每天 3～4 次;经雾化泵吸入异丙托溴铵溶液的常用剂量为 0.5mg,每天 3～4 次。溴化泰乌托品系长效抗胆碱药物,对 M_1 和 M_3 受体具有选择性抑制作用,仅需每日 1 次吸入给药。

本品与 β_2 受体激动剂联合应用具有协同、互补作用。本品对有吸烟史的老年哮喘患者较为适宜,但对妊娠早期妇女和患有青光眼或前列腺肥大的患者应慎用。异丙托溴铵可用在一些因不能耐受 β_2 受体激动剂的哮喘患者上,目前也已有证据表明溴化泰乌托品对哮喘长期治疗有一定效果。

6.抗 IgE 治疗

抗 IgE 单克隆抗体是一种人源化的重组鼠抗人的抗 IgE 单克隆抗体,具有阻断游离 IgE 与 IgE 效应细胞(肥大细胞、嗜碱性粒细胞)表面受体结合的作用,但不会诱导效应细胞的脱颗粒反应。可应用于血清 IgE 水平增高的哮喘患者。目前它主要用于经过吸入糖皮质激素和 LABA 联合治疗后症状仍未控制的严重哮喘患者。使用方法为每 2 周皮下注射 1 次,至少 3~6 个月。多项临床研究结果表明,血清 IgE 明显增加的重度哮喘患者经 omelizumab 治疗后,可以显著地改善哮喘症状,减少激素用量,减少哮喘急性加重和住院率。因此,从 2006 年起 GINA 推荐将本品作为治疗难治性哮喘的治疗方法之一。

但因该药临床使用的时间尚短,其远期疗效与安全性有待进一步观察。价格昂贵也使其临床应用受到限制。

7.变应原特异性免疫疗法(SIT)

通过皮下给予常见吸入变应原提取液(如尘螨、猫毛、豚草等),可减轻哮喘症状和降低气道高反应性,适用于变应原明确但难以避免的哮喘患者。其远期疗效和安全性尚待进一步研究与评价。变应原制备的标准化也有待加强。哮喘患者应用此疗法应严格在医师指导下进行。目前已试用舌下给药的变应原免疫疗法。SIT 应该是在严格的环境隔离和药物干预无效(包括吸入激素)情况下考虑的治疗方法。现在还没有证据支持使用复合变应原进行免疫治疗的价值。

8.其他治疗哮喘药物

(1)抗组胺药物:口服第二代抗组胺药物(H_1 受体拮抗剂)如酮替芬、氯雷他定、阿司咪唑、氮卓司汀、特非那定等具有抗变态反应作用,但在哮喘治疗中的作用较弱。可用于伴有变应性鼻炎哮喘患者的治疗。这类药物的不良反应主要是嗜睡。阿司咪唑和特非那定可引起严重的心血管不良反应,应谨慎使用。

(2)其他口服抗变态反应药物:如曲尼司特、瑞吡司特等可应用于轻至中度哮喘的治疗。其主要不良反应是嗜睡。

(3)可能减少口服糖皮质激素剂量的药物:通过安慰剂对照的随机双盲试验结果证实,甲氨蝶呤和环孢素可以显著减少口服激素依赖性哮喘患者口服激素的剂量。连续治疗 4~5 个月后,可使口服激素剂量平均减少 50%。这些药物具有一定的不良反应,只能在专科医生指导下使用。属于这一类的其他药物包括静脉注射免疫球蛋白(特别是对儿童哮喘患者)、氨苯砜、秋水仙碱及羟氯喹等,由于尚无高级别循证医学研究证据,上述药物的疗效和安全性尚不明确,不宜常规使用。此外,小剂量大环内酯类抗生素(克拉霉素等)口服也有助于难治性哮喘的治疗,可减轻中性粒细胞为主的气道炎症,降低气道高反应性。

9.新的治疗药物和方法

(1)新型的 ICS 与 ICS/LABA 复合制剂:①环索奈德:该药为前体药,吸入肺内后在酯酶的作用下生成有活性的去异丁酰基环索奈德,其活性是前体药的 100 倍。环索奈德气雾剂的颗粒小,可以到达远端细支气管,甚至肺泡,在肺内的沉降率超过 50%,可以每日 1 次使用。该药吸入到肺部后很快被代谢清除,全身性不良反应少。2006 年 GINA 推荐使用的环索奈德剂量低于布地奈德和丙酸氟替卡松。②ICS/LABA 复合制剂:这类复合制剂有环索奈德/福莫特罗、氟替卡松/福莫特罗、糠酸莫米松/福莫特罗和糠酸莫米松/茚达特罗等,每日 1 次的 ICS/LABA 复合制剂也在研发过程中。

(2)生物制剂:①抗 IL-5 治疗:IL-5 是促进嗜酸性粒细胞增多、在肺内聚集和活化的重要细胞因子。抗 IL-5 单抗治疗哮喘,可以减少患者体内嗜酸性粒细胞浸润,减少哮喘急性加重和改善患者生命质量,对于高嗜酸性粒细胞血症的哮喘患者效果好。该药目前已处于临床研究阶段。②抗 TNF-α 治疗:哮喘患者体内 TNF-α 水平升高,TNF-α 与哮喘发病机制有关,抗 TNF-α 单抗能特异性与 TNF-α 结合,从而阻断 TNF-α 的作用。研究结果显示,抗 TNF-α 单抗治疗哮喘的疗效与风险各家报道不一,尤其是该药的不良反应较大,如严重感染和肿瘤的发生,甚至有死亡的个案报道。该药还需要扩大样本量作进一步的临床研究,以确定其疗效与安全性。③其他生物制剂:目前有多个生物制剂处于 Ⅱ 期或 Ⅲ 期的临床研究阶段,如针对细胞因子的抗 IL-4 单抗、抗 IL-9 单抗以及炎症介质抑制剂等。

(3)支气管热成形术:平滑肌增生肥大是哮喘气道重塑的重要组成部分之一。支气管热成形术是经支气管镜射频消融气道平滑肌治疗哮喘的技术。通过支气管热形成术可以减少哮喘患者的支气管平滑肌数量,降低支气管收缩能力和降低气道高反应性。国外报道支气管热形成术的近期疗效较好,但远期疗效还需要更大样本量的临床研究,国内还没有相关研究。

(三)急性发作期的治疗

哮喘急性发作的治疗取决于发作的严重程度以及对治疗的反应。治疗的目的在于尽快缓解症状、解除气流受限和低氧血症,同时还需要制定长期治疗方案以预防再次急性发作。

对于具有哮喘相关死亡高危因素的患者,需要给予高度重视,这些患者应当尽早到医疗机构就诊。高危患者包括:①曾经有过气管插管和机械通气的濒于致死性哮喘的病史;②在过去 1 年中因为哮喘而住院或看急诊;③正在使用或最近刚刚停用口服激素;④目前未使用吸入激素;⑤过分依赖速效 β₂ 受体激动剂,特别是每月使用沙丁胺醇(或等效药物)超过 1 支的患者;⑥有心理疾病或社会心理问题,包括使用镇静剂;⑦有对哮喘治疗计划不依从的历史。

轻度和部分中度急性发作可以在家庭中或社区中治疗。家庭或社区中的治疗措施主要为重复吸入速效 β₂ 受体激动剂,在第 1 小时每 20 分钟吸入 1~2 喷。随后根据治疗反应,轻度急性发作可调整为每 3~4 小时 1~2 喷。如果对吸入性 β₂ 受体激动剂反应良好(呼吸困难显著缓解,PEF>预计值或个人最佳值 80%,且疗效维持 3~4 小时,通常不需要使用其他的药物。如果治疗反应不完全,尤其是在控制性治疗的基础上发生的急性发作,应尽早口服激素(泼尼松龙 0.5mg/kg 或等效剂量的其他激素),必要时到医院就诊。

部分中度和所有重度急性发作均应到急诊室或医院治疗。除氧疗外,应重复使用速效 β₂ 受体激动剂,可通过压力定量气雾剂的储雾器给药,也可通过射流雾化装置给药。推荐在初始治疗第 1 小时每 20 分钟雾化给药 1 次,随后根据需要间断给药(每 4 小时 1 次)。目前尚无证据支持常规静脉使用 β₂ 受体激动剂。联合使用 β₂ 受体激动剂和抗胆碱能制剂(如异丙托溴铵)能够取得更好的支气管舒张作用。茶碱的支气管舒张作用弱于 SABA,不良反应较大应谨慎使用。对规则服用茶碱缓释制剂的患者,静脉使用茶碱应尽可能监测茶碱血药浓度。中重度哮喘急性发作应尽早使用全身激素,特别是对速效 β_2 受体激动剂初始治疗反应不完全或疗效不能维持,以及在口服激素基础上仍然出现急性发作的患者。口服激素与静脉给药疗效相当,不良反应小。推荐用法:泼尼松龙 $30\sim50mg$ 或等效的其他激素,每日单次给药。严重的急性发作或口服激素不能耐受时,可采用静脉注射或滴注,如甲泼尼龙 $80\sim160mg$,或氢化可的松 $400\sim1000mg$ 分次给药。地塞米松因半衰期较长,对肾上腺皮质功能抑制作用较强,一般不推荐使用。静脉给药和口服给药的序贯疗法有可能减少激素用量和不良反应,如静脉使用激素 $2\sim3$ 天,继之以口服激素 $3\sim5$ 天。不推荐常规使用镁制剂,可用于重度急性发作(FEV_1 $25\%\sim30\%$)或对初始治疗反应不良者。

重度和危重度哮喘急性发作经过上述药物治疗,临床症状和肺功能无改善甚至继续恶化,应及时给予机械通气治疗,其指征主要包括:意识改变、呼吸肌疲劳、$PaCO_2\geqslant45mmHg$($1mmHg=0.133kPa$)等。哮喘急性发作机械通气需要较高的吸气压,可使用适当水平的呼气末正压(PEEP)治疗。如果需要过高的气道峰压和平台压才能维持正常通气容积,可试用允许性高碳酸血症通气策略以减少呼吸机相关肺损伤。

初始治疗症状显著改善,PEF 或 FEV_1 恢复到占预计值 60% 或个人最佳值的 60% 以上者可回家继续治疗。治疗前 PEF 或 $FEV_1<25\%$ 或治疗后 $<40\%$ 者应入院治疗。在出院时或近期的随访时,应当为患者制订一个详细的行动计划,审核患者是否正确使用药物、吸入装置和峰流速仪,找到急性发作的诱因并制订避免接触的措施,调整控制性治疗方案。严重的哮喘急性发作意味着哮喘管理的失败,这些患者应当给予密切监护、长期随访,并进行长期哮喘教育。

大多数哮喘急性发作并非由细菌感染引起,应严格控制抗菌药物的使用的指征,除非有细菌感染的证据,或属于重度或危重哮喘急性发作。

(四)慢性持续期的治疗

哮喘的治疗应以患者的病情严重程度为基础,根据其控制水平选择适当的治疗方案。哮喘药物的选择既要考虑药物的疗效及其安全性,也要考虑患者的实际状况,如经济收入和当地的医疗资源等。要为每个初诊患者制定哮喘治疗计划,定期随访、监测,改善患者的依从性,并根据患者病情变化及时修订治疗方案。

对以往未经规范治疗的初诊轻症哮喘患者可选择第 2 级治疗方案;如哮喘患者症状明显,应直接选择第 3 级治疗方案。从第 2 级到第 5 级的治疗方案中都有不同的哮喘控制药物可供选择。而在每一级中都应按需使用缓解药物,以迅速缓解哮喘症状。

如果使用该级治疗方案不能够使哮喘得到控制,治疗方案应该升级直至达到哮喘控制为止。当达到哮喘控制并维持至少 3 个月后,治疗方案可考虑降级。GINA 和我国哮喘防治指南的建议减量方案如下:①单独使用中至高剂量吸入激素的患者,将吸入激素剂量减少 50%;②单独使用低剂量激素的患者,可改为每日 1 次用药;③联合吸入激素和 LABA 的患者,将吸入激素剂量减少约 50%,仍继续使用 LABA 联合治疗。当达到低剂量联合治疗时,可选择改为每日 1 次联合用药或停用 LABA,单用吸入激素治疗。若患者使用最低剂量控制药物达到哮喘控制 1 年,并且哮喘症状不再发作,可考虑停用药物治疗。上述减量方案尚待进一步验证。

通常情况下,患者在初诊后 2～4 周回访,以后每 1～3 个月随访 1 次。出现哮喘发作时应及时就诊,哮喘发作后 2 周～1 个月内进行回访。

贫困地区或低经济收入的哮喘患者,视其病情严重度不同,长期控制哮喘的药物也可推荐使用:①吸入低剂量激素;②口服缓释茶碱;③吸入激素联合口服缓释茶碱;④口服激素和缓释茶碱。这些治疗方案的疗效与安全性需要进一步临床研究,尤其要监测长期口服激素可能引起的全身不良反应。

第五节　肺脓肿

肺脓肿是肺组织坏死形成的脓腔。临床特征为高热、咳嗽和咳大量脓臭痰。胸部 X 线显示一个或多个的含气液平的空洞,如多个直径小于 2cm 的空洞则称为坏死性肺炎。多发生于壮年,男性多于女性。自抗生素广泛使用以来,本病的发生率已明显降低。

一、病因与发病机制

急性肺脓肿的感染细菌常为上呼吸道、口腔的定植菌。包括需氧、厌氧和兼性厌氧菌。90％的患者合并有厌氧菌感染,毒力较强的厌氧菌在部分患者可单独致病。常见的其他病原体包括金黄色葡萄球菌(金葡菌)、化脓性链球菌、肺炎克雷伯杆菌和铜绿假单胞菌。大肠埃希菌和流感嗜血杆菌也可引起坏死性肺炎。根据感染途径,肺脓肿可分为以下类型:

(一)吸入性肺脓肿

病原体经口、鼻、咽腔吸入致病,为肺脓肿发病的最主要原因。正常情况下,吸入物(如口腔、鼻、咽部手术后的血块;齿垢或呕吐物等)经气道黏液-纤毛运载系统、咳嗽反射和肺巨噬细胞可迅速清除。但当有意识障碍如在全身麻醉、酒醉、药物过量、癫痫、脑中风时,或由于受寒、过度疲劳、全身免疫力与气道防御清除功能降低,吸入的病原菌可致病。此外,还可由于扁桃体炎、鼻窦炎、齿槽脓溢或龋齿等脓性分泌物被吸入致病。本型常为单发性,其发生与支气管解剖及体位有关。由于右总支气管较陡直,且管径较粗,吸入性分泌物易吸入右肺,故右肺发病多于左肺。在仰卧时,好发于上叶后段或下叶背段,在坐位时,好发于下叶后基底段。右侧位时,好发于右上叶前段和后段形成的腋亚段。病原体多为厌氧菌。

(二)血源性肺脓肿

皮肤创伤感染、疖痈、骨髓炎、中耳炎、产后盆腔感染等所致的菌血症,菌栓经血行播散到肺,引起小血管栓塞、炎症和坏死而形成肺脓肿。静脉吸毒者如有右心细菌性心内膜炎,三尖瓣赘生物脱落阻塞肺小血管形成肺脓肿,常为双肺外野的多发性脓肿。病原菌以金葡菌、表皮葡萄球菌及链球菌为常见。

(三)继发性肺脓肿

在肺部其他疾病基础上,如某些细菌性肺炎(金葡菌、铜绿假单胞菌和肺炎克雷伯杆菌等)、支气管扩张、支气管囊肿、空洞性肺结核等产生继发感染而发病。支气管肺癌或误吸异物阻塞支气管,诱发引流支气管远端肺组织感染而形成肺脓肿。支气管异物阻塞是小儿肺脓肿的重要因素。亦有肺癌本身迅速增长,以致血供不足,发生中央性坏死伴发感染形成脓肿。肺部邻近器官感染病变如膈下脓肿、阿米巴肝脓肿扩散蔓延穿破膈肌进入肺部,引起肺脓肿。此外,肾周围脓肿、脊柱旁脓肿、食管穿孔等,穿破至肺亦可形成脓肿。

如急性肺脓肿治疗不彻底,或支气管引流不畅,导致大量坏死组织残留脓腔,炎症迁延3个月以上则称为慢性肺脓肿。

二、临床表现

吸入性肺脓肿患者多有齿、口、咽喉的感染灶,或上述降低呼吸道局部、全身抵抗力的诱因。起病急骤,患者畏寒、发热,体温多呈弛张热或(和)稽留热,达39~40℃,全身关节及肌肉酸痛,乏力,胃纳差。伴咳嗽,随感染加重,痰量则逐渐增加。从干咳转为咳黏液痰或黏液脓痰。如感染不能及时控制,于发病后10~14天,咳嗽加剧,脓肿溃破入支气管,突然有大量脓痰及脓肿坏死组织咳出,痰量每日可达300~500mL。约1/3患者伴有不同程度的咯血,偶有中、大量咯血而突然窒息致死。伴随大量脓痰的咳出,全身中毒症状明显减轻,热度迅速下降。腐臭脓痰提示厌氧菌感染,但无臭痰液亦不能排除厌氧菌,因为如微嗜氧和厌氧链球菌感染并不产生腐臭痰。典型肺脓肿痰静置后可分三层,上层为黏液及泡沫,中层为浆液,下层为脓块及坏死组织。如炎症波及局部胸膜可引起胸痛;病变范围较大,可出现气急。肺脓肿破溃到胸膜腔,可出现突发性胸痛、气急,出现脓气胸。部分患者缓慢发病,仅有一般的呼吸道感染症状。血源性肺脓肿多先有原发病灶引起的畏寒、高热等全身脓毒血症的症状,经数日至两周才出现肺部症状,如咳嗽、咳痰等,通常痰量不多,极少咯血。慢性肺脓肿患者有慢性咳嗽、咳脓痰、反复咯血、继发感染和不规则发热等,常呈贫血、消瘦、慢性消耗病态。肺脓肿的体征与肺脓肿的大小和部位有关,病变较小或位于肺脏的深部,可无异常体征;病变较长,脓肿周围有大量炎症,叩诊呈浊音或实音,听诊呼吸音减低,有时可闻湿啰音;血源性肺脓肿体征常阴性;慢性者有杵状指(趾)。

三、实验室检查及其他

(一)血象

白细胞计数可达20×10^9/L以上,中性粒细胞分数>0.8~0.9,核明显左移,常有中毒颗粒。慢性者血细胞无明显改变,但可有轻度贫血。

(二)病原学检查

痰液涂片革兰染色检查,痰、胸腔积液和血培养,包括厌氧菌培养和药敏试验,有助于确定病原菌和选择有效的抗生素。尤其是胸腔积液和血培养阳性时对致病菌的诊断价值更大。

(三)X线检查

肺脓肿的X线表现根据类型、病期、支气管的引流是否通畅以及有无胸膜并发症而有所不同。吸入性肺脓肿在早期化脓性炎症阶段,其典型的X线征象为大片浓密模糊炎性浸润阴影,边缘不清,分布在一个或数个肺段,与细菌性肺炎相似。脓肿形成后,大片浓密炎性阴影中出现圆形透亮区及液平面。在消散期，脓腔周围炎症逐渐吸收，脓腔缩小而至消失，最后残留少许纤维条索阴影。慢性肺脓肿脓腔壁增厚，内壁不规则，周围炎症略消散，但不完全，伴纤维组织显著增生，并有程度不等的肺叶收缩，胸膜增厚。纵隔向患侧移位，其他健肺发生代偿性肺气肿。血源性肺脓肿在一肺或双肺边缘部有多发的散在小片状炎症阴影或边缘较整齐的球形病灶，其中可见脓腔及液平面。炎症吸收后可呈现局灶性纤维化或小气囊。并发脓胸者，患侧胸部呈大片浓密阴影；若伴发气胸则可见液平面。侧位 X 线检查，可明确脓肿在肺脏中的部位及其范围大小。

（四）CT 检查

CT 能更准确定位及区别肺脓肿和有气液平的局限性脓胸、发现体积较小的脓肿和葡萄球菌肺炎引起的肺气囊，并有助于作体位引流或外科治疗。

（五）纤维支气管镜检查

应列为常规，可达诊断和治疗双重目的。若为支气管肿瘤，可摘取作活检，考虑外科根治手术；还可取痰液标本行病原学检查。如见到异物可摘（取）出，使引流恢复通畅。亦可借助纤支镜吸引脓液和病变部注入抗生素，促进支气管引流和脓腔的愈合，以提高疗效与缩短病程。

四、治疗

抗生素治疗是肺脓肿内科治疗的核心环节，应根据临床病情和痰培养或灌洗液培养结果选择合适的抗生素。静脉使用抗生素（1～2 周）直至患者中毒症状消失，之后改为同等疗效的口服抗生素连用 4～8 周。历史上也选择青霉素作为治疗药物，2 千万单位/天的青霉素对大多数脓肿有效。由于耐药菌的出现，后采用克林霉素治疗（600mg，每 6 小时 1 次）。对院内感染，可能由于需氧菌和微需氧菌的存在，单用甲硝唑疗效较差，三代头孢和甲硝唑联用更为合适。

支持治疗包括营养支持和针对诱因的治疗。推荐物理治疗和纤维支气管镜吸痰，由于大多数肺脓肿与支气管相交通，本身也存在自然引流，治疗性使用纤维支气管镜灌洗可能使感染性分泌物扩散到对侧健肺，因此，纤维支气管镜灌洗最好作为诊断方法使用。

大部分肺脓肿（80%～90%）在药物治疗 2 周内有效，影像学改变在 2～5 个月内均可持续改善，药物治疗 2 周仍无效的肺脓肿需行侵入性检查明确抗生素抗菌谱是否包括致病菌；还需考虑肿瘤或其他原因导致支气管梗阻的可能，可采用纤维支气管镜或磁导航进行鉴别诊断。

外引流的指征包括：抗生素使用恰当的情况下脓肿体积依然增大、双侧肺受累、脓肿直径大于 4～6cm、液面上升、持续依赖辅助通气、多个脓肿伴坏死性感染、咯血、破入胸膜腔导致脓气胸、不能排除空洞性肺癌等情况。外引流可通过胸腔闭式引流、CT 或超声引导下穿刺引流来完成，经皮穿刺引流的准确时机需要内科医生或外科医生的判断。基于外引流的经验和结果，早期引流应用越来越频繁，经皮穿刺治疗有效率达到 73%～100%。主要的不足是有发生脓胸、出血、气胸、支气管胸膜瘘的危险。超声引导下放置引流管并发症较低，为 0～21%，死亡率为 0～9%，大多数死亡出现于病情严重的患者群体。

行肺脓肿经皮穿刺引流技术时应使用 CT 或超声定位脓肿，并选取合适的置管部位，便于充分引流同时将导管造成的肺部损伤降至最低。穿刺时尽量使脓肿处于人体的较低位置,最大限度减少对侧肺受累的概率。使用 Seldinger 或 Trocar 技术穿刺,使用 12 号 French 导管引流,引流出尽可能多的脓液,再用生理盐水冲洗脓腔,引流管连接负压水封瓶,负压调节为 $15cmH_2O$ 左右。

手术治疗适用于约 10% 的患者。咯血或脓肿破入胸膜腔引起脓气胸为急诊手术的指征。11%～15% 的肺脓肿患者存在咯血,其中 20%～50% 为大量咯血,此时如仍仅用药物治疗则死亡率高达 70%。而肺脓肿直径大于 6cm 时,引流和抗生素的效果均较差,手术切除成为较好的选择。支气管动脉栓塞可以使患者病情稳定,对侧肺功能得到恢复,从而将急诊手术变为择期手术。如脓肿侵蚀周围血管,出血发生率很高,患者一般情况稳定后,即推荐手术治疗。如患者心肺储备功能较好可以耐受肺叶切除术,对于出血和脓气胸患者肺叶切除为首选手术方式。如果无法耐受肺叶切除术,可采用胸腔闭式引流术或 CT 引导下的穿刺引流术。

手术方式:肺叶切除对中心型肺脓肿和较大肺脓肿较为适用,如可以完整切除肺脓肿及其周围发生坏死的肺组织,局部切除和肺段切除也是有效的手术方式。周围型肺脓肿没有发生严重的胸膜粘连和(或)形成纤维板时,胸腔镜微创切除也是可选的手术方式之一。

术中需重点保护对侧健肺。双腔管插管、封堵管插管或对侧主支气管插单腔管都是可行的气管插管方式,目的在于隔离健侧支气管,避免健侧肺受到污染,尤其在出现大咯血时,为避免窒息应尽快夹闭受累支气管和尽量减少对受累肺叶的操作,利于将溢出物降至最少。但由于感染后的血管和淋巴结炎性改变,可能使分离血管、支气管非常困难,增加手术难度。

手术预后受患者一般状况、免疫等多种因素影响,老年、免疫功能不全的患者预后较差。但手术治疗需要全麻、双腔管或单腔管插管,部分患者因心肺功能差等无法耐受手术治疗。

在抗生素使用之前,肺脓肿的死亡率为 30%～50%,现在死亡率为 5%～20%。75%～88% 的患者单独使用药物治愈肺脓肿,手术治疗成功率为 90%,死亡率为 1%～3%。随着免疫功能不全患者数量的增加,肺脓肿患者的数量也随之增加,此类患者死亡率报道为 28%。经皮穿刺引流的成功率从 73% 提高到 100%。

第六节　肺水肿

肺水肿是各种原因导致的肺血管外液饰增多甚至渗入肺泡内,而引起的生理功能紊乱。

一、病因和发病机制

(一)高压性肺水肿

又称为心源性肺水肿、高静水压性肺水肿或继发性肺水肿,是微血管屏障正常时发生的肺水肿,因此,也称之为屏障功能正常的肺水肿。

1.心源性肺水肿

充血性心力衰竭是高压性肺水肿最常贝的病因。①常见的原因有左心功能不全(如急性心肌梗死、心律失常、心肌病、缩窄性心包炎、主动脉瓣狭窄或关闭不全、二尖瓣关闭不全、腱索或室间隔破裂及体循环高血压)。②左心室流出道梗阻(如二尖瓣狭窄、左心室黏液瘤)。③左心房压力及肺微血管压力因容量负荷加重而升高,导致肺血管床过度灌注,引起液体滤过量超过淋巴系统清除能力。

2.高原肺水肿

是指高海拔地区发生的肺水肿,易发生在 3000m 以上的高原,过量运动或劳动为诱发因素,多见于 25 岁以下的年轻人。发病机制尚不清楚,可能与缺氧性肺血管收缩有关。

3.气道阻塞所致的肺水肿

发生在上呼吸道阻塞,如喉痉挛、气管插管阻塞、吸入异物及自缢或绞刑等。气道阻塞时需要用力吸气,产生很大的胸腔负压,可致微血管旁静水压降低,促使液体滤入肺泡。

4.复张性肺水肿

胸腔穿刺排气或抽液速度过快、量过多时,可骤然加大胸腔负压,降低微血管周围静水压,增加滤过压力差而引起。

(二)高通透性肺水肿

由肺血管内皮屏障对液体和蛋白质的通透性增加所致。又称为非心源性或原发性肺水肿,由此导致的临床综合征称之为急性肺损伤或急性呼吸窘迫综合征(ALI 或 ARDS)。

原因:①感染、脓毒血症和炎症反应(特别是革兰阴性杆菌败血症和出血性胰腺炎)可损害毛细血管内皮和肺泡上皮,增加通透性引起肺水肿。②吸入有害气体、化学物质以及高浓度氧气,吸入淡水(溺水),高温(大火、爆炸引起的肺实质灼伤)和机械性损伤(肺挫裂伤)等理化因素可直接引起肺损伤,导致肺血管通透性增加,引起肺水肿。③血浆胶体渗透压降低(如肝、肾疾病)可引起低蛋白血症,常伴有微血管周围的胶体渗透压下降,很少产生肺水肿。只有同时伴有微血管内静水压力升高时,才诱发肺水肿。

肺淋巴回流障碍可诱发肺间质甚至肺泡水肿。

二、临床表现

(一)高压性肺水肿

通常由心力衰竭引起,多伴有心脏病史。

1.肺水肿间质期

症状常有咳嗽、胸闷、轻度呼吸急促、劳力性呼吸困难及夜间阵发性呼吸困难。肺底可闻及细小湿啰音或哮鸣音,无发绀或轻度发绀,相关心脏病体征,PaO_2 和 $PaCO_2$ 均轻度降低,本期易漏诊。

2.肺泡水肿期

表现为面色苍白,发绀,严重呼吸困难,咳大量白色或血性泡沫痰,两肺满布湿啰音。血气分析提示低氧血症加重,甚至出现 CO_2 潴留和混合性酸中毒。晚期出现低血压、休克、心率快及少尿等情况。

(二)高通透性肺水肿

有或无心脏病史。ALI 或 ARDS 临床表现可以差别很大,取决于潜在疾病和受累器官的数目与类型,而不取决于正在发生的肺损伤。

1.急性肺损伤

病因可从患者的暴露史(有毒气体或化学物质、药物、溺水、创伤及高海拔)及临床疾病(脓毒血症、肺炎、误吸及胰腺炎)中获得提示。

2.呼吸窘迫

ALI/ARDS主要表现为气急和呼吸次数增加,多在25~50/min,甚至伴有吸气时鼻翼翕动或"三凹征"等呼吸困难体征。

三、诊断

(一)诊断要点

①有引起肺水肿的基础疾病或病史。②起病急、进展快。③常有咳嗽、胸闷,呼吸困难甚至发绀,严重者咳大量白色或血性泡沫痰,两肺满布湿啰音;晚期出现低血压、休克。④X线片提示肺淤血。

(二)胸部影像学检查

X线平片是诊断肺水肿最实用的方法,无创,廉价方便,但对于早期肺水肿不敏感,且不能鉴别高压性和高通透性肺水肿。

1.肺水肿前期

双上肺纹理增粗增多,肺门影模糊增大。

2.肺间质水肿期

①肺纹理和肺门阴影边缘模糊。②肺血流重新分布现象,即由正常时上肺血管比下肺血管细变为上肺野血管增粗。③支气管"袖口征",支气管轴位投影可见管壁环形厚度增宽,边缘模糊,称为"袖口征"。④间隔线阴影,其病理基础是小叶间隔水肿。可分为KerleyA、B、C线,以B线最常见,长度<2cm,与胸膜垂直。⑤胸膜下水肿,类似胸膜增厚,不随体位改变而变化。叶间胸膜下水肿表现为叶间裂增厚。⑥常合并心影增大,可有少量胸腔积液。

3.肺泡性肺水肿

①肺泡实变阴影,早期呈结节状阴影,0.5~1cm大小,边缘模糊,很快融合成斑片或大片状阴影,有含气支气管影像,密度均匀。②分布和形态呈多样性,可呈中央型、弥漫型和局限型。中央型表现为两肺中内带对称分布的大片状阴影,肺门区密度较高,形如蝶翼称为蝶翼征。局限型,可见于一侧或一叶,多见于右侧。除片状阴影外,还可呈一个或数个较大的圆形阴影,轮廓清楚,似肿瘤改变。③肺水肿最初发生在肺下部、内侧及后部,很快向肺上部、外侧及前部发展,病变常在数小时内有显著变化。④胸腔积液较常见,多为少量积液,呈双侧性。⑤心影增大。

(三)血气分析

早期常见低氧低碳酸血症,肺泡水肿期低氧血症加重,甚至出现二氧化碳潴留。

(四)肺功能

肺顺应性下降,弥散功能下降,小气道闭合容积可能增加。

（五）血流动力学监测

可用来鉴别肺水肿的病因,心源性肺水肿肺毛细血管楔压>15mmHg,5~10mmHg为非心源性肺水肿,并可指导补液。但测量肺血管压力的检查昂贵且有创伤性,可能伴有并发症或病死率增加。

四、鉴别诊断

(1)与其他引起喘息的疾病鉴别,如支气管哮喘、慢性阻塞性肺疾病。

(2)与其他引起劳力性呼吸困难的疾病鉴别,如肺栓塞、肺动脉高压。

(3)两种肺水肿的鉴别诊断:根据病史、症状、体征和X线表现常可对高压性肺水肿和高通透性肺水肿做出明确诊断。

五、治疗

（一）治疗原则

针对病因治疗;呼吸支持以纠正低氧血症;改善心脏功能、减少循环血量;减少血管渗出,促进水肿消散;预防肺栓塞。

（二）治疗方法

1.病因治疗

病因的治疗是最重要的措施之一,有气道梗阻的患者应立即解除气道梗阻,纠正低氧血症;毒气吸入者需立即停止接触毒物并给予解毒素;使用药物引起肺水肿者应立即停止使用可疑药物,输液速度过快者立即停止或减慢速度,患者无血容量减少的情况下可考虑使用利尿剂减轻肺水肿,尿毒症患者需透析治疗,感染诱发者立即应用恰当抗生素,毒气吸入者立即脱离现场并给予解毒素,麻醉剂过量摄入者立即予以洗胃和对抗药。

2.体位调整

患者需固定特殊体位,若患者出现口腔或鼻腔有水肿液喷出时需采取侧卧位;若出现意识丧失或心源性休克时,需将患者固定于仰卧位。

3.氧疗

肺水肿患者持续低氧血症通常需要吸入较高浓度氧气才能改善,最好用湿化器内置75%~95%酒精或10%硅酮有助于消除泡沫。

4.注射吗啡

可减轻焦虑,还可通过中枢性交感抑制作用降低周围血管阻力,舒张呼吸道平滑肌,改善通气,减少呼吸运动的能量消耗。对心源性肺水肿效果最好,但禁用于休克、呼吸抑制和慢阻肺合并肺水肿者,每剂5~10mg皮下或静脉注射。

5.注射强心剂

主要适用于快速心房颤动或心房扑动诱发的肺水肿。两周内未使用过洋地黄类药物者,可用毒毛花苷K 0.25mg或毛花苷丙0.4~0.8mg溶于葡萄糖内缓慢静脉注射。对于心源性休克或高容量状态下收缩压<90mmHg时,也可选用多巴酚丁胺、多巴胺等β受体激动药、米

力农、依诺昔酮等磷酸二酯酶抑制剂。

6.注射利尿剂

可迅速利尿,减少循环血量、减轻循环血量、减轻心脏负荷,升高血浆胶体渗透压,减少微血管滤过液体量,并有一定的扩血管效果。但对于血容量不足者不宜使用,且若无明显液体超负荷的情况应避免使用本药。呋塞米 20～80mg 静脉推注,对静脉注射呋塞米反应不明显的容量超负荷患者,也可使用螺内酯 25～50mg 口服。

7.血管舒张剂

对肺水肿有效的血管舒张剂分别是静脉舒张剂、动脉舒张剂和混合舒张剂。静脉舒张剂代表药物为硝酸甘油,以 10～15μg/mL 的速度静脉给药,每 3～5 分钟增加 5～10μg 的剂量直到平均动脉压下降(通常＞20mmHg)、肺血管压力达到一定的标准、减轻难以忍受的头痛或心绞痛。混合性舒张剂为硝普钠,通常以 10μg/min 的速度静脉给药,每 3～5 分钟增加 5～10μg 的剂量直到达到理想效果。动脉舒张压不应小于 60mmHg,收缩压峰值应该高于100mmHg,多数患者在 50～100μg/min 剂量时可以获得理想的效果。

8.β_2 受体激动药

雾化吸入长、短效 β_2 受体激动药,如特布他林或沙美特罗可能有助于预防肺水肿或加速肺水肿的吸收和消散。

9.肾上腺皮质激素

能减轻炎症反应和微血管通透性,促进表面活性物质合成,增强心肌收缩力和降低外周血管通透性和稳定溶酶体膜。可应用于高原型肺水肿、中毒性肺水肿和心肌炎合并肺水肿。通常用地塞米松 20～40mg/d 或氢化可的松 400～800mg/d 静脉滴注连续 2～3 天。使用时需注意其不良反应,且不适合长期应用。

10.低分子量肝素

早期使用伊诺肝素可预防可能出现的静脉血栓栓塞,每天皮下注射 40mg。

11.减少肺循环血量

患者取坐位,双腿下垂或四肢扎缚静脉止血带,每 20 分钟轮番放松一肢体 5 分钟,可减少静脉回心血量。适用于输液超负荷或心源性肺水肿,禁用于休克和贫血患者。

12.机械通气

出现低氧血症和(或)CO_2 潴留时,可经面罩或人工气道机械通气,辅以 3～10cmH$_2$O 呼气末正压。但 SBP＜90mmHg、意识模糊或休克者慎用。

(三)预后

非心源性肺水肿病因病情不同预后差异大。而心源性者其病情变化尤其快,预后因原发病及治疗情况不同而异。

第二章

消化系统疾病

第一节　急性胃炎

胃炎是由各种原因引起的胃弥散性或局部黏膜急性炎症,病变可局限于黏膜,也可累及胃壁各层。病理改变主要为黏膜内嗜中性粒细胞浸润,临床表现轻重不一。是一种可逆性疾病,大多数可完全恢复,少数可演变为慢性胃炎。急性胃炎根据病变表现不同有单纯性胃炎、急性糜烂性胃炎、急性化脓性胃炎和急性腐蚀性胃炎之分,单纯性胃炎和糜烂性胃炎最为多见。急性化脓性胃炎因抗生素广泛应用现已罕见。

一、急性单纯性胃炎

(一)诊断

急性单纯性胃炎是由微生物感染、化学或物理因素引起的急性胃黏膜的非特异性炎症。常有不洁饮食,口服刺激性食物、特殊药物等明确的病因,不洁饮食中被污染葡萄球菌、沙门菌、肉毒杆菌或嗜盐菌及其毒素是最常见原因,其他的病因有服用有明显损害胃黏膜的药物(如非甾体类消炎药、抗癌药),过量饮酒,误食有毒化学品,食物过热、过冷、过于粗糙以及胃部受放射线照射等。患者经常出现上腹痛、不适,伴有严重恶心、呕吐等症状,由细菌或毒素起发病者,常于进食后数小时起病。伴发腹泻等肠道症状者又称急性胃肠炎,后者常有发热、呕吐、腹泻,严重时可有脱水和(或)酸碱平衡失调。病程较短,多于数日内自愈。

胃镜下胃黏膜充血、水肿,黏液增多,黏膜表面附有白或淡黄色渗出物,常伴有糜烂或出血点。

(二)鉴别诊断

1.消化性溃疡

在饮酒及服用刺激性食物、非甾体类消炎药等诱发因素的作用下,可引起腹痛、反酸、恶心、呕吐等类似急性胃炎的症状。十二指肠球部溃疡腹痛部位位于中上腹部,或在脐上,或在脐上偏右处;胃溃疡疼痛的位置也多在中上腹但稍偏高处或在剑突下和剑突下偏左处。溃疡病的腹痛多呈节律性、慢性周期性、季节性,病史较长,反复发作。男性,青壮年多见,可合并出现上消化道出血、幽门梗阻及穿孔。确诊需在胃镜下发现典型的溃疡病灶。

2.急性胆囊炎

可有腹痛、恶心、呕吐等类似急性胃炎的症状,但典型的患者,疼痛常与进食油腻有关,位于右上腹,放射至背部,反复发作,可伴有发热,甚至黄染。查体 Murphy 征阳性。对不典型的患者,需行腹部 B 超或腹部 CT 检查确诊。

3.急性胰腺炎

轻型胰腺炎发病可仅有上腹痛、恶心、呕吐、腹胀等症状,一般较急性单纯性胃炎更为剧烈,向腰背部呈带状放射。典型的急性胰腺炎的病因除大量饮酒外,更常见于有胆道疾病及暴饮暴食者,腹痛以左上腹为主,血尿淀粉酶升高,大部分病情有自限性,数日后可完全恢复。饮酒为诱发因素之一,与急性单纯性胃炎有相似之处。重症急性胰腺炎可出现腹膜炎与休克。血尿淀粉酶的动态变化、腹部 B 超及 CT 显示胰腺的变化对确诊有帮助。

(三)治疗

1.去除病因

停止一切可能对胃有刺激性的食物及药物。

2.一般治疗

症状严重者应卧床休息。频繁呕吐时可短时禁食,给予输液补充热量,纠正脱水,维持水、电解质及酸碱平衡。症状缓解后可逐渐进食。

3.对症治疗

(1)抗胆碱能药物:可减少胃酸分泌,解除平滑肌和血管痉挛;改善局部黏膜营养和延缓胃排空,从而达到止痛作用。常用的药物有:阿托品 0.3mg,颠茄片 16mg,溴丙胺太林 15～30mg,均为 3～4 次/d,餐前 0.5～1 小时口服,必要时可睡前加服 1 次,症状严重者,可肌内注射阿托品 0.5mg;或山莨菪碱 10mg,能迅速见效。该类药物可减少支气管黏液的分泌,解除迷走神经对心脏的抑制,使心跳加快、瞳孔散大、眼压升高、兴奋呼吸中枢等,所以临床上还用于抢救感染性休克、治疗缓慢性心律失常、辅助治疗有机磷农药中毒、眼科疾病以及用于外科手术麻醉前给药等。常见的药物不良反应有口干、眩晕、皮肤潮红、心率加快、兴奋、瞳孔散大、烦躁、谵语、惊厥。青光眼及前列腺肥大患者禁用。若出现排尿困难可肌内注射新斯的明 0.5～1mg 或甲氧氯普胺 10mg,以解除症状。

(2)抗酸药:能中和或减弱胃酸,当胃液 pH 值在 3.5～4.0 时,胃蛋白酶活性即降低,使疼痛缓解,常用药物有氢氧化铝凝胶、复方氢氧化铝片、铝碳酸镁片、铝镁加混悬液等。

(3)止吐药:甲氧氯普胺和多潘立酮为胃肠道多巴胺拮抗药,可提高食管下端括约肌张力,促进胃运动及排空;抑制延脑的催吐化学感受器,具有强的镇吐作用。甲氧氯普胺:口服 5～10mg/次,3～4 次/d,饭前 0.5 小时服用,必要时可肌内注射 10mg。注意:该药大剂量或长期应用可能因阻断多巴胺受体,使胆碱能受体相对亢进而导致锥体外系反应,表现为帕金森综合征。出现肌震颤、头向后倾、斜颈、双眼向下注视、发音困难、共济失调等,可用抗胆碱药治疗。禁忌证为:嗜铬细胞瘤、癫痫、进行放疗或化疗的乳腺癌患者、机械性肠梗阻、胃肠出血、孕妇。多潘立酮:口服,10mg/次,3 次/d,饭前 0.5 小时口服,不能口服者使用多潘立酮肛栓,成人每日 2～4 枚栓,不良反应少。莫沙必利(加斯清):该药主要是选择性地促进肠肌层神经丛节后处乙酰胆碱的释放,增强食管、胃和十二指肠的收缩与蠕动,改善胃窦-十二指肠的协调功能,从而防止胃-食管和十二指肠-胃反流,加强胃和十二指肠的排空,起到止吐的作用。口服吸收迅速,5～10mg/次,3次/d。由于本品系通过促进肠肌层节后,神经释放乙酰胆碱而发挥胃肠动力作用,因此抗胆碱药可降低本品效应。可加速中枢抑制剂如巴比妥类和乙醇等的吸收,引起嗜睡。氟康唑、红霉素及克拉霉素等明显抑制该药的代谢,应禁止同时服用。老年人及肝、肾功能不全患者剂量酌减。

4.抗菌治疗

对食物中毒性胃肠炎,可适当给予抗生素治疗。静脉滴注氨苄西林 4～6g/d;庆大霉素 16 万～32 万 U 静脉滴注,1 次/d;阿米卡星(丁胺卡那霉素)0.2g,2 次/d;左氧氟沙星 0.2g,2 次/d。腹泻严重时,可服洛哌丁胺(易蒙停)2mg,2 次/d。

二、急性化脓性胃炎

本病是胃壁细菌感染引起的化脓性病变,最常见的致病菌为溶血性链球菌,其次为金黄色葡萄球菌、肺炎双球菌及大肠杆菌。是继发于身体某部位细菌感染后,由化脓性致病菌从胃黏膜侵入或由全身感染血循环或淋巴播散至胃壁引起化脓性炎症。过去也称急性蜂窝组织胃炎,是一种罕见重症胃炎。本病主要发生于免疫功能低下的酗酒者、衰弱的老年人及艾滋病患者,胃息肉切除及胃黏膜内注射药物或墨汁作为部位标记的操作也是发病诱因。该病如不及时诊断并立即予以治疗,病死率较高。

(一)诊断与鉴别诊断

1.诊断

临床表现以全身脓毒血症和急性腹膜炎症为其主要临床表现,起病突然,常有急性剧烈上腹痛,恶心呕吐,呕吐物为脓样物,伴上腹压痛、反跳痛及腹肌紧张,有寒战、高热、白细胞升高。对有上述表现而无活动性消化性溃疡及无急性胆囊炎史,且血清淀粉酶正常者,可考虑本病。

胃镜下该病表现为:胃黏膜急性红肿充血,有坏死、糜烂及脓性分泌物,胃壁增厚,可误为胃壁浸润病变或胃癌。有的仅累及胃远侧部分。

2.鉴别诊断

(1)消化性溃疡合并急性穿孔:常突然起病,出现急性剧烈上腹痛,恶心呕吐,伴上腹压痛、反跳痛及腹肌紧张等急性腹膜炎征象,血白细胞升高,腹平片可有膈下游离气体。对于少数无痛性溃疡而以急性穿孔为首发症状来诊者,与本病不易鉴别。确诊需手术或胃镜取病理,提示化脓性胃炎,胃壁各层都有明显而广泛的化脓性改变或者形成局限的胃壁脓肿。消化性溃疡胃壁不会出现化脓性改变,相关影像学检查见消化性溃疡胃壁内一般无由气泡形成的低密度改变。

(2)急性胆囊炎:可以有剧烈腹痛、恶心、呕吐、发热等症状。典型的患者,疼痛常与进食油腻有关,位于右上腹,可放射至腰背部,Murphy 征阳性,部分患者可伴有黄疸。对不典型的患者,需行腹部 B 超或其他影像学检查协助诊断。

(3)急性胰腺炎:可有剧烈上腹痛、恶心、呕吐、腹胀等症状,常见的诱因为胆道疾病、大量饮酒及暴饮暴食,腹痛以中上腹为主,向腰背部呈带状放射。重症胰腺炎可出现腹膜炎、休克及血尿淀粉酶的动态变化,腹部 B 超及 CT 对确诊有帮助。胃壁病理组织学无化脓性改变。

(4)胃癌:因有胃壁浸润病变导致胃壁增厚,有时与化脓性胃炎镜下表现类似。但该病一般无剧烈上腹痛及腹膜炎体征,无中毒症状,腹平片胃腔无大量积气,一般无膈下游离气体,病理组织学可见肿瘤细胞,而无化脓性改变可做鉴别。

(二)治疗

1.一般治疗

卧床休息,禁食水,静脉补充热量,纠正脱水,维持水、电解质及酸碱平衡,必要时给予静脉高营养及输血。

2.控制感染

给予广谱、有效的抗生素,如大剂量青霉素 640 万～1000 万 U/d,头孢类抗生素 4～6g/d 等静脉滴注,一定要足量。急性期后可改口服制剂,如阿莫西林(羟氢苄青霉素)0.5g,4 次/d,头孢拉定0.5g,4 次/d。

3.PPI 制剂

可抑制胃酸分泌,缓解疼痛,促进炎症及溃疡愈合。可给奥美拉唑 40mg,1 次/d 静脉滴注。

4.对症治疗

腹痛者可给解痉药,如山莨菪碱 10mg 肌内注射,东莨菪碱 0.3～0.6mg 肌内注射。恶心、呕吐者,给予止吐药,如甲氧氯普胺 10mg 肌内注射等。

5.手术治疗

有胃穿孔和急性腹膜炎者及时外科手术;慢性胃脓肿,药物治疗无效可做胃部分切除术。

三、急性腐蚀性胃炎

吞服强酸、强碱及其他腐蚀剂所引起的胃黏膜腐蚀性炎症,称急性腐蚀性胃炎。

(一)病因

强酸(如浓盐酸、硫酸、硝酸、来苏)、强碱(氢氧化钾、氢氧化钠)或其他腐蚀剂均可引起腐蚀性胃炎。胃壁损伤程度与吞服的腐蚀剂剂量、浓度以及胃内情况有关。

(二)病理

主要病理变化为黏膜充血、水肿和黏液增多、糜烂、溃疡,重者胃黏膜出血、坏死甚至穿孔。

(三)诊断

1.临床表现

有吞服强酸、强碱等腐蚀剂史。吞服腐蚀剂后,最早出现口腔、咽喉、胸骨后及上腹部剧烈疼痛,常伴有吞咽疼痛、咽下困难、恶心呕吐、呕吐物呈血样。严重者可出现食管或胃穿孔的症状,甚至发生虚脱、休克。体查可发现唇、口腔、咽喉因接触各种腐蚀剂而产生颜色不同的灼痂,如硫酸致黑色痂、盐酸致灰棕色痂、硝酸致深黄色痂、乙酸或草酸致白色痂、强碱致透明性水肿等。上腹部明显压痛,胃穿孔者可出现腹膜炎体征。

2.特殊检查

胃穿孔者腹部 X 线透视可见膈下气影。内镜检查早期可致穿孔,应慎用。

3.诊断要点

根据吞服强酸、强碱等腐蚀剂病史,结合临床表现及 X 线检查可做出诊断。

(四)治疗

(1)禁食、禁洗胃及使用催吐剂。尽早饮蛋清或牛乳稀释。强碱不能用酸中和,强酸在牛乳稀释后可服氢氧化铝凝胶 60mL。

(2)积极防治休克,镇痛,剧痛时慎用吗啡、哌替啶,以防掩盖胃穿孔的表现,喉头水肿致呼吸困难者,可行气管切开并吸氧。

(3)防治感染:可选用青霉素、氨苄西林、头孢菌素等广谱抗生素。

(4)输液:维持内环境平衡,需要时静脉高营养补液。

(5)急性期过后,可施行食管扩张术以预防食管狭窄,幽门梗阻者可行手术治疗。

第二节　慢性胃炎

慢性胃炎是指不同病因引起的胃黏膜的慢性炎症或萎缩性病变。临床上十分常见,占接受胃镜检查患者的 80%～90%,男性多于女性,随年龄增长,发病率逐渐增高。由于过去对慢性胃炎的病理研究不够深入,对各种病理改变的命名不相同。2012 年 11 月有国内消化病学专家及病理学家在上海举行了全国慢性胃炎诊治会议,针对目前诊治进展更新了慢性胃炎的诊疗共识。2014 年 1 月由全球 40 余位相关领域专家在日本京都制定了幽门螺杆菌(Hpylori)胃炎全球共识,明确了 Hpylori 胃炎相关共识。对慢性胃炎有了更深、更清晰的认识。慢性胃炎目前分类为:非萎缩性胃炎(浅表性胃炎)、萎缩性胃炎和特殊类型胃炎。特殊类型胃炎的分类与病因和病理有关,包括化学性、放射性、淋巴细胞性、肉芽肿性、嗜酸性粒细胞性以及其他感染性疾病所致者等。

一、病因

(一)生物因素

细菌尤其是幽门螺杆菌(Hp)感染,是慢性胃炎的重要病因。在慢性活动性胃炎,Hp 检出率可达 90%。

(二)物理因素

长期饮酒、浓茶、浓咖啡、过热、过冷、过于粗糙的食物,可导致胃黏膜的损伤。

(三)化学因素

某些药物(非甾体抗炎药、洋地黄等)、长期吸烟、胆汁反流等均可破坏胃黏膜屏障。

(四)免疫因素

慢性萎缩性胃炎患者的血清中能检出壁细胞抗体,伴有贫血者还能检出内因子抗体。

（五）其他

尿毒症、慢性心衰、肝硬化合并门静脉高压、营养不良均可引起慢性胃炎。

二、临床表现

（一）症状

无特异性，多数慢性非萎缩性胃炎患者无任何症状。少数患者可有上腹痛或不适、上腹胀、早饱、嗳气、恶心等非特异性消化不良症状。如有胃黏膜糜烂者可出现少量或大量上消化道出血。长期少量出血可引起缺铁性贫血。胃体萎缩性胃炎可出现恶性贫血，常有全身衰弱、疲软、神情淡漠、隐性黄疸，消化道症状一般较少。

（二）体征

体征多不明显，有时上腹轻压痛，胃体胃炎严重时可有舌炎和贫血。

三、诊断与鉴别诊断

（一）诊断

多数慢性胃炎患者无任何症状，有症状者主要为消化不良，且为非特异性；有无消化不良症状及其严重程度与慢性胃炎的内镜所见和胃黏膜的病理组织学分级无明显相关性。部分慢性胃炎患者可出现上腹痛、饱胀等消化不良的症状。有消化不良症状的慢性胃炎与功能性消化不良患者在临床表现和精神心理状态上无明显差异。有学者发现功能性消化不良患者中85％存在胃炎，且51％合并 H.pylori 感染。该比例在不同地区因 H.pylori 感染率不同而异。部分慢性胃炎患者可同时存在胃-食管反流病和消化道动力障碍，尤其在一些老年患者，其下食管括约肌松弛和胃肠道动力障碍尤为突出。

慢性非萎缩性胃炎内镜下可见黏膜红斑、黏膜出血点或斑块、黏膜粗糙伴或不伴水肿、充血、渗出等基本表现。其中糜烂性胃炎分为两种类型，即平坦型和隆起型，前者表现为胃黏膜有单个或多个糜烂灶，其大小从针尖样到直径数厘米不等；后者可见单个或多个疣状、膨大皱襞状或丘疹样隆起，直径 5～10mm，顶端可见黏膜缺损或脐样凹陷，中央有糜烂。慢性非萎缩性胃炎的确诊需要病理诊断，黏膜内慢性炎性细胞（单个核细胞，主要是淋巴细胞、浆细胞）浸润为主，无肠化生等萎缩表现。

（二）鉴别诊断

1.功能性消化不良

临床较常见，症状与本病相似，主要是上腹饱胀不适、餐后不适、上腹隐痛等非典型症状。常与情绪状态、睡眠质量等主观因素相关，内镜检查可无黏膜改变。

2.非甾体类抗炎药（NSAIDs）相关化学性胃炎

常发生于服用 NSAIDs 治疗的患者，轻者可无症状，也可出现烧灼感、上腹痛、恶心及呕吐，少数出现消化性溃疡，甚至消化道出血。内镜下可见红斑、糜烂、微出血灶，甚至弥散性出血及溃疡，特征性病理改变是胃小凹上皮细胞增生，很少或无炎细胞浸润，与本病完全不同。

3.胆汁反流性胃炎

患者出现上腹痛、胆汁性呕吐、消化不良等症状，结合曾行远端胃切除术、胆系疾病史诊断并不困难。但需进一步行内镜及组织学检查,组织病理学改变类似 NSAIDs 相关化学性胃炎。确诊需进行胃内 24 小时胆红素监测、^{99m}Tc-EHIDA 核素显像等检查。

4.淋巴细胞性胃炎

临床较少见,症状无特异性,主要表现为体重下降、腹痛、恶心及呕吐。常累及胃体黏膜,内镜可以观察到痘疮样病灶、肥大皱襞、糜烂灶,组织学检查可明确诊断。100 个胃腺上皮细胞内淋巴细胞浸润超过 25 个即可诊断。幽门螺杆菌的检出率约占 63%,约 10% 的乳糜泻患者有淋巴细胞性胃炎。

5.嗜酸性细胞性胃炎

以胃壁嗜酸性粒细胞浸润为特征,常伴有外周血嗜酸性粒性粒细胞升高。病变可浸润至胃壁黏膜、黏膜下、肌层以及浆膜。病因不甚明确,50% 的患者有个人或家族过敏史(如哮喘、过敏性鼻炎、荨麻疹),部分患者症状可由某些特殊食物引起。血中 IgE 水平增高,被认为是外源性或内源性过敏原造成的变态反应所致。临床表现多样,无特异性,主要有腹痛、恶心、呕吐、腹泻,少数出现腹膜炎、腹水等。诊断依据:①进食特殊食物后出现胃肠道症状;②外周血嗜酸性粒细胞升高。镜下活检证实胃壁嗜酸性细胞明显增多。

四、治疗

慢性胃炎目前尚无特效疗法,通常认为无症状者无须进行治疗,有症状慢性胃炎患者的治疗一般包括饮食治疗、去除病因及药物治疗三方面。

(一)饮食治疗

应避免过硬、过酸、过辣、过热、过分粗糙或刺激性的食物和饮料,包括烈性白酒、浓茶与咖啡。饮食应节制,少量多餐,食物应营养丰富、易消化。但亦应考虑患者个人的饮食习惯及个人爱好,制订出一套合情合理的食谱。

(二)去除病因

避免服用能损伤胃黏膜的药物,如乙酰水杨酸、保泰松、吲哚美辛及吡罗昔康(炎痛喜康)等。应治疗慢性牙龈炎、扁桃体炎、鼻窦炎等慢性感染灶。对有慢性肝胆疾病、糖尿病或尿毒症等全身性疾病患者,应针对原发病进行治疗。

(三)药物治疗

目前,治疗慢性胃炎的药物甚多,应根据患者具体情况,选择以下 1~2 类药物。

1.清除 Hp 感染

由于 Hp 感染与慢性胃炎的活动性密切相关,因此,对有 Hp 感染的慢性胃炎患者应采用清除 Hp 治疗。枸橼酸铋钾在酸性环境中能形成铋盐和黏液组成的凝结物涂布于黏膜表面,除保护胃黏膜外还能直接杀灭 Hp;此外,Hp 对多种抗生素敏感,其中包括甲硝唑(灭滴灵)、阿莫西林、四环素、链霉素、庆大霉素、呋喃唑酮及头孢菌素等。单一药物治疗 Hp 感染的清除率低,且易引起 Hp 耐药。目前,国际上推崇三联疗法:①以 PPI 为基础的三联疗法,即以一种 PPI 加甲硝唑、克拉霉素、阿莫西林三种抗生素中的两种组成。疗程为 1 周,其 HP 清除率为 95%~100%。②以铋剂为基础的三联疗法,即枸橼酸铋钾、阿莫西林和甲硝唑三联治疗,其

Hp 清除率可高达 90％,治疗以 2 周为一个疗程。Hp 治疗中两突出的问题是耐药与复发,有些治疗方案停药后 Hp 很快复发,因此,目前以治疗一疗程后复查 Hp 阴性的百分率为清除率,停药 4 周后再复查,仍无 Hp 感染的为根除。由于我国人群无症状者 Hp 的感染率亦较高,但通常认为此时无需进行清除 Hp 的治疗。

2.胃动力药物

胃动力药物通过促进胃排空及增加胃近端张力而提高胃肠运动功能,可减少胆汁反流,缓解恶心、嗳气、腹胀等症状。这类药物包括甲氧氯普胺、多潘立酮、西沙比利及依托比利。由于甲氧氯普胺可引起锥体外系症状,现临床已少用。多潘立酮为外周多巴胺受体拮抗剂,极少有中枢作用,系目前广泛应用的胃动力药,约 50％ 患者的胃排空迟缓症状能得到缓解。西沙比利为 5-HT$_4$ 受体激动剂,主要功能是促进肠肌间神经丛中乙酰胆碱的生理学释放,协调并加强胃排空。临床应用显示西沙比利能明显提高慢性胃炎患者的胃肠运动功能,且停药后症状缓解能维持较长时间。依托比利是阻断多巴胺 D$_2$ 受体活性和抑制乙酰胆碱酯酶活性的促胃动力药,在中枢神经系统的分布少,无严重药物不良反应,是治疗胃动力障碍的有效药物之一。

3.黏膜保护剂

可增强胃黏膜屏障,促进上皮生长。此类药物包括硫糖铝、前列腺素 E、麦滋林-S、甘珀酸钠(生胃酮)、双八面体蒙脱石及胃膜素等,对缓解上腹不适症状有一定作用,但单用效果欠佳。

4.抑酸剂

慢性胃炎患者多数胃酸偏低,因此,传统上有学者应用稀盐酸和消化酶类对萎缩性胃炎患者进行补偿治疗。但实际上我国的萎缩性胃炎多数是胃窦受累,幽门腺数量减少而胃底腺受影响较少,低酸主要原因是胃黏膜功能减退而引起 H$^+$ 向胃壁弥散,因此,部分患者服稀盐酸后反觉上腹不适症状加剧。目前认为,对于上腹疼痛症状明显,或伴有黏膜糜烂或出血的患者,应采用抑酸剂进行治疗,通常能使腹痛症状明显缓解。目前,常用的抑酸剂包括 H$_2$RA(包括西咪替丁、雷尼替丁及法莫替丁)及 PPI(包括奥美拉唑与兰索拉唑),兰索拉唑除能迅速缓解上腹疼痛不适外,对 Hp 亦有一定的杀灭作用。抑酸剂在减轻 H$^+$ 反弥散的同时,亦促进促胃液素的释放,对胃黏膜的炎症修复起一定作用。

5.手术治疗

胆汁反流性胃炎症状重内科治疗无效的患者可采用手术治疗,常用的术式有胆总管空肠鲁氏 Y 形吻合术或胆道分流术。慢性萎缩性胃炎伴有重度不典型增生或重度肠化时,应考虑手术治疗,但如果为轻度不典型增生属可逆性,可不手术。

6.其他

目前,国内应用中医中药方剂制成的治疗慢性胃炎的药物繁多,对缓解症状具有一定效果。此外,对合并缺铁性贫血者应补充铁剂,对合并大细胞贫血者应根据维生素 B$_{12}$ 或叶酸的缺乏而分别给予补充。目前认为,慢性浅表性胃炎经治疗症状可完全消失,部分患者的胃黏膜慢性炎症病理改变亦可完全恢复。但对于慢性萎缩性胃炎,目前的治疗方法主要是对症治疗,通常难以使萎缩性病变逆转。

第三节　消化性溃疡

消化性溃疡指胃及十二指肠黏膜被胃酸和胃蛋白酶等自身消化而发生的溃疡,其深度达到或穿透黏膜肌层,直径多大于5mm。消化性溃疡包括胃溃疡(GU)和十二指肠溃疡(DU),亦可见于食管下段、胃肠吻合术的吻合口、空肠Meckel憩室等。消化性溃疡的发生是损害因素与防御因素之间平衡失调的结果,幽门螺杆菌(Hp)、非甾体抗炎药(NSAIDs)和遗传等,在发病机制中占有重要地位。

一、诊断标准

(一)临床表现

1.上腹疼痛

为最主要的症状,其特点为慢性病程,呈周期性、节律性发作,发病常与季节变化、精神紧张、过度疲劳和饮食不当等有关。疼痛性质可为隐痛、烧灼感、钝痛或剧痛。GU疼痛多位于剑突下偏左;DU疼痛常位于中上腹偏右,少数向后背放散。疼痛的发生及缓解与进食有一定的关系,GU疼痛多出现在餐后0.5~1.5小时,持续1~2小时,至下次进餐前消失;DU疼痛好发于餐后3~4小时或夜间,少许进食后可缓解。

2.伴随症状

可有反酸、嗳气、恶心及呕吐等胃肠道症状。

3.体格检查

体征较少,缓解期多无明显体征,发作期可有上腹压痛,部位较局限和固定。

4.并发症

(1)出血:常见,可为首发症状。表现为呕血和(或)黑便,严重者可出现失血性休克。

(2)溃疡穿孔:溃疡穿透浆膜层至游离腹腔可导致急性穿孔,溃疡穿透与邻近器官组织粘连,可导致穿透性溃疡或溃疡慢性穿孔。急性穿孔时胃或十二指肠内容物流入腹腔,可引起急性弥散性腹膜炎、亚急性或慢性穿孔可引起局限性腹膜炎、肠粘连或肠梗阻征象。

(3)幽门梗阻:多由于十二指肠溃疡引起,亦可发生于幽门前或幽门管溃疡。呕吐为其主要症状,多发生于餐后0.5~1小时,呕吐物中含发酵宿食。

(4)癌变:少数GU可发展为胃癌,目前未见有DU发生癌变的报道。

(二)实验室检查

1.胃分泌功能检查

测定每小时基础胃酸分泌量(BAO)、每小时胃酸最大分泌量(MAO)及BAO/MAO比值,了解胃酸分泌情况。GU患者BAO可正常或稍低,DU患者BAO与MAO均可增高。

2.粪隐血试验

阳性者提示消化性溃疡伴有出血。

（三）辅助检查

1.X 线钡餐检查

X 线气钡双重造影辅以低张、加压和变动体位等,可观察胃及十二指肠各部的形状、轮廓、位置、张力、蠕动及黏膜像。直接征象可见龛影、黏膜集中;间接征象可见溃疡导致激惹的功能性改变和溃疡愈合、瘢痕收缩导致的局部变形。

2.内镜检查

内镜检查是确诊的主要手段,可直接观察溃疡的部位、形态、大小及数目,还可在直视下钳取活体组织做病理组织学检查,对良、恶性溃疡进行鉴别。

3.幽门螺杆菌检查

(1)侵入性检查:包括组织切片染色镜检、尿素酶试验、细菌培养和聚合酶链反应(PCR)等。

(2)非侵入性检查:包括^{13}C 或 ^{14}C-尿素呼气试验、Hp 血清学试验和粪 Hp 抗原检测等。但 Hp 血清学试验阳性者不能代表 Hp 现症感染。

二、药物治疗

（一）抑制胃酸治疗

消化性溃疡的治疗方针和原则是根据其病因及发病机制来确定的。如胃酸和胃蛋白酶作用引起的消化性溃疡,抑制胃酸分泌是主要的治疗方法。20 世纪 70 年代 Black 证实胃酸分泌系由胃壁细胞上组胺受体 H_2 所介导,因此,H_2 受体拮抗剂也随之问世,使消化性溃疡的治疗有所改观。治疗十二指肠溃疡 4~6 周,胃溃疡 6~8 周,溃疡愈合率可达 65%~85%,但停药后溃疡复发率高,年复发率可达 80% 以上。

1989 年质子泵抑制剂 PPD 奥美拉唑问世后,成为治疗消化性溃疡的首选药物。其主要作用是能选择性地抑制胃壁细胞中 H^+,K^+-ATP 酶,阻断胃酸分泌的最终步骤,产生抑制酸分泌作用。PPIs 为苯丙咪唑的衍生物,能迅速穿过胃壁细胞膜,聚积在强酸性分泌小管中,转化为次磺胺类化合物,后者与 H^+,K^+-ATP 酶 α 亚基中半胱氨酸残基上的巯基作用,形成共价结合的二硫键,使 H^+,K^+-ATP 酶失活,从而抑制其泌酸活性。接着兰索拉唑、泮托拉唑、雷贝拉唑、埃索美拉唑等相继问世。标准计量的 PPI 治疗 2、4 和 8 周后十二指肠溃疡愈合率分别为 75%、95% 和 100%,而治疗 4 周及 8 周后胃溃疡的愈合率分别为 85% 和 98%。值得注意的是,PPIs 虽可迅速缓解消化性溃疡的症状及短期内愈合溃疡,但停药后 6 个月溃疡复发率可高达 30%~75%。因此对 Hp 感染的消化性溃疡,目前并不主张单纯的抑酸治疗,而应常规行 Hp 根除治疗。

（二）保护胃黏膜的药物

黏膜保护功能下降,是消化性溃疡特别是胃溃疡发生的主要原因。在治疗的同时加用胃黏膜保护剂不仅能够缓解症状,还能提高溃疡愈合质量,防止复发。这一类药物的主要作用机制是增强胃黏膜-黏液屏障、增加碳酸氢盐的分泌,增加黏膜血流和细胞更新,促进前列腺素和表皮生长因子等细胞因子的合成。目前已知的具有胃黏膜保护作用的药物有:兼有抗酸作用的药物,如铝碳酸镁、氢氧化铝、磷酸铝等铝制剂;对 Hp 有一定杀灭作用的铋制剂,如枸橼酸铋钾和胶态果胶铋;单纯黏膜保护作用的药物,如麦滋林、施维舒、硫糖铝、米索前列醇(喜克溃)等;清除氧自由基的药物,如超氧化物歧化酶、谷胱甘肽等。

(三)治疗 Hp 感染

1.根除 Hp 感染

Hp 阳性的消化性溃疡患者进行 Hp 根除法可以明显降低溃疡复发率,达到治愈的目的。所有 Hp 阳性的消化性溃疡,不管是否处于活动期,过去有无并发症史,都必须进行 Hp 根除治疗,这是国际共识。细菌未根除的患者应更换药物治疗,根据药敏试验选择敏感抗生素进行治疗,直至检查 Hp 根除为止。用于治疗 Hp 感染的药物包括抗生素、抑制胃酸分泌药和铋剂;Hp 对药物敏感性的高低,与胃内 pH、药物剂型、给药途径、药物达到感染部位的浓度等因素有关。治疗有单药、二联、三联、四联等方案。20 世纪 90 年代末用经典的三联疗法根除 Hp,根除率达 $85.5\%\sim90\%$,但最近几年的根除率显著下降,某医院统计了首次采用标准三联疗法根除 Hp 的情况,2005 年为 70.7%,2006 年为 71.1%,2007 年为 74.2%,均较 90 年代低,可能与 Hp 的耐药有关。当前 Hp 耐药情况:在美国,克拉霉素的耐药率为 $10\%\sim12\%$,欧洲北部、东部和南部的耐药率分别为 4.2%、9.3% 和 18%。克拉霉素继发性耐药为 60%。发达国家 35% 的 Hp 菌株对硝基咪唑耐药,发展中国家则更高。北京地区对克拉霉素的耐药率从 1999—2000 年的 10% 上升到 2001—2002 年 18.3%,对甲硝唑的耐药率从 36.0% 上升到 43.1%,两者混合耐药从 10% 上升到 14.7%。目前标准的三联治疗方案是:PPI、阿莫西林、克拉霉素,疗程 $7\sim14$ 天,初次治疗失败,可再选择二三线的治疗方案。二三线治疗方案常用四联疗法(PPI+铋剂+两种抗生素,或选用喹诺酮类、呋喃唑酮、四环素等药物,疗程多采用 10 或 14 天)。有文献报道,选用序贯疗法治疗成功率较高。Zullo 等于 2000 年首先发表了对 52 例患者进行序贯疗法根除 Hp 的研究,前 5 天采用奥美拉唑+阿莫西林,后 5 天采用奥美拉唑、克拉霉素和替硝唑根除率到 98%。国内有报道序贯疗法 Hp 根除率达 90.7%。

2.Hp 感染和 NSAIDs 的相互作用

Hp 感染和 NSAIDs 的应用在消化性溃疡病中是两个独立的危险因子,但它们之间的关系目前尚不完全清楚。由于无法鉴别两者所致溃疡的作用,所以服用 NSAIDs 的 Hp 阳性患者应该根除 Hp。但非溃疡的 NSAIDs 服用者是否也要常规检测和根除 Hp 目前尚有争议。现在观点认为对于没有溃疡并发症,没有溃疡的 NSAIDs 服用者,可以不作 Hp 根除治疗。欧洲共识观点:①NSAIDs 使用前根除 Hp 可以减少溃疡的发生。②单纯根除 Hp 不能预防 NSAIDs 溃疡再出血。③在持续服用 NSAIDs 的患者接受抑酸治疗的同时根除 Hp 不会促进溃疡愈合。④Hp 和 NSAIDs 是消化性溃疡的独立危险因子。

3.Hp 根除的标准

首选非侵入性技术,在根除治疗结束至少 4 周后进行。符合下述三项之一者可判断 Hp 被根除:①^{13}C 或 ^{14}CUBT 阴性。②HpSA 检测阴性。③基于胃窦、胃体两部位取材的快速尿素酶试验均阴性。

4.影响 Hp 根除的因素

①Hp 耐药性。②胃内 pH,根除 Hp 的最佳 pH 应大于 5,并持续 18 小时。③治疗方案的

选择(时间和方法)。④吸烟。⑤患者的依从性。⑥治疗前是否应用过 PPI。以上因素均可能影响 Hp 的根除率,因此在治疗过程中避免不良因素的影响。

三、复发及预防

在当前不断涌现的抑酸药物及根除 Hp 的治疗下,达到溃疡愈合的目的已非难事。但相关前瞻性资料表明,消化性溃疡复发问题仍应值得重视。

(一)消化性溃疡复发的原因

(1)Hp 是导致复发的主要原因,大量临床研究表明,随着根除 Hp 在消化性溃疡治疗中的应用,消化性溃疡年平均复发率已下降至 3%~10%。显著低于根除治疗前水平(60%~100%)。而复发病例中,90%~100%患者的 Hp 阳性。

(2)NSAIDs:长期服用 NSAIDs 是导致消化性溃疡复发的第二因素,90%消化性溃疡复发是因长期服用 NSAIDs 和 Hp 感染所致。

(3)溃疡愈合质量(QOUH):该概念由 Tarnawski 在 1991 年首次提出,目前受到人们的重视。治疗溃疡时加用前列腺素类似物或胃黏膜保护剂则可显著减少消化性溃疡的复发,提示除 Hp 感染和 NSAIDs 外,溃疡愈合质量也是影响溃疡复发的重要因素。

(4)难治性溃疡:经传统方案治疗,十二指肠溃疡患者 8 周、胃溃疡 12 周溃疡仍不愈合者称为难治性溃疡。此类患者在消化性溃疡发病中占 5%~10%,其复发率较普通溃疡更高。

(5)消化性溃疡复发的危险因子还包括吸烟、饮酒和应激。

(二)消化性溃疡复发的预防

1.一般治疗

患者应戒烟、酒等刺激性食物,对频繁复发患者,应重复胃镜和病理检查,排除其他因素所致溃疡。

2.药物治疗

①Hp 阳性患者一定要行根除治疗,有研究报道,在 Hp 根除后,如能使用抑酸药物维持治疗,溃疡复发率较未行维持治疗者低。②对服用 NSAIDs 所致溃疡,如有可能,建议停用 NSAIDs 药物。如因原发的病情需要不能停药者,可换用 COX-2 环氧合酶抑制剂,并同时服用 PPI。对合并 Hp 感染者,应行根除治疗。③黏膜保护剂:黏膜保护剂或前列腺素衍生物可提高溃疡愈合质量。抑酸治疗同时加用黏膜保护剂也可降低溃疡复发。④难治性溃疡:如 Hp 感染阳性,应再抗 Hp 治疗;对 Hp 阳性者,有研究表明采用全量 H_2 受体拮抗剂治疗 1 年复发率为 50%~70%,而采用加倍计量 PPI 可有效预防复发。因此,对该类患者提倡采用大剂量 PPI 维持治疗。

3.手术治疗

对维持治疗无效患者或无法耐受药物治疗患者,可考虑手术治疗。

第四节　细菌性肝脓肿

细菌性肝脓肿是由于肝脏受到各种细菌入侵而形成的化脓性感染。主要临床特征为寒战高热、肝区疼痛、肝大伴压痛,有时可致胸、肺部等的并发症。

一、病因

(一)感染途径

1.胆道感染

胆道逆行感染是细菌性肝脓肿的主要病因。如肝内、外胆管结石,化脓性胆管炎,肝内胆囊炎,急性胰腺炎。其中20%与总胆管、胰腺管、壶腹部恶性肿瘤,胆囊癌等疾病有关。多系分布于肝两叶的多发性脓肿。

2.直接蔓延或感染

由胃、十二指肠溃疡或胃癌性溃疡穿透至肝,膈下脓肿、胆囊积脓直接蔓延至肝而发病。经肝动脉插管灌注化疗药物引起肝动脉内壁或肝组织损伤、坏死等也可引起。

3.门静脉血源性感染

20世纪30年代以前,细菌性肝脓肿最主要原因是化脓性阑尾炎,细菌沿门静脉血流到达肝而引起,由此所致的肝脓肿现已少见。此外,多发性结肠憩室炎、Crohn病、肠瘘也可经门脉导致肝脓肿发生,但国内少见。

4.肝动脉血源性感染

体内任何器官或部位的化脓性病灶、菌血症如金黄色葡萄球菌败血症都有可能经肝动脉而致细菌性肝脓肿。此种肝脓肿常被原发病掩盖而漏诊。

5.转移性肝癌

胰腺癌、胆道癌、前列腺癌出现坏死时,经血道也可引起细菌性肝脓肿。

6.腹部创伤

除肝直接受刀、枪弹伤外,肝区挫伤也可引致发病。既往腹部手术史。

7.隐源性

据估计,约有15%的细菌性肝脓肿的起因为隐源性。

8.其他因素

近年发现老年人细菌性肝脓肿有所增多,这可能与糖尿病、心血管疾病、肿瘤、胰腺炎等在老年人发病率高有关。

(二)致病菌

从胆系和门静脉入侵多为大肠埃希菌、肺炎克雷伯或其他革兰阴性杆菌;从肝动脉入侵多为革兰阳性球菌,如链球菌、金黄色葡萄球菌等;厌氧菌如微需氧性链球菌、脆弱杆菌、梭状芽孢菌也有发现。在长期应用激素治疗免疫功能减退患者时,经化学治疗的肝转移癌患者中,也有霉菌引起的霉菌性肝脓肿。多数细菌性肝脓肿由单种细菌感染,20%由两种细菌甚至多种细菌混合感染。

二、临床表现

（一）发热寒战

本病多急骤起病，多有发热，体温呈弛张热或间歇热，常表现为寒热往来，体温多在 38～40℃之间，高热时多伴寒战。

（二）肝脏肿大及肝区痛

绝大多数患者肝脏肿大，多为中等度肿大，约肋下 2～6cm，少数肿大不明显，偶有明显肿大者。患者绝大多数有肝区痛和肝脏压痛，肝区痛初期多为持续性钝痛、胀痛等，有时也可呈明显剧痛。疼痛常可因呼吸、体位改变等加剧。与此同时，患者往往可伴有食欲减退、恶心及呕吐等。

三、诊断及鉴别诊断

（一）诊断

感染性疾病，尤其是胆道感染、败血症及腹部化脓性感染者，出现寒战、高热、肝区疼痛及叩击痛、肝大并有触痛，应怀疑有细菌性肝脓肿。以下辅助检查有助于诊断。

1.化学检查

白细胞总数及中性粒细胞计数明显升高，核左移或有中毒颗粒。50%的患者有贫血，90%以上的患者有红细胞沉降率增快。肝功能有一定损害，大部分患者碱性磷酸酶、γ-谷氨酰转肽酶明显升高，少数氨基转移酶、胆红素轻至中度升高，若出现明显的低蛋白血症则提示预后差。

2.细菌学检查

①血培养，可有致病菌生长，部分与脓液培养的致病菌相同。血培养阴性可能是细菌不经血行感染或已使用抗生素影响培养结果。②肝脓液培养，致病菌与感染途径有关。经胆道和门静脉入侵的多为大肠杆菌或其他革兰阴性杆菌。经肝动脉入侵的多为球菌特别是金黄色葡萄球菌。链球菌和金黄色葡萄球菌在创伤后及免疫抑制患者的肝脓肿中较为多见；克雷伯杆菌、变形杆菌和铜绿假单胞菌是长期住院和使用抗生素治疗患者发生脓肿的重要致病菌。厌氧菌中常见者为脆弱类杆菌、微需氧链球菌等。

3.X 线检查

右叶肝脓肿常伴有右侧膈肌升高、活动受限。病变位于右肝顶部可致膈肌局限性隆起。并发脓胸或支气管胸膜瘘者肋膈角消失，肺内有阴影。左叶肝脓肿可见胃及十二指肠移位。产气菌感染或已与支气管穿通的脓肿内可见气液平面。

4.B 超检查

显示肝区呈边缘模糊的液性暗区，偶呈回声增强影，诊断符合率为 85%～96%。肠腔积液或肝周病变易与肝脓肿混淆。肝脓肿部位、大小及其特征表现常与病程及脓肿的液化程度有关：①初期病变区呈分布不均匀的低至中等回声，与周围组织间有一不规则而较模糊的边界，此时与肝癌常不易区别。②随着病程进展，脓肿区开始坏死液化，超声探查可见蜂窝状结构,当液化范围较广时,可见到较厚脓肿壁的回声增强带。③脓液稀薄者,常呈大片无回声区或间有稀疏低回声。脓液黏稠含有脱落坏死组织时,常呈不规则分布或随机分布的低回声,周围则为纤维组织包裹呈一圈较清晰的回声增强带,易误诊为肝内实质占位性病变。④有时可探及脓肿有分层现象,并出现气液平面。慢性肝脓肿腔壁往往回声较强,犹如囊肿壁包膜样表现,有时可有钙化。⑤肝脓肿已穿破横膈进入胸腔或位于近膈处,常合并有胸腔反应性积液。B超分辨率高,无损伤、价廉,可重复检查以判断疗效,还可用于脓肿定位和指导穿刺引流,因此,超声检查是诊断肝脓肿的主要手段。

5.CT 检查

CT 对脓肿的检出率为 90%～97%,其准确性不受肠道气体和体位的影响。CT 还可以标出脓肿空间位置,指导穿刺和导管引流。细菌性肝脓肿的 CT 表现为:①呈全部低密度区,偶呈高密度阴影。平扫即能发现,平扫 CT 值在 2～29Hu。其密度不均匀、形态多样化,单发或多发,单房或多房,外形圆或卵圆,边界较清楚。②可清晰显示脓肿气影。③脓肿壁为致密环影。早期肝脓肿 CT 平扫为均匀或不均匀的低密度影,增强扫描 CT 表现因肝脓肿病变发展阶段不同而异,表现为:①肿块缩小征,增强后肿块有轻一中度的强化,强不均匀,肿块与正常肝组织密度接近,分界不清,肿块较增强前缩小。②周围充血征,主要见于增强后动态扫描的早期(30 秒),相当于动脉期,表现为脓肿周围肝组织明显强化。③"簇状征",由于病灶不均匀强化,病灶内出现多个较小的环状强化且相互靠近堆积成簇,或呈蜂窝状强化。④"花瓣征",病灶不均匀强化,病灶内分隔出现较明显的强化几个相邻分隔组成花瓣状表现,中间夹杂增强不明显的低密度区。⑤延时强化征。

6.磁共振(MRI)

以 B 超等检查方法只能诊断 2cm 以上的病灶,而 MRI 可对<2cm 小脓肿做出早期诊断。细菌性肝脓肿早期诊断因水肿存在,故在磁共振检查时具有长 T_1 和 T_2 弛豫时特点,在 T_1 加权像上表现为边界不清楚的低信号区,在 T_2 加权像上信号强度增高,其信号强度较均匀,当脓肿形成后,则脓肿在 T_1 加权像上为低强度信号区。

7.选择性肝动脉造影

对直径<2cm 的多发性小脓肿有诊断价值,有助于确定手术途径。

(二)鉴别诊断

1.阿米巴肝脓肿

细菌性肝脓肿与阿米巴肝脓肿的临床表现有许多相似之处。后者临床表现较缓和,寒战、高热、肝区压痛较轻,黄疸少见,白细胞增加不显著而以嗜酸性粒细胞居多,脓液呈巧克力色,有时粪中可找到阿米巴包囊或阿米巴滋养体。阿米巴血清检查间接血凝法 1:512 阳性(94%)(1:128 为临界值,1:32 为阴性)。目前,单纯阿米巴肝脓肿并不多见,常伴有细菌感染,脓液呈黄绿色或土黄色。血培养阳性率为 48%,脓液培养阳性率 90%,可发现致病菌。两者鉴别(表 2-1)。

表 2-1　阿米巴性和细菌性肝脓肿的鉴别

	阿米巴性	细菌性
病史	可有阿米巴肠病史	近期有胆道感染、败血症或腹部化脓性感染史

续表

	阿米巴性	细菌性
起病	多数较缓	多数较急
毒血症	相对较轻	较重,易发生中毒性休克及其他并发症并发细菌感染后加重
肝肿大	多数较显著	明显肿大者少见
肝脓液	棕褐色,继发细菌感染,可呈黄白色,半数左右可查到阿米巴滋养体	黄白色或有臭味
血清学	阳性(阿米巴抗原、抗体)	阴性
治疗反应	抗阿米巴治疗有效	抗生素有效

2.右膈下脓肿

常发生于腹腔化脓性感染如急性阑尾炎穿孔、胃、十二指肠溃疡穿孔和腹部手术后,与细菌性肝脓肿相同,有明显寒战、高热、右季肋部疼痛和叩痛,常有肩部放射痛但肝不肿大,肝区无明显压痛。脓肿较大时肝脏可下移。B超检查肝内无液性暗区,但于横膈下方做顺序连续切面探查时显示不规则扁球形暗区。X线示右膈肌普遍抬高、僵硬、活动受限,心膈角模糊多为肝脓肿,肋膈角模糊多为膈下脓肿。当肝膈面脓肿穿破形成膈下脓肿双重情况时,鉴别比较困难。

3.原发性肝癌

巨块型肝癌中心坏死液化,继发感染时临床表现与细菌性肝脓肿相近,但前者一般情况较差,肿大肝表面不平、有结节感或可触及较硬的包块,血清甲胎蛋白及脓肿穿刺病理学检查有重要鉴别意义。

4.结核性肝脓肿

比较少见,临床表现轻重不一、复杂多样,但许多方面类似细菌性肝脓肿。凡长期不明原因发热、肝脾大,伴有上腹胀痛、消瘦、中度贫血、白细胞计数减少,不能解释的,球蛋白增高,有肝外结核病病变,均应考虑有本病存在可能。腹部X线平片、CT检查有助于诊断。结核性肝脓肿在应用抗结核化学药物治疗后2个月体温降至正常,6~9个月病灶可以消散,通过治疗试验也可协助诊断。有时需依靠肝穿刺或腹腔镜直视下肝组织学和(或)病原学检查才能确诊。

5.肝内胆管结石合并感染

临床表现似肝脓肿,一般无绞痛,有肝区或剑突下持续性钝痛伴有间歇性发热,发热2~3周可自行下降,1周后又可再次上升。可有黄疸和肝区叩击痛。肝肿大及触痛不明显。X线、B超、CT检查有助于诊断。

6.Caroli病

该病是一种常染色体隐性遗传的先天性异常。特点为肝内胆管节段性囊状扩张,如行穿刺抽出液为胆汁。大多数Caroli病往往尚存在其他2~3种先天性异常,如多囊肾、肾小管扩张、肝外胆道异常,寻求这些先天改变有助于鉴别诊断。Caroli病预后不良,并发症高,如反复发作胆管炎可引起细菌性肝脓肿、膈下脓肿等。CT 检查可清晰显示低密度的不规则囊性病灶与胆管相通，诊断准确率可达 100%。单纯细菌性肝脓肿没有 Caroli 病所特有的肝内胆管囊状扩张，有利于鉴别。

四、治疗

多发性肝脓肿一般以抗生素治疗为主，单发性肝脓肿主张引流加抗生素治疗。

（一）加强一般支持治疗
同阿米巴肝脓肿。

（二）抗生素
应用的原则：①针对革兰阴性杆菌及厌氧菌；②根据细菌培养结果及药敏试验选用；③两种或两种以上抗生素联合应用；④全身用药加脓肿局部注射；⑤剂量与疗程应充分。

（1）对大肠杆菌等肠杆菌科细菌、肠球菌属或厌氧菌感染，临床上常首选氨苄西林或哌拉西林（氧哌嗪青霉素）加氨基苷类；亦可选用头孢曲松（菌必治）加环丙沙星。如病原菌为铜绿杆菌则常选用头孢他啶（复达欣）。

（2）病原菌为金黄色葡萄球菌者，常选用苯唑西林或氯唑西林加哌拉西林，也可选用第三代头孢菌素。

（3）混合细菌感染者常选用哌拉西林加阿米卡星（丁胺卡那霉素）加甲硝唑，或选用第三代头孢菌素或氟喹诺酮加甲硝唑。

（4）在抗生素治疗期间，临床医师应密切观察患者症状与体征、周围血象、肝肾功能等变化，作为抗生素取舍、剂量调整的重要依据。此外，因长期大量使用抗生素，宜定期检测有无真菌感染。

（三）肝穿刺排脓
为加强抗生素治疗效果，对大脓肿应在超声引导下穿刺排脓，有时亦可置入硅胶管或塑料管作持久引流，并局部注入抗生素。

（四）经皮经肝胆管引流
当有肝内胆管扩张时，应尽速作 PTC 和 PTCD，以判断胆管梗阻病因并及时引流。

（五）外科手术治疗
同阿米巴肝脓肿。腹腔内原发化脓性病灶，亦应予以根治。

第五节　肝硬化

肝硬化原是一个病理诊断名词，后应用于临床诊断。其含义是以弥散性肝实质变性、坏死、广泛纤维组织增生和肝细胞再生结节形成，导致肝结构改变、血循环动力学障碍和肝功能异常等为主要特点。早期无明显症状，后期则出现不同程度的门脉高压和肝功能障碍的表现。

有关肝硬化的分类复杂繁多，有的按病因分类，有的按病变分类。目前，一般按国际肝病研究会(IASL)分类,按病因则分为病毒性肝炎性、乙醇性、胆汁性、隐匿性肝硬化;按病变则分为小结节型、大结节型、大小不一结节混合型和不完全分隔型肝硬化。国内常结合病因、病变及临床表现综合进行分类,常分为门脉性(相当于小结节型)、坏死后性(相当于大小结节混合型)、胆汁性、心源性(淤血性)、寄生虫性及色素性肝硬化。其中最常见的是门脉性肝硬化(约占所有肝硬化的 80%),其次是坏死后肝硬化及胆汁性肝硬化。在血吸虫病及中华支睾吸虫病流行地区,寄生虫性肝硬化也较常见。随着时间的推移,近年发现非乙醇性脂肪肝并发肝硬化病例逐渐增多,引起广泛的重视。

目前肝硬化的诊断仍以病史、症状与体征、实验室、影像诊断和肝活检为依据。随着非创伤性诊断方法的进展,非创伤性诊断已逐渐代替肝活检这一诊断手段。瞬时弹性成像(TE)是近年来快速发展的一项新型、快速、无创、经济、可定量地测定肝纤维化程度及进行肝纤维化分级的方法。

我国脂肪性肝病诊疗规范化专家建议推荐 FibroScan(肝脏瞬时弹性成像)肝脏硬度测定可用于肝纤维化程度的评估。非乙醇性脂肪性肝病(NAFLD)纤维化评分[积分=1.675+0.037×年龄(岁)+0.094×BMI(kg/m2)+1.13×糖调节受损/糖尿病(是=1,否=0)+0.99×AST/ALT 比值 0.013×血小板($\times 10^9$/L)0.66×清蛋白(g/dL)],有助于判断 NAFLD 患者进展性肝纤维化的有无。NAFLD 纤维化评分分界值下限(-1.455),可以提高进展性肝纤维化阴性诊断的准确性(评估组和验证组阳性预测率分别为 93%和 88%);采用分界值上限(0.676),可以提高进展性肝纤维化阳性诊断的准确性(评估组和验证组阳性预测率分别为 90%和 82%)。

超声弹性成像(TE)可全面了解整个肝脏实质,弥补了肝穿刺活检的局限性。TE 通过测量肝僵硬度(LSM)来反映肝硬化程度。然而 TE 诊断肝硬化受多种因素的影响,如性别、BMI、全身代谢性疾病等。目前约 1/7 的 TE 诊断结果与肝穿刺活检结果不一致磁共振弹性成像(MRE)的应用前景值得期待,MRE 可完整评估肝脏实质的病变,且不受肥胖、腹水的影响。肝脏实质的僵硬度本身并不等同于肝硬化,其他原因如炎症、脂肪变、血管充血、胆汁淤积、门静脉高压等亦可导致肝僵硬度增加,从而使 MRE 评估纤维化受到干扰。声频辐射加压脉冲影像技术(ARFI)亦是一种测定肝硬化程度的影像学技术,初步研究结果显示 ARFI 评估肝硬化的效果与 TE 相似。

TE 诊断肝纤维化尽管有很多优势,但研究发现 TE 存在局限性及影响 LSM 的因素。以往研究显示 LSM 受体质指数(BMI)、ALT、性别、肝硬化结节、代谢综合征等影响。但中国香港 1 项研究认为 LSM 不受脂肪变性、ALT 升高、BMI 及种族的影响。Castera 等用 5 年时间前瞻性研究了 13369 例受检者,约 1/5 人群的不能被解释,主要原因是肥胖,尤其是腰围增加和操作经验有限;另外,年龄、女性、2 型糖尿病、高血压、ALT 水平也影响 LSM 的可靠性。

肝硬化的鉴别诊断应包括两个方面,即症状鉴别和不同病因引起肝硬化的鉴别诊断,前者包括黄疸、消化道出血、肝性脑病、并发感染、肝肾综合征等的鉴别诊断。

一、病因

(一)病毒感染

在我国以病毒性肝炎为主要病因,占肝硬化病因的60%~80%,可由乙肝病毒(HBV)、丙肝病毒(HCV)或丁肝病毒(HDV)与乙肝病毒重叠感染所致的慢性肝炎演变而成,即肝炎后肝硬化。甲型和戊型病毒性肝炎不发展为肝硬化。

(二)乙醇中毒

欧美国家以慢性乙醇中毒多见。在我国约占15%,近年来,有上升趋势。慢性乙醇中毒者,由于乙醇及其中间代谢产物的毒性作用,导致肝脏胶原合成增加,久之发展为肝硬化。

(三)非乙醇性脂肪性肝炎

随着世界范围肥胖的流行,非乙醇性脂肪性肝炎(NASH)的发病率日益升高。新近国外研究表明,约20%的非乙醇性脂肪性肝炎可发展为肝硬化。

(四)胆汁淤积

肝外胆管阻塞或胆汁淤积持续存在时可引起原发性或继发性胆汁性肝硬化。

(五)循环障碍

慢性心力衰竭、缩窄性心包炎、肝静脉或下腔静脉阻塞,可致肝脏长期充血,肝细胞缺氧、变性、坏死,最终发展为心源性/淤血性肝硬化。

(六)药物或毒物

长期服用某些药物如双醋酚丁、甲基多巴、四环素等或接触工业毒物如四氯化碳、磷、砷等可引起药物性或中毒性肝炎,最后演变为肝硬化。

(七)代谢和遗传性疾病

如血色病、肝豆状核变性、α_1-抗胰蛋白酶缺乏等。

(八)寄生虫感染

血吸虫卵沉积在汇管区可刺激疏松结缔组织增生,主要引起肝纤维化。华支睾吸虫偶引起继发性胆汁性肝硬化。

(九)自身免疫性肝炎

可演变为肝硬化。

(十)营养不良

可降低肝细胞对其他致病因素的免疫力,可能为肝硬化的间接病因。

(十一)原因不明

隐源性肝硬化。

二、临床表现

该病起病隐匿,隐伏期数年至10年以上。轻者可无临床症状,重者出现门脉高压与肝衰竭症候。根据病情轻重,一般分为代偿性与失代偿性两类临床表现。

(一)代偿性肝硬化

大多数患者无临床症状,即使有也缺乏特异性,常表现为非特异性的乏力及消化道症状,如食欲减退、腹胀、厌油、嗳气等,肝区不适较常见,这些症状多因劳累、感染而诱发,经适当休息、治疗可缓解。

营养状况一般无异常,可出现轻度肝掌、蜘蛛痣及毛细血管扩张,肝脏轻度肿大,表面光滑,质地偏硬,无或有压痛,脾脏可轻度肿大。

实验室检查可有轻度贫血,白细胞及血小板减少。肝功能正常或基本正常,但血清 γ-球蛋白呈不同程度增高。影像学检查可显示门脉内径轻度增宽和(或)脾脏轻度肿大。

(二)失代偿性肝硬化

肝硬化患者出现黄疸、腹水、低清蛋白血症、消化道出血及肝性脑病者,提示进展至失代偿,主要表现肝功能不全及门静脉高压两类症候。

1.乏力、体重减轻

乏力是失代偿性肝硬化最常见的表现,乏力的程度常与肝功能损害程度相平行,它与食欲减退、进食少、热量生成不足有关;此外,肌肉活动所产生的乳酸转变为糖原发生障碍,乳酸蓄积于肌肉;或血清胆碱酯酶因肝功能损害而降低,致胆碱蓄积,影响神经肌肉生理功能。

体重减轻与消化功能障碍及营养不良有关。非晚期患者体重进行性减轻时,应警惕可能并发原发性肝癌。

2.消化系统症状

常表现为食欲减退,上腹不适,腹胀,对脂肪耐受性差,易腹泻。其原因可能为:①门静脉高压症时胃肠、胆囊、胰腺淤血水肿,其功能发生改变,引起相应的消化系统症状。②肠道菌丛失调,大量致病菌繁殖并生成大量内毒素,可引起腹泻、腹胀或鼓肠。③胆盐合成及分泌减少,胰腺功能减退,影响脂肪、蛋白质的消化、吸收。

失代偿患者可出现上腹隐痛或胀痛,这与脾周围炎、肝周围炎、门静脉高压性胃病有关。剧烈腹痛与并发的胆道运动障碍、胆道感染、结石或广泛肝坏死有关。

3.发热

部分患者可出现不规则低热,一般不超过38.5℃,可能与肝细胞坏死、分解的蛋白质吸收、肠道菌群失调产生的内毒素血症等有关。持续的发热常提示有并发的感染,如胆系感染、泌尿系感染、呼吸系感染、自发性腹膜炎、败血症等。经抗生素治疗无效者,还应排除并发原发性肝癌。

4.出血及贫血

出血倾向常见,严重者可发生胃肠黏膜弥散性,皮肤广泛出血,也有咯血、颅内出血的报告。凝血机制障碍与下列因素有关:①肝脏合成凝血因子减少;②血小板因脾亢发生质与量的改变;③毛细血管脆性增加;④弥散性血管内凝血、原发性纤溶及循环中抗凝物质增加。

2/3 的患者有轻、中度贫血,除失血及缺铁因素外,贫血的原因:①叶酸缺乏;②因红细胞形态改变及脆性增加引起的溶血;③脾功能亢进,红细胞破坏过多。

5.内分泌失调的表现

男性患者睾丸萎缩,性功能减退,毛发脱落,并出现男性女性化表现的乳房肿大,其机制与雄激素在外周组织转变为雌激素增加有关。女性患者有月经失调、月经量少或闭经,不孕常见。部分患者因肾上腺皮质激素分泌减少,面部、颈部、上肢和黏膜等处色素沉着,掌纹、乳晕区尤为显著,下肢胫前区色素沉着出现较早,有一定特异性。

6.皮肤表现

(1)肝病面容:是肝硬化患者比较特殊的表现,面色灰暗、黝黑,甚至呈"古铜色",常与肝功能不全程度相平行,可能是由于肾上腺皮质功能继发减退所致。也有人认为,因为慢性肝病患者体内雌激素增加使皮内硫氢基对酪氨酸酶抑制作用减弱,酪氨酸转变成黑色素的量增加。

(2)蜘蛛痣:肝硬化患者有 70%～80% 可出现蜘蛛痣,主要分布于上腔静脉引流的区域(面部、上肢、颈、胸、背部),上腹部罕见。随着肝功能的改善或恢复,蜘蛛痣可由大变小、色泽由鲜红变为暗红,直到逐渐消失。蜘蛛痣的出现与激素特别是雌激素在肝内的降解代谢减退有关。

(3)肝掌:又称掌红斑,是正常掌部红色斑点扩大融合后形成的片状红斑,分布于掌面的鱼际肌、小鱼际肌,手指末节掌面及手指基底部,但掌心缺乏此改变。原因亦为雌激素过多。

(4)其他:部分患者出现匙状指、杵状指或扁平指;一些乙醇性肝硬化患者可出现腮腺肿大或掌挛缩。

7.黄疸

肝硬化患者出现黄疸,是由于肝细胞摄取、结合及排泄胆红素的功能发生障碍,故黄疸性质属肝细胞性,血清结合的与未结合的胆红素均升高,黄疸的出现提示肝功能损害严重。此外,尚有其他因素可引起肝硬化的血清胆红素水平升高:①因过度溶血引起非结合性高胆红素血症。②肝肾综合征患者,肾脏排泄胆红素减少,引起结合性高胆红素血症。③细菌感染(如自发性腹膜炎)的内毒素血症可引起淤胆。④消化道大出血引起继发性肝细胞坏死。⑤可能同时并存急性病毒性肝炎、胆总管结石、肿瘤、慢性胰腺炎。

8.腹水

是肝硬化由代偿转化为失代偿的重要标志之一,肝窦静水压升高及低清蛋白血症是其形成的基本因素,内脏高动力循环是其形成的促进、维持及加重因素。初发腹水多呈轻中度,对限钠及利尿剂治疗敏感。随着疾病的进展,腹水呈间断性反复发作,其对利尿剂的敏感性逐渐减弱,最终对高剂量利尿剂出现免疫时,称为难治性腹水;利尿剂并未用到高剂量,但并发稀释性低血钠、血清肌酐含量升高者,称为顽固性腹水;大量腹水致腹压骤增,影响心、肺、肾功能者,称为张力性腹水。这三种腹水易并发功能性肾衰竭、消化道大出血、自发性腹膜炎、肝性脑病等,预后不良。

9.脾大、脾亢

门静脉高压,脾静脉回流受阻,引起脾脏淤血性肿大;此外,肝坏死所产生的毒性产物或其他毒物可引起增生性脾大。并发消化道大出血时,脾可暂时缩小。

脾大起着隔离和破坏血细胞的作用,末梢血常规白细胞、红细胞及血小板减少,称为脾功能亢进,一般以血小板减少明显,其次为白细胞,再次为红细胞,网织红细胞不增加,血细胞压积很少减至 30% 以下。

10.侧支循环开放

是门静脉高压症的特征性表现,重要者有下列三种:①食管下段和胃底静脉曲张,可因黏膜炎症、粗糙或刺激性食物、胃液反流、腹压骤增等因素,诱发曲张静脉破裂出血。②腹壁和脐周静脉曲张,这些部位可见迂曲的静脉,以脐周为中心向上及向下延伸,脐水平线以上的曲张静脉的血流向上,脐水平线以下的曲张静脉的血流向下,此种血流方向与下腔静脉阻塞时的两侧腰、背部的曲张静脉的血流方向不同,后者脐水平线以下的曲张静脉血流亦向上。③痔核形成,门静脉系统的痔上静脉与下腔静脉系统的痔中、痔下静脉吻合扩张形成痔核,破裂时引起便血。

三、诊断

(一)X 线或内镜诊断

可确定食管或胃底静脉曲张。

(二)B 超诊断

肝硬化早期肝脏正常或增大,晚期缩小,截面积变小。肝被膜增厚,呈锯齿或凹凸状,肝下缘变钝。肝内实质回声增强增密,肝区呈增强短小粗线状回声。肝内再生结节较大时,可见圆形或不规则回声减低区,边界清楚。门、肝静脉管径变细、迂曲。门静脉主干扩张,大于1.3cm。脾大,由于门脉高压脾静脉内径增宽,大于1cm。失代偿期出现腹水,大量腹水时,肝前间隙及腹腔内有大片无回声暗区,腹腔暗区内可见肠祥漂浮及肠蠕动。

(三)CT 诊断

可见肝各叶比例失常,肝密度降低,肝门增宽移位。脾大,大于5个肋单元。少量腹水时,肝周围可见一低密度阴影CT值为20Hu左右。大量腹水时肝脏缩小,轮廓不规则,脾大。肝有增生结节形成时根据结节大小,结节直径<3mm为小结节;>3mm为大结节;间隔粗细若间隔<1mm为细间隔,>1mm为粗间隔。门脉性肝硬化多为小结节性。

(四)实验室诊断

1.生化检查

(1)血清胆红素:失代偿期可出现结合胆红素和总胆红素升高,胆红素的持续升高是预后不良的重要指标。

(2)血清清蛋白、球蛋白及其比值:血清清蛋白正常值为35~55g/L,球蛋白为20~30g/L,A/G 比例为(1.5~2.5):1。肝硬化时血清总蛋白正常、降低或可增高,但清蛋白降低,球蛋白增高,清/球蛋白比值降低或倒置。肝脏是合成清蛋白的唯一场所,在没有蛋白丢失的情况(如尿蛋白)时,血清清蛋白量常可反应肝脏储备功能。在肝功能明显减退时,清蛋白合成减少。肝硬化时常有球蛋白升高,蛋白电泳也可显示γ球蛋白显著增高和β球蛋白轻度升高。

(3)凝血酶原时间(P):是反映肝脏储备功能的重要预后指标,晚期肝硬化及肝细胞损害时明显延长,如用维生素K后不能纠正,更说明有功能的肝细胞减少。

(4)血清谷丙转氨酶(ALT)和谷草转氨酶(AST):是反映肝损害的敏感指标,但缺乏病因的特异性。其升高程度不一定与肝损害程度一致。据研究,ALT在细胞胞质内合成,AST则在线粒体内合成。如线粒体也遭受严重损伤,AST逸出多而增高明显。当慢性肝炎演变至肝硬化时,往往 AST>ALT,故 AST/ALT 比值增大,反映肝细胞损伤的严重程度。

(5)γ-谷氨酰转肽酶(γ-GT):90%肝硬化患者可升高,尤其以 PBC 和乙醇性肝硬化升高更明显,合并肝癌时,明显升高。

(6)碱性磷酸酶(AKP):70%的肝硬化患者可升高,合并肝癌时明显升高。

2.反映肝纤维化的血清学指标

经过动物实验和临床—病理对照研究发现了不少对判断肝纤维增生有一定价值的血清指标。国内应用较多有血清Ⅲ型前胶原氨基端肽(PⅢNP)、Ⅳ胶原(CIV)、层连蛋白 P1(Lam)、透明质酸(HA)。总的来说,在动物实验中这些指标和肝脏中相应的细胞外基质成分有良好的相关性;在临床研究中这些指标和肝组织病理学纤维化程度也有较好的相关性,由慢性肝炎、肝纤维化到肝硬化逐步升高,如能除外肝外疾病及肝脏炎症活动的影响,对诊断肝纤维化有一定帮助。但是各组之间有较多的重叠,仅凭一次结果难以做出肯定的诊断,而且,目前国内此类试剂盒急需标准化并提高其稳定性。联合应用多项指标综合判断,并进行动态测定可能更有助于判断肝脏纤维增生变化趋势和治疗效果。

(五)肝组织检查

肝组织活检仍然是肝硬化诊断的金标准。肝活检可以通过经皮、经颈静脉,腹腔镜、开放手术或 B 超、CT 引导下细针穿刺的方法进行。有益于无任何临床症状及实验室检查异常的"早期"代偿期肝硬化患者的诊断。但是对于晚期肝病及具有典型临床表现、实验室结果及影像学发现的患者没有必要进行该项检查,除非为了明确炎症的程度。肝活检不仅可以明确诊断,还有助于确定肝脏疾病的病因。但这也不是绝对的,原发性损伤(如非乙醇性脂肪性肝病和自身免疫性肝炎)可能在检查时无阳性发现。另外,肝活检有助于两种以上病因共存的肝脏疾病(脂肪肝和病毒性肝炎,血色病和病毒性肝炎)及自身免疫重叠综合征、传染性疾病的诊断。

(六)非创伤性血清学模型

2014 年 4 月世界卫生组织首次推出 APRI 和 FIB4 作为定期监测肝纤维化程度不同的工具。APRI 和 FIB4 评分对应的肝纤维化分期采用的是 Metavir 系统,F0:无纤维化;F1:肝门束扩大,但未形成间隔;F2:肝门束扩大,有小的间隔形成;F3:间隔很多无肝硬化;F4:EFDG-WX。APRI 指数=(AST 相对其正常上限值的倍数×100/血小板计数),我国用评分计算器,结果<0.5,排除纤维化;<1.0 时排除肝硬化;>1.5 时怀疑纤维化;>2.0 时怀疑肝硬化。FIB4=(年龄×AST)÷(血小板×ALT 的平方根)。结果<1.45,分期为 F0—F1;XFJS>3.25时,分期 F3—F4;1.45~3.25 时应定期复查。上述两项检测手段便捷、数据来源简单。作为血清学模型诊断肝硬化,开拓了新纪元。类似的血清学模型还包括 Fibrotest(α_2-巨球蛋白、结合珠蛋白、γ-GT、总胆固醇、血小板计数)、Fibrometer(透明质酸、凝血酶原时间、血小板计数、AST、α_2-巨球蛋白、尿素、年龄)、Forns 指数(年龄、γ-GT、总胆固醇、血小板计数),这些模型在最佳阈值下的 AUROC 达 0.78,0.88,可使约 1/3 的患者避免肝穿刺活检。但评估肝硬化分期尚有难度,也不能保证在其他阈值下同样保持良好的敏感性、特异性,因此,并不能广泛应用于临床。

四、治疗

肝纤维化的治疗应当是综合性的,包括:①原发病治疗;②降低炎症和免疫反应;③抑制

HSCs 的活化、增殖、纤维形成、收缩及炎症反应;刺激 HSCs 的凋亡;④促进基质的降解。

(一)原发病治疗

治疗肝纤维化最有效的方法就是针对病因的治疗,如乙醇性肝硬化患者必须戒酒;血色病或肝豆状核变性患者红色、驱除多余的铁或铜;血吸虫病患者驱虫治疗;机械性胆管梗阻患者减压治疗;非乙醇性肝病患者减轻体重;停止使用毒性药物可以阻止药物性肝损伤所致的肝硬化;自身免疫力性肝炎肝纤维化患者在使用皮质激素后发生逆转;慢性乙型肝炎或丙型肝炎患者荟萃分析结果显示长期抗病毒治疗可获活检证实的改善,不仅能延缓或逆转硬化,也能防止终末期肝病的并发症。

(二)降低炎症和免疫反应

干扰素是一种免疫调节药,α-干扰素除了抑制病毒复制的作用外,还可能具有直接抗纤维化的作用。皮质激素类可用于多种肝病的治疗,尤其是自身免疫性肝炎。肾素-血管紧张素系统可以通过氧化应激扩大炎症反应,因此,血管紧张素转换酶抑制药或血管紧张素受体拮抗药可能具有抗炎症和抗纤维化的作用。熊去氧胆酸由于其抗炎活性对原发性胆汁性肝硬化具有治疗作用。一系列被统称为"肝保护药"的药物在临床试验中表现效果,如甘草酸制剂、肝细胞生长因子(HGF)、胰岛素样生长因子、小分子半胱天冬酶抑制药等。

(三)抑制肝星状细胞活化

抗氧化剂如维生素 E 在实验研究中具有抑制纤维化的作用。水飞蓟素是提取自水飞蓟的黄酮类物质,具有抗纤维化的作用,机制包括抗氧化、细胞保护及对肝巨噬细胞的抑制作用。

γ-干扰素(INF-γ)具有抑制 HSCs 激活的作用。PPAR-γ(过氧化物酶体增生物激活受体-γ 核受体在 HSCs 中表达,其合成配体噻唑烷二酮类可以下调 HSCs 的活化,现在正在 NASH 和其他纤维化肝病中进行临床试验。瘦素除了具有调节脂类代谢的作用外,还影响瘢痕修复反应。瘦素的天然反向调节剂脂联素可能成为抗纤维化的药物,尤其用于 NASH 的治疗。

具有促进增生作用的细胞因子如 PDGF、FGF 和 TGF-β_1 通过酪氨酸激酶受体通路发挥作用,这些受体抑制药正处于临床研究阶段,包括 γ-亚油酸和脂氧合酶抑制药、HMGCoA(3 羟基-3甲基戊二酸单酰辅酶 A)还原酶、己酮可可碱(可抑制 PDGF 受体通路、提高细胞内 cAMP)等。孕烷 X 受体(PXR)的激活有抗纤维化的活性,熊去氧胆酸具有部分 PXR 激活作用。格列卫是一类安全、有效的小分子酪氨酸激酶拮抗药,用于人类白血病和间叶细胞肿瘤,在实验性肝纤维化中也显示抗纤维化的作用。其他可口服的低分子量细胞因子受体或信号通路拮抗药如 Rho-介导的黏着斑的选择性抑制药、PDGF-B(血小板衍生生长因子)的反义核酸。小分子干扰 RNA 药物需要进一步评估。

(四)抑制基质合成和促进基质降解

抑制基质合成是抗纤维化治疗的重要目标。HOE077(抗肝纤维化药物)可以抑制脯氨酰羟化酶从而抑制胶原合成;秋水仙碱能抑制微管蛋白聚合、抑制胶原分泌,还可以刺激胶原酶活性、增强分解;TGF-β_1 是已知的最主要促纤维化的细胞因子,抑制 TGF-β_1 的作用不仅可以抑制基质合成,还可以加速基质的降解。TGF-β_1 拮抗药如可溶性受体、抗体或蛋白酶在实验研究中显示疗效。雷帕霉素是用于肝移植后的免疫抑制药,可以抑制 HSCs 的增殖。HSCs 表达有松弛肽受体,松弛肽是一种天然肽类激素,可以减少 HSCs 的胶原合成、促进基质降解。

内皮素-1(ET-1)可以调控 HSCs 的收缩及血流调节,其拮抗药具有抗纤维化和降低门脉压力双重作用。博沙坦是内皮素受体拮抗药,在实验性肝纤维化中发挥抗纤维化和减少 HSCs 激活的作用,NO 也能发挥抑制 ET-1 的作用。

诱导 HSCs 的凋亡是肝纤维化治疗的新策略。胶黏毒素在动物实验中可以诱发 HSCs 的选择性凋亡,TIMP-1 的中和抗体具有抗纤维化的作用。抑制 IKK(具有促进 NK-KB 信号通路作用)、干扰整合素介导的黏附作用或 TRAIL 配体均可以促进 HSCs 的凋亡。

组织硬度和机械应力可驱动纤维化的发生,通过拮抗胶原交联和降低 ECM 稳定性可减轻纤维化。LoxL2 能促进胶原交联和影响某些特定基因表达。GS-6624 是 LoxL2 的非竞争性异构抗体抑制药,正在被开发为治疗纤维化疾病的药物。

(五)中药治疗

一些中医药也显示一定的抗炎和抗纤维化作用。如扶正化瘀胶囊(由丹参、发酵虫草菌粉、绞股蓝、桃仁、松花粉、五味子组成),复方鳖甲软肝片(由鳖甲、冬虫夏草、黄芪、党参等 11 种中草药组成),强肝胶囊(含茵陈蒿、板蓝根、当归、丹参、郁金、黄芪、地黄等),安络化纤丸(含地黄、三七、水蛭、牛黄、地龙等),大黄䗪虫胶囊等。

第三章

循环系统疾病

第一节 急性心力衰竭

急性心力衰竭又称急性心功能不全。是由心脏做功不正常引起血流动力学改变而导致的心脏和神经内分泌系统的异常反应的临床综合征。机械性循环障碍引起的心力衰竭称机械性心力衰竭。心脏泵血功能障碍引起的心力衰竭,统称泵衰竭。由各种原因引起的发病急骤、心排血量在短时间内急剧下降、甚至丧失排血功能引起的周围循环系统灌注不足称急性心力衰竭。

一、诊断

(一)症状

根据心脏排血功能减退程度、速度和持续时间的不同,以及代偿功能的差别,分下列 4 种类型表现:昏厥型、心源性休克型、急性肺水肿型、心脏骤停型。

1.昏厥型

又称之心源性昏厥,以突发的短暂的意识丧失为主。发作时间短暂,发作后意识立即恢复。并伴随面色苍白、出冷汗等自主神经功能障碍的症状。

2.心源性休克型

早期见神志清醒、面色苍白、躁动、冷汗、稍有气促;中期见神志淡漠、恍惚、皮肤湿冷、口唇四肢发绀;晚期见昏迷、发绀加重、四肢厥冷过肘膝、尿少。同时见颈静脉怒张等体循环淤血症状。

3.急性肺水肿型

突发严重气急、呼吸困难伴窒息感,咳嗽,咯粉红色泡沫痰(严重者由鼻、口涌出)。

4.心脏骤停型

意识突然丧失(可伴全身抽搐)和大动脉搏动消失,并伴呼吸微弱或停止。

(二)体征

1.昏厥型

意识丧失,数秒后可见四肢抽搐、呼吸暂停、发绀,称阿-斯综合征。伴自主神经功能障碍症状,如冷汗、面色苍白。心脏听诊可发现心律失常、心脏杂音等体征。

2.心源性休克型

早期脉搏细尚有力,血压不稳定,有下降趋势,脉压<2.7kPa(<20mmHg);中期神志恍惚、淡漠,皮肤呈花斑纹样,厥冷,轻度发绀,呼吸深快,脉搏细弱,心音低钝,血压低,脉压小,尿量减少;晚期昏迷状态,发绀明显,四肢厥冷过肘、膝,脉搏细或不能触及,呼吸急促表浅,心音低钝,呈钟摆律、奔马律。严重持久不纠正时,合并消化道出血,甚至 DIC。

3.急性肺水肿型

端坐呼吸,呼吸频率快,30～40 次/分,严重发绀,大汗,早期肺底少量湿啰音,晚期两肺布满湿啰音,心脏杂音常被肺内啰音掩盖而不易听出,心尖部可闻及奔马律和哮鸣音。

4.心脏骤停型

为严重心功能不全的表现,昏迷伴全身抽搐,大动脉搏动消失,心音听不到,呼吸微弱或停止,全身发绀,瞳孔散大。

(三)检查

1.X 线检查

胸部 X 线检查对左心衰竭的诊断有一定帮助。除原有心脏病的心脏形态改变之外,主要为肺部改变。

(1)间质性肺水肿:产生于肺泡性肺水肿之前。部分病例未出现明显临床症状时,已先出现下述一种或多种 X 线征象。①肺间质淤血,肺透光度下降,可呈云雾状阴影;②由于肺底间质水肿较重,肺底微血管受压而将血流较多地分布至肺尖,产生肺血流重新分配,使肺尖血管管径等于甚至大于肺底血管管径,肺尖纹理增多、变粗,尤显模糊不清;③上部肺野内静脉淤血可致肺门阴影模糊、增大;④肺叶间隙水肿可在两肺下野周围形成水平位的 Kerley-B 线;⑤上部肺野小叶间隙水肿形成直而无分支的细线,常指向肺门,即 Kerley-A 线。

(2)肺泡性肺水肿:两侧肺门可见向肺野呈放射状分布的蝶状大片雾状阴影;小片状、粟粒状、大小不一结节状的边缘模糊阴影,可广泛分布两肺,可局限一侧或某些部位,如肺底、外周或肺门处;重度肺水肿可见大片绒毛状阴影,常涉及肺野面积的 50% 以上;亦有表现为全肺野均匀模糊阴影者。

2.动脉血气分析

左心衰竭引起不同程度的呼吸功能障碍,病情越重,动脉血氧分压(PaO_2)越低。动脉血氧饱和度低于 85% 时可出现发绀。多数患者二氧化碳分压($PaCO_2$)中度降低,系 PaO_2 降低后引起的过度换气所致。老年、衰弱或神志模糊患者,$PaCO_2$ 可能升高,引起呼吸性酸中毒。酸中毒致心肌收缩力下降,且心电活动不稳定易诱发心律失常,加重左心衰竭。如肺水肿引起 $PaCO_2$ 明显降低,可出现代谢性酸中毒。动脉血气分析对早期肺水肿诊断帮助不大,但据所得结论观察疗效则有一定意义。

3.血流动力学监护

在左心衰竭的早期即行诊治,多可挽回患者生命。加强监护,尤其血流动力学监护,对早期发现和指导治疗至关重要。

应用 Swan-Ganz 导管在床边即可监测肺动脉压(PAP)、肺毛细血管楔嵌压(PCWP)和心排血量(CO)等,并推算出心脏指数(CI)、肺总血管阻力(TPR)和外周血管阻力(SVR)。其中间接反映 LAP 和 LVEDP 的 PCWP 是监测左心功能的一个重要指标。在血浆胶体渗透压正常时,心源性肺充血和肺水肿是否出现取决于 PCWP 水平。当 PCWP 2.40～2.67kPa(18～20mmHg),出现肺充血,PCWP 2.80～3.33kPa(21～25mmHg),出现轻度至中度肺充血;PCWP 高于 4.0kPa(30mmHg),出现肺水肿。

肺循环中血浆胶体渗透压为是否发生肺水肿的另一重要因素,若与 PCWP 同时监测则价值更大。即使 PCWP 在正常范围内,若其与血浆胶体渗透压之差<0.533kPa(4mmHg),亦可出现肺水肿。

若 PCWP 与血浆胶体渗透压均正常,出现肺水肿则应考虑肺毛细管通透性增加。

左心衰竭患者的血流动力学变化先于临床和 X 线改变,PCWP 升高先于肺充血。根据血流动力学改变,参照 PCWP 和 CI 两项指标,可将左心室功能分为 4 种类型。

Ⅰ型:PCWP 和 CI 均正常。无肺充血和末梢灌注不足。予以镇静剂治疗。

Ⅱ型:PCWP>2.40kPa(18mmHg),CI 正常,仅有肺淤血。予以血管扩张剂加利尿剂治疗。

Ⅲ型:PCWP 正常,CI<2.2U(min·m²)。仅有末梢灌注不足。予以输液治疗。

Ⅳ型:PCWP>2.40kPa(18mmHg),CI<2.2U(min·m²)。兼有肺淤血和末梢灌注不足。予以血管扩张剂加强心药(如儿茶酚胺)治疗。

4.心电监护及心电图检查

可以发现心脏左、右房室肥大及各种心律失常改变。严重致命的心律失常如室性心动过速、紊乱的室性心律、室颤、室性自律心律,甚至心室暂停、严重窦缓、Ⅲ度房室传导阻滞等有助于诊断。

5.血压及压力测量

(1)动脉血压下降:心源性休克时动脉血压下降是特点,收缩压<10.6kPa(80mmHg),一般均在 9.2kPa(70mmHg),脉压<2.7kPa(20mmHg);高血压者血压较基础血压下降 20% 以上或降低 4kPa(30mmHg)。

(2)静脉压增高:常超过 1.4kPa(14cmH₂O)。

(3)左心室充盈压测定:左心室梗死时达 3.3～4kPa(25～30mmHg),心源性休克时达 5.3～6kPa(40～45mmHg)。

(4)左心室舒张末期压力:以肺楔压为代表,一般均超过 2.77kPa(20mmHg)。

(5)冠状动脉灌注压:平均<8kPa(60mmHg)。

(四)诊断要点

1.病因诊断

急性心力衰竭无论以哪种表现为主,均存在原发或继发原因,足以使心排血量在短时间内急剧下降,甚至丧失排血功能。

2.临床诊断

(1)胸部 X 线片见左心室阴影增大。

(2)无二尖瓣关闭不全的成人,于左心室区听到第三心音或舒张期奔马律。

(3)主动脉瓣及二尖瓣无异常而左心室造影见左心室增大,心排血量低于 2.7L/(min·m²)。

（4）虽无主动脉瓣及二尖瓣膜病变，亦无左心室高度肥大，但仍有如下情况者：①左心室舒张末期压力为 1.3kPa（10mmHg）以上，右心房压力或肺微血管压力在 1.6kPa（12mmHg）以上，心排血量低于 2.7L/（min·m²）；②机体耗氧量每增加 100mL，心排血量增加不超过 800mL，每搏排血量不增加；③左心室容量扩大同时可见肺淤血及肺水肿。

（5）有主动脉狭窄或闭锁不全时，胸部 X 线检查左心室阴影迅速增大，使用洋地黄后改善。

（6）二尖瓣狭窄或闭锁不全，出现左心室舒张末期压升高，左心房压力或肺微血管压力增高，体循环量减少，有助于诊断由瓣膜疾病导致的心力衰竭。

（五）鉴别诊断

急性心力衰竭应与其他原因引起的昏厥、休克和肺水肿鉴别。

1.昏厥的鉴别诊断

昏厥发生时，心律、心率无严重过缓、过速、不齐或暂停，又不存在心脏病基础的，可排除心源性昏厥。可与以下常见昏厥鉴别。

（1）血管抑制性昏厥：其特点是①多发于体弱年轻女性；②昏厥发作多有明显诱因，如疼痛、情绪紧张、恐惧、手术、出血、疲劳、空腹、失眠、妊娠、天气闷热等，晕厥前有短时的前驱症状；③常在直立位、坐位时发生晕厥；④晕厥时血压下降，心率减慢，面色苍白且持续至晕厥后期；⑤症状消失较快，1～2 日康复，无明显后遗症。

（2）直立性低血压性昏厥：其特点是血压急剧下降，心率变化不大，昏厥持续时间较短，无明显前驱症状。常患其他疾病，如生理性障碍、降压药物使用及交感神经截除术后、全身性疾病如脊髓炎、多发性神经炎、血紫质病、高位脊髓损害、脊髓麻醉、糖尿病性神经病变、脑动脉粥样硬化、急性传染病恢复期、慢性营养不良。往往是中枢神经系统原发病的临床症状之一。故要做相应检查，以鉴别诊断。

（3）颈动脉窦综合征：特点是①患者有昏厥或伴抽搐发作史；②中年以上发病多见，各种压迫颈动脉窦的动作，如颈部突然转动、衣领过紧均是诱因；③发作时脑电波出现高波幅慢波；④临床上用普鲁卡因封闭颈动脉窦后发作减轻或消失可支持本病诊断。

2.心源性休克与其他类型休克的鉴别诊断

由心脏器质性病变和（或）原有慢性心力衰竭基础上的急性心力衰竭而引发心源性休克，患者的静脉压和心室舒张末压升高，与其他休克不同。而且，其他类型休克多有明确的各类病因，如出血、过敏、外科创伤及休克前的严重感染等，可相应鉴别。另外，即刻心电图及心电监护有致命性心律失常，可有助于诊断。

3.急性心力衰竭肺水肿与其他原因所致肺水肿的鉴别诊断

（1）由刺激性气体吸入中毒引起的急性肺水肿的特点是：①有刺激性气体吸入史；②均有上呼吸道刺激症状，重者可引起喉头水肿、肺炎及突发肺水肿，出现明显呼吸困难；③除呼吸道症状外，由于吸入毒物种类不同，可并发心、脑、肾、肝等器官损害。

（2）中枢神经系统疾病所致的肺水肿，有中枢神经系统原发病因存在，如颅脑创伤、脑炎、脑肿瘤、脑血管意外等。

（3）高原性肺水肿是指一向生活在海拔 1000m 以下，进入高原前未经适应性锻炼的人，进入高原后,短则即刻发病,长则可在两年后发病,大多在一个月之内发病,且多在冬季大风雪气候发病,亦与劳累有关。前驱症状有头痛、头晕,继之出现气喘、咳嗽、胸痛、咳粉红色泡沫样痰、双肺湿啰音、发绀等急性肺水肿症状。依其特定的发病条件不难诊断。

二、治疗

(一)吸氧和辅助通气

应保证 AHF 患者气道通畅,SaO_2 维持在正常范围(95%~98%)(Ⅰ类,证据 C 级),如果增加吸氧浓度无效,可行气管内插管(Ⅱa 类,证据 C 级)。低氧血症的 AHF 患者应增加吸氧浓度(Ⅱa 类,证据 C 级),但无低氧血症的患者,增加吸氧浓度可能有害。研究证明,氧过高会减少冠脉血流、降低心输出量、升高血压和增加全身血管阻力。

已有 5 项随机对照研究的结果表明,对于左心衰竭心源性肺水肿患者,与标准治疗比较,使用持续气道正压(CPAP)无创性通气治疗能改善 AHF 患者的氧合作用、症状和体征,减少气管内插管。另有 3 个使用无创性正压通气(NIPPV)随机对照试验的结果表明,NIPPV 能减少气管内插管,但并不能降低死亡率或改善远期心功能。Collins 等对 1980—2005 年的随机对照研究进行荟萃分析,结果显示,急性心源性肺水肿患者使用 CPAP 和 NIPPV 能明显减少气管内插管和机械通气(ESC Ⅱa 类,证据 A 级)。现有数据未显示它们能降低死亡率,但有下降的趋势。2007 年 ESC 公布了 3CPO 研究结果,急性心源性肺水肿患者接受无创通气治疗可更快改善代谢异常及呼吸窘迫,采用 CPAP 或 NIPPV 均可安全受益,但对 7 天及 30 天死亡率无影响。

有创性机械通气不用于可通过氧疗、CPAP 或 NIPPV 能有效逆转的低氧血症患者。使用气管内插管机械通气最常见的原因是,呼吸频率减少、高碳酸血症和意识障碍提示呼吸肌疲劳,以下情况也需要气管内插管机械通气:①缓解呼吸困难(减少呼吸肌做功)。②避免胃内容物反流入气管。③改善肺内气体交换,纠正高碳酸血症和低氧血症;或用于因长时间心肺复苏或应用麻醉药物所致意识不清患者。④保证气管灌洗,预防气管阻塞和肺不张。

(二)血管扩张剂

如果血压正常但伴有低灌注状态、淤血体征、尿量减少,血管扩张剂应作为一线用药,用于扩张外周循环并降低前负荷。

1.硝普钠

适用于严重心力衰竭患者和后负荷增加的患者,如高血压心力衰竭或二尖瓣反流患者,推荐从 $0.3\mu g/(kg \cdot min)$ 起始(ESC 指南Ⅰ类,证据 C 级)。在 ACS 引起的 AHF 患者硝酸甘油优于硝普钠,因为硝普钠能引起"冠状动脉窃血综合征"。

2.硝酸酯类药物

小剂量硝酸酯类药物仅扩张静脉,随剂量增加也可扩张动脉,包括冠状动脉。合适剂量的硝酸酯类药物可以使静脉扩张和动脉扩张保持平衡,从而只减少左室的前负荷和后负荷而不减少组织灌注。

在急性心力衰竭患者中进行的两项随机试验显示,应用血流动力学允许的最大剂量的硝酸酯类药物与小剂量利尿剂配合,其效果优于单纯应用大剂量利尿剂(ESC 指南Ⅰ类,证据 B 级)。

2001 年欧美指南提出:当期望降低死亡率时,应当使用 ACEI,当期望改善症状时可以将 ACEI 和硝酸酯联合应用。2009 年美国 ACC/AHA 指南进一步肯定了硝酸酯对美国黑人心力衰竭患者的疗效,提出在采用 ACEI、β 受体阻滞剂和利尿剂并优化治疗后仍然有症状的美国黑人心力衰竭患者,可以联合使用肼曲嗪/硝酸酯治疗,并将其推荐强度由Ⅱa 级上升为Ⅰ级。血管扩张剂可作为伴有心绞痛或呼吸困难症状或高血压的辅助治疗,硝普钠、硝酸酯类、某些 α-阻断剂(如压宁定)仍可用于急性充血性心力衰竭的治疗。而血管扩张剂哌唑嗪、酚妥拉明因降压明显和反射性心动过速已不用于心力衰竭(Ⅲ,B 级)。

3.新型血管扩张剂重组 B 类利钠肽(脑钠肽,rhBNP)

实验显示,rhBNP 有舒张血管和利尿作用,使心力衰竭犬平均动脉压、左室舒张末压下降,尿量和尿钠排出量增加,能明显降低心力衰竭犬的心脏前后负荷,而不影响心脏收缩功能。对脑钠肽(BNP)进行的 10 项临床试验共有 941 名心力衰竭患者。其中,随机双盲 VMAC 试验观察了 489 名急性心力衰竭患者,结果:在基础治疗的基础上,用药后 3 小时,与安慰剂相比,脑钠肽组患者呼吸困难好转的程度更明显;与硝酸甘油组相比,脑钠肽组患者的肺毛细血管楔压(PCWP)降得更低,但改善呼吸困难效果无差异,且对血压和心率影响不明显。奈西立肽,是重组人脑钠肽,与内源 BNP 相同,对静脉、动脉和冠脉均有扩张作用,从而降低前、后负荷,降低外周血管阻力,增加心排血量,但不直接增强心肌的收缩能力。它抑制肾素-血管紧张素-醛固酮系统和交感神经系统,尿钠排出量增加,改善血流动力学效果优于硝酸甘油,且不良反应更小,但可致低血压,对预后影响有待研究。荟萃分析资料显示,使用奈西立肽者血肌酐水平呈剂量依赖性升高。

FUSION-Ⅰ研究发现,每周静脉滴注奈西立肽 1 次、持续 3 个月可安全用于 CHF 门诊患者。进一步进行的 FUSIONⅡ试验,以 920 例慢性失代偿性心衰患者为研究对象,随机双盲应用奈西立肽或安慰剂每周一次或两周一次,治疗 12 周,随访 24 周。结果显示,两组间死亡率及住院率(因心衰或肾功能不全住院)无显著差异,未能改善患者的临床预后,治疗组也没有增加肾脏损害,该研究提示:重组 BNP 的序贯疗法对慢性心力衰竭无效,仅用于急性期治疗。PRECEDENT 研究发现,正性肌力药物多巴酚丁胺,可显著增加缺血性和非缺血性失代偿性 CHF 患者各种类型室性异位心律失常的发生,而奈西立肽与之相比不增加心率,可显著减少严重心律失常的发生。PROACTION 研究发现(237 例患者),标准治疗基础上,奈西立肽静脉滴注 12 小时后可使基线收缩压增高(>140mmHg)的失代偿性 CHF 患者的收缩压降低 28.7mmHg,而对基线收缩压正常患者,低血压的发生并未见增加,可在急诊室安全有效地使用。

美国 FDA 批准奈西立肽用于急性失代偿性心衰(ADHF)患者。美国 AHA/ACC、欧洲 ESC 和我国急性心衰指南为Ⅱa 类推荐应用。公布的 ASCEND-NF 试验,旨在评价其在 ADHF 患者应用的安全性和疗效。共入选 7000 多例因心衰住院患者,用药组持续不间断静脉滴注奈西立肽 7 天。结果显示,奈西立肽未加重肾功能损害,也未增加病死率,但 30 天的死亡和再住院率也未见下降,与安慰剂组相比,气急症状虽有轻度减少,但无显著差异。奈西立肽临床使用的经验仍有限,需要进一步观察。

(三)利尿剂

有液体潴留症状的急性或急性失代偿性心力衰竭患者应给予强力和速效的袢利尿剂(呋塞米、托拉塞米),并推荐静脉使用。托拉塞米是具有醛固酮受体拮抗作用的袢利尿剂,半衰期较长、生物利用度为 76%～96%;吸收不受药物影响;利钠利尿活性是呋塞米的 8 倍,而排钾作用弱于呋塞米(因其抗醛固酮作用);心功能改善作用优于呋塞米;可抑制 AngⅡ引起的血管收缩。首先静脉给予负荷量,随后持续静脉滴注比单剂"弹丸"注射更有效。噻嗪类和螺内酯可与袢利尿剂合用,这种联合治疗比使用单药大剂量利尿剂更有效且不良反应小。袢利尿剂与多巴酚丁胺、多巴胺或硝酸酯联合应用比单独使用利尿剂更有效和不良反应更小(ESC 指南Ⅱb 类,证据 C 级)。

利尿剂免疫指在足量应用利尿剂的条件下利尿剂作用减弱或消失,水肿持续存在的状态,约 1/3 的心衰患者发生。利尿剂免疫治疗包括:限制钠及水摄入、保持电解质平衡、低血容量时补充血容量、增加利尿剂剂量和(或)给药次数、静脉大剂量给药(比口服更有效)、静脉滴注给药(比静脉大剂量给药更有效)、几种利尿剂联合治疗、利尿剂与多巴胺或多巴酚丁胺联合应用、减少 ACEI 剂量,若上述治疗措施无效可考虑超滤或透析。

利尿剂不良反应包括神经内分泌激活(特别是 RAAS 和交感神经系统),低钾、低镁和低氯性碱中毒,后者可能导致严重心律失常,利尿剂也可发生肾毒性和加重肾衰竭。过度利尿会降低静脉压、肺毛细血管楔压和心脏舒张期充盈。

(四)血管加压素受体拮抗剂

精氨酸血管加压素具有强烈的血管收缩、水潴留、增强 NE、AngⅡ及致心室重构等作用,是心衰恶化的因素之一。精氨酸血管加压素受体拮抗剂托伐普坦可选择性地阻断肾小管上的精氨酸血管加压素受体,并具有排水不排钠的特点,此类药物又称利水药。ACC 公布的 EVEREST 研究是一项随机双盲对照的临床试验,4133 例急性失代偿性心衰患者口服托伐普坦短期治疗(7 天及出院前)和长期治疗(平均随访 9.9 个月),结果证实短期应用托伐普坦可使气促和水肿症状明显减轻,改善低钠血症。但长期治疗不能减少主要心血管事件,也不能降低死亡率。

(五)正性肌力药物

1.cAMP 依赖性的正性肌力药物

cAMP 依赖性的正性肌力药物包括:①β 肾上腺素能激动剂,如多巴胺、多巴酚丁胺等;②磷酸二酯酶抑制剂,如米力农、氨力农以及依诺昔酮等。

多巴胺是一种内源性儿茶酚胺,是去甲肾上腺素的前体,它的作用是剂量依赖的,可以作用于多巴胺能受体、β 肾上腺素能受体和 α 肾上腺素能受体 3 种不同受体。小剂量多巴胺[$<2\mu g/(kg \cdot min)$]只作用于外周多巴胺能受体,降低外周血管阻力,其中以扩张肾、内脏、冠脉和脑血管床最明显,可改善肾血流、肾小球滤过率,增加肾脏低灌注和肾衰竭患者对利尿剂的反应;较大剂量[$>2\mu g/(kg \cdot min)$]多巴胺刺激 β 肾上腺素能受体,增加心肌收缩力和心排出量。剂量$>5\mu g/(kg \cdot min)$作用于 α 肾上腺素能受体,增加外周血管阻力,使左室后负荷、肺动脉压力和阻力增加,可能对心力衰竭患者有害。

多巴酚丁胺主要通过刺激 β_1 和 β_2 受体（3:1 比例）起作用,小剂量多巴酚丁胺使动脉轻度扩张,通过降低后负荷增加心搏出量[2～20μg/(kg·min)],大剂量多巴酚丁胺使血管收缩。心率通常以剂量依赖的方式增加,心率增加的程度较其他儿茶酚胺类药物小,但因为加快房室传导,使心房纤颤患者心率增加比较明显。

PROMISE、PRIMEⅡ、VEST 及 PICO 等试验均显示口服磷酸二酯酶抑制剂与安慰剂相比全病因死亡率、心血管死亡率、心脏猝死均增加,为此,试验被迫提前终止。DICE、OPTIME-CHF 等试验表明,静脉用药与口服正性肌力药物相似,因心力衰竭加重而住院的患者用多巴酚丁胺和米力农并无额外益处。大量临床试验表明,上述药物短期用于急性心力衰竭时具有增加心肌收缩力和有益的血流动力学作用,但长期使用却增加死亡率,其确切机制尚未明了,可能与此类药物的致心律失常作用有关。由于磷酸二酯酶抑制剂增加心脏收缩功能,有利于加用 β 受体阻滞剂,而 β 受体阻滞剂可预防磷酸二酯酶抑制剂的致心律失常作用,当与β 受体阻滞剂同时使用和(或)对多巴酚丁胺反应不佳时,先使用磷酸二酯酶抑制剂(Ⅱa 类,证据 C 级)。ESC 指南指出,此类正性肌力药适用于外周循环血液灌注不足(低血压、肾功能不全),无论有无淤血或肺水肿,经最佳剂量利尿剂和血管扩张剂治疗,但效果不佳的患者(Ⅱa 类,证据 C 级)。米力农和依诺昔酮发生血小板减少症较氨力农少。由于此类药物增加了氧需求量和钙负荷,应谨慎应用。不主张慢性心力衰竭患者长期或间歇静脉滴注此类正性肌力药。可用于晚期、难治性心力衰竭或心脏移植前的终末期心力衰竭的患者,且尽量短期应用。

2.强心苷

通过抑制心肌 Na^+-k^+-ATP 酶,增加 Ca^{2+}-Na^+ 离子交换,增加心肌收缩力。AHF 时强心苷可轻度增加心排出量,降低充盈压。但对于 AMI 合并 HF 的患者,AIRE 研究的亚组分析显示,强心苷对预后有不利影响,常预示威胁生命心律失常事件的发生,且使肌酸激酶升高更明显。ESC 指出不推荐给予 AHF 患者具有正性肌力作用的强心苷,特别是急性心肌梗死后 AHF。AHF 时使用强心苷的指征是心动过速如心房颤动诱导的心衰,如心衰应用其他药物不能有效地控制心率时。AHF 时,严格控制快速心律失常的心率能缓解心力衰竭的症状。洋地黄的禁忌证包括心动过缓,Ⅱ度或Ⅲ度房室传导阻滞,病态窦房结综合征,颈动脉窦过敏综合征,预激综合征,肥厚梗阻型心肌病,低钾血症和高钙血症。

3.Ca^{2+} 通道增敏剂

欧洲心脏病学会急性心力衰竭指南和我国《急性心力衰竭诊断与治疗指南》均Ⅱa 类推荐应用(B 级证据)Ca^{2+} 通道增敏剂。大规模临床试验证实,传统的正性肌力药 β 肾上腺素能激动剂在增强心肌收缩力的同时也增加心肌耗能,长期应用可增加心力衰竭患者的死亡率。静脉用 Ca^{2+} 通道增敏剂左西孟坦增加收缩蛋白对钙离子的敏感性,不增加细胞内 Ca^{2+} 浓度,发挥正性肌力作用,同时促进血管平滑肌 ATP 依赖的钾离子通道开放,扩张外周血管。首次评价左西孟坦的随机对照双盲研究(revive-2 研究)及 LIDO、RUSSLAN、CASINO 研究均显示,左西孟坦在增加心排出量、降低死亡率方面优于多巴酚丁胺,短期使用能改善血流动力学效应及症状,半衰期长(80 小时)。但大剂量左西孟坦可引起心动过速和低血压。

2007 年公布的 SURVIVE 试验纳入了 1327 例左心室射血分数≤30%的急性失代偿性心

力衰竭患者,结果显示,左西孟坦与多巴酚丁胺相比,5 天和 1 个月死亡率没有差异,6 个月死亡发生率也相似,分别为 26％和 28％。目前仍需要进一步证明其长期治疗效果以及更多地收集安全性数据。

除上述治疗,AHF 的治疗还包括病因治疗、合并症的治疗,必要时应考虑主动脉内球囊反搏等治疗。

第二节　慢性心力衰竭

心力衰竭(简称心衰)是各种心脏疾病进展至严重阶段而引起的一种复杂的临床综合征。其主要特征为左心室和(或)右心室功能障碍及神经体液调节的改变,常伴呼吸困难、体液潴留、运动耐受性降低和生存时间明显缩短。

我国所做的随机抽样调查表明,心衰的患病率为 0.9％,全国约有心衰患者 400 万人,其中女性(1.0％)高于男性(0.7％),可能与我国风湿性心脏瓣膜病较多见且好发于女性有关。心衰的患病率随年龄增高而增高,城市高于农村,北方地区高于南方地区。对部分医院因心衰住院患者的回顾性调查发现,近 20 年心衰的病因已发生明显变化,其中冠心病从 36.8％增至 45.6％;高血压从 8.0％增至 12.9％;风湿性心脏瓣膜病则由 34.4％降至 18.6％。

心衰是一种严重的疾病,5 年存活率与恶性肿瘤相仿。严重心衰[纽约心脏学会(NYHA)心功能分级Ⅳ级]患者年平均病死率为 40％～50％;伴进行性临床症状的男性心衰患者,5 年死亡率达 62％。死亡原因依次为泵衰竭(59％)、心律失常(13％)和猝死(13％)。

一、临床表现

(一)常见症状

①呼吸困难:肺淤血所致,依病情不同可出现劳力性呼吸困难,夜间阵发性呼吸困难,甚至端坐呼吸;②疲劳和虚弱;③咳嗽,多为干咳;④夜尿和少尿,前者见于心衰早期,后者由心排出量显著减少所致,提示预后不良;⑤胃肠道症状,系由于腹内脏器淤血和水肿,可出现上腹不适、饱胀感、畏食、恶心、呕吐和便秘等。此外,还可有迟钝、记忆力减退、思维紊乱,甚至产生精神症状,尤多见于老年患者。

(二)常见体征

①心血管检查有心脏增大、第三心音(S3)或第四心音(S4)。奔马律、交替脉;②可出现静脉压升高表现,如颈静脉明显充盈、肝颈静脉逆流征阳性;③肝肿大;④体液潴留超过正常体重(干重)5％以上可出现外周水肿,先见于足踝部和胫前部,卧床者的腰骶部,严重者有腹水和全身水肿。

(三)辅助检查

心电图、X 线胸片、二维超声心动图和多普勒超声、核素心室造影和心肌灌注显像、冠状动脉造影以及心肌活检等;实验室检查如检测血电解质、肾功能、肝功能等,有助于明确心衰的病因,做出诊断和鉴别诊断。血浆 B 型钠尿肽(BNP)和 N-末端 B 型钠尿肽前体(NT-proBNP)已证实有助于心衰的诊断和预后评估。

(四)心功能不全程度的评估

采用 NYHA 分级法,分为Ⅰ~Ⅳ级。简单易行,但属主观评估,与反映左心室收缩功能的左心室射血分数(LVEF)并不完全一致。

二、诊断要点

(一)慢性收缩性心衰

①左心室增大、左心室收缩期末容量增加、LVEF≤40%;②有基础心脏病的病史、症状和体征;③呼吸困难;④全身体液潴留的表现如下肢水肿、肝大等。

(二)慢性舒张性心衰

①有典型心衰的症状和体征;②LVEF 正常(>45%),左心腔大小正常;③有左心室舒张功能异常的证据;④无心脏瓣膜异常,并排除心包疾病、肥厚型心肌病、浸润型心肌病、限制型心肌病等。后面 3 项须应用超声心动图做出评估。

(三)慢性心衰的阶段划分

根据心衰的发生和演变,从心衰的高危人群进展为器质性心脏病,出现心力衰竭症状和体征,直至成为难治性心衰的全程,可区分为 A、B、C、D 四个阶段(表 3-1)。

表 3-1 慢性心衰阶段的划分

阶段	危险因素	器质性心脏病	心衰症状或体征
A 期	有	无	无
B 期	有	有	无
C 期	有	有	有
D 期	有	有	难治性心衰

三、治疗方案和原则

(一)一般治疗

①消除心衰的诱因,如感染、心律失常尤其快速型心房颤动、电解质紊乱、肺梗死,以及用药不当;②积极治疗和控制基础心血管病变;③调整生活方式,如限制钠盐摄入在 2~3g/d(轻度)或<2g/d(中重度心衰),限制液体摄入、低脂饮食、戒烟。失代偿期须卧床休息;④加强心理疏导和减少各种精神刺激。

(二)药物治疗

已确定有效的药物如下。

1.血管紧张素转换酶抑制剂(ACEI)

常用制剂及其起始剂量/目标剂量如下:卡托普利 6.25mg,每日 3 次/50mg,每日 3 次;依那普利2.5mg,每日2次/10～20mg,每日2次;雷米普利1.5～2.5mg,每日1次/10mg,每日1次;赖诺普利2.5～5mg,每日1次120～40mg,每日1次;培哚普利2mg,每日1次/4～8mg,每日1次;贝那普利2.5～5mg,每日1次/5～10mg,每日1次;福辛普利5～10mg,每日1次/40mg,每日1次,西拉普利0.5mg,每日1次/1～2.5mg,每日1次。均从小剂量开始,每隔1～2周剂量加倍,直至目标剂量或最大耐受剂量。

2.β受体阻滞剂(β-B)

从小剂量开始,美托洛尔缓释剂(琥珀酸美托洛尔)12.5mg/d,酒石酸美托洛尔平片6.25mg,每日3次,比索洛尔1.25mg/d,卡维地洛3.125mg,每日2次,采用滴定法,每2～4周剂量加倍,直至目标剂量或最大耐受剂量。

3.利尿剂

首选襻利尿剂,从小剂量开始,如呋塞米10～20mg/d,逐步加量,其剂量一般不受限制,必要时可静脉给药。亦可用依他尼酸(利尿酸)、布美他尼(丁尿胺)或托拉塞米。噻嗪类利尿剂仅适用于轻度体液潴留或伴高血压患者,方法为氢氯噻嗪12.5～25mg/d,酌情可增至100mg/d。还可应用氯噻酮、阿米洛利或氨苯蝶啶。

4.血管紧张素Ⅱ受体拮抗剂(ARB)

适用于不能耐受ACEI且LVEF低下者。从小剂量开始,各种制剂的起始剂量/推荐剂量如下:坎地沙坦4～8mg,每日1次/32mg,每日1次;缬沙坦20～40mg,每日2次/160mg,每日2次;氯沙坦25～50mg,每日1次/50～100mg,每日1次;厄贝沙坦150mg,每日1次/300mg,每日1次;替米沙坦40mg,每日1次/80mg,每日1次。

5.地高辛

采用维持量疗法,即起始便用固定剂量0.125～0.25mg/d,心衰伴快速型心房颤动的患者,可适当增加剂量,以控制心室率。

6.醛固酮受体拮抗剂

适用于中重度心衰、NYHAⅢ级患者。螺内酯起始剂量5～10mg/d,一般应用剂量20mg/d,增加剂量需注意监测血钾。

(三)非药物治疗

心脏再同步化治疗(CRT)、心脏自动除颤复律器(ICD),以及兼有两者功能的再同步除颤复律器(CRT-D)可酌情考虑使用。无其他可选择治疗方法的重度晚期心衰患者,为心脏移植的候选者。

(四)心衰各个阶段的处理

阶段A:应积极控制各种危险因素,治疗高血压、冠心病、糖尿病等。有多重危险因素者可应用ACEI或ARB。阶段B:除阶段A的措施外,对于心肌梗死后或LVEF低下者可用ACEI或β-B。阶段C:适用阶段A和B的措施,常规应用利尿剂、ACEI、β-B,还可酌情应用螺内酯等。阶段D:除上述措施,须应用特殊干预方法。

第三节　稳定型心绞痛

心绞痛是心肌暂时性供氧和需氧之间失平衡引起心肌缺血、缺氧所致,表现为以发作性胸痛为主要表现的临床综合征。慢性稳定型心绞痛是指心绞痛发作的程度、频率、性质和诱因在数周内无显著变化。心绞痛症状也可发生于瓣膜性心脏病、肥厚型心肌病和未控制的高血压以及甲状腺功能亢进、严重贫血等患者。冠状动脉痉挛、微血管病变以及某些非心脏性疾病也可引起类似心绞痛的症状,临床上需注意鉴别。

一、临床表现

稳定型心绞痛临床表现包括以下几个方面:

①部位:常位于胸骨后或左前胸,范围常不局限,可以放射到颈部、咽部、颌部、上腹部、肩背部、左臂、左手指侧,以及其他部位。每次心绞痛发作部位往往是相似的。②性质:常呈紧缩感、绞榨感、压迫感、烧灼感、胸憋、胸闷或有窒息感、沉重感,有的患者只诉胸部不适,主观感觉个体差异较大。③持续时间:呈阵发性发作,持续数分钟,一般不会超过10分钟。④诱发因素及缓解方式:发作与体力活动或情绪激动有关,停下休息即可缓解。舌下含服硝酸甘油可在2~5分钟内迅速缓解。慢性稳定型心绞痛时,疼痛发作的诱因、次数、程度、持续时间及缓解方式一般在较长时间内(>3个月)大致不变。

二、诊断要点

(一)病史询问

有或无上述症状出现。

(二)体格检查

常无明显异常,心绞痛发作时可有心率增快、血压升高、焦虑、出汗,有时可闻及第四心音、第三心音或奔马律,或出现心尖部收缩期杂音,第二心音逆分裂,偶闻双肺底啰音。体检尚能发现其他相关情况,如心脏瓣膜病、心肌病等非冠状动脉粥样硬化性疾病,也可发现高血压、肥胖、脂质代谢障碍所致的黄色瘤等危险因素,颈动脉杂音或周围血管病变。

(三)实验室检查

了解冠心病危险因素:空腹血糖、血脂检查,必要时检查糖耐量。了解贫血、甲状腺功能。胸痛较明显患者,查血肌钙蛋白、肌酸激酶。

(四)心电图及运动试验

静息心电图通常正常。当胸痛伴ST-T波改变符合心肌缺血时,有助于心绞痛诊断。24小时动态心电图记录时,如出现与症状相一致的ST-T波改变时,对诊断也有一定的参考价值。极量或亚极量运动试验(平板或踏车)有助于明确诊断,并可进行危险分层。

(五)负荷超声心动图和核素心肌显像

静脉推注或滴注药物行负荷超声心动图和核素心肌显像。主要表现为病变冠状动脉供血区域的心室壁节段活动异常(超声心动图)或缺血区心肌放射性核素(铊201)摄取减低。

(六)CT和磁共振显像

多排螺旋CT或电子束CT平扫可检出冠状动脉钙化,但不推荐其作为心绞痛患者的诊断评价。CT造影(CTA),尤其应用64排或以上CT时,能较清晰显示冠状动脉近段的解剖,对冠状动脉病变的阴性预测价值较高,但对狭窄病变及程度的判断仍有一定的限度,是否作为冠心病的筛选工具尚未定论。磁共振显像(MRI)在冠状动脉病变检出中的作用有待进一步研究。

(七)冠状动脉造影和血管内超声(IVUS)

冠状动脉造影可以明确冠状动脉病变的存在及严重程度,也有利于治疗决策的选择和预后的判断。对糖尿病、>65岁老年患者、>55岁女性的胸痛患者冠状动脉造影更有价值,也可用于肾功能不全或合并其他严重疾病的患者。IVUS虽能精确测定冠状动脉内径、管壁结构、斑块性质,指导介入治疗的操作和疗效评估,但不作首选的检查方法。

三、治疗方案及原则

(一)一般防治

(1)控制易患因素。

(2)治疗可加重心绞痛的疾病。

(二)心绞痛治疗

1.药物治疗

轻度心绞痛患者,可选用β受体阻滞剂或合并硝酸酯类药物。严重心绞痛者,必要时加用除短效二氢吡啶类外的钙离子通道阻滞剂。

2.介入治疗

对心绞痛症状不能药物控制,或无创检查提示较大面积心肌缺血,且冠状动脉病变适合经皮冠状动脉介入治疗(PCI)者,可行冠状动脉内支架术(包括药物洗脱支架)治疗。对相对高危患者和多支血管病变的患者,PCI缓解临床症状更为显著,但生存率获益还不明确。对低危患者,药物治疗在减少缺血事件和改善生存率方面与PCI一样有效。

3.冠状动脉旁路移植术(CABG)

糖尿病伴多支血管病变、严重左心室功能不全和无保护左主干病变患者,CABG疗效优于PCI。以往接受CABG者如有症状且解剖适合,可行再次CABG,但风险明显增大。PCI可以作为某些患者再次手术缓解症状的替代疗法。

4.其他特殊治疗

对药物治疗不能控制症状且又无行血运重建可能性的难治性患者,可试行激光血运重建术、增强型体外反搏、脊髓电刺激等。

(三)二级预防

1.抗血小板

阿司匹林可降低心肌梗死、脑卒中或心血管性死亡的风险,最佳剂量范围为75～150mg/d。氯吡格雷主要用于PCI(尤其是药物洗脱支架术)后,及阿司匹林有禁忌证患者。

2.调脂治疗

他汀类药物能有效降低总胆固醇和低密度脂蛋白胆固醇,并可减少心血管事件发生。加用胆固醇吸收抑制剂或贝特类药物可使血脂水平得到更有效的控制。

3.ACEI

合并糖尿病、心力衰竭或左心室收缩功能不全的高危患者从 ACEI 治疗获益大,但低危患者获益可能较小。

4.β受体阻滞剂

可降低心肌梗死后患者的死亡率。

5.PCI 治疗

对二级预防无明显作用。

第四章

内分泌代谢系统疾病

第一节　单纯性甲状腺肿

单纯性甲状腺肿是一种常见的甲状腺疾病,其基本特征是非炎症性和非肿瘤性甲状腺肿大,不伴甲状腺功能减退和亢进的表现。因碘所致者,常呈地方性分布,称为地方性甲状腺肿;因甲状腺激素(TH)合成障碍或致甲状腺肿物质引起者,多为散发分布,称为散发性甲状腺肿。

一、病理生理

合成 TH 的必需原料碘的缺乏、TH 合成障碍、TH 分泌障碍(如高碘、致甲状腺肿物质)、机体对 TH 需要量增加及基因突变等因素引发甲状腺肿大。初期甲状腺均匀、弥散性增大,仍保持原有轮廓。后期甲状腺可出现不规则增生并形成结节,表现为多结节性甲状腺肿,可出现自主功能,可发生结节内出血、钙化或因结节退行性变而形成囊肿。

二、临床表现

(一)甲状腺肿大

肿大呈渐进性,常呈轻度或中度弥散性肿大,表面光滑,质地较软,无压痛。随着病情发展,可进一步增大,并可触及单个或多个结节。

(二)压迫症状

1.呼吸困难

气管受压所致,长期压迫可使气管狭窄、弯曲、变形,诱发肺气肿、支气管扩张。

2.吞咽困难

食管受压所致。

3.声音嘶哑

喉返神经受压所致。

4.面颈部及上肢静脉回流受阻

主要为胸骨后甲状腺肿压迫所致,表现为面部青紫、水肿,颈部和胸部浅表静脉扩张。出现 Pemberton 征,表现为抬高手臂,阻塞加重。

5.Horner 综合征

颈交感神经受压所致,表现为眼球下陷、瞳孔变小、眼睑下垂。

三、疾病评估

(一)分型

1.弥漫型

甲状腺均匀肿大,未触及结节,属早期甲状腺肿。

2.结节型

甲状腺上触及一个或多个结节,属晚期甲状腺肿。

3.混合型

弥漫肿大的甲状腺上触及一个或多个结节。

(二)分度

当颈部处于正常位置时,可分三度。

1.Ⅰ度

甲状腺看不见,摸得着。

2.Ⅱ度

甲状腺看得见,摸得着,肿大未超过胸锁乳突肌。

3.Ⅲ度

甲状腺看得见,摸得着,肿大已超过胸锁乳突肌。

四、诊断依据

主要依据为甲状腺肿大而甲状腺功能基本正常。

(一)病史询问

可能存在的甲状腺肿病因,地方性甲状腺肿地区的流行病史有助于本病诊断。

(二)症状体征

详见临床表现及疾病评估。

(三)实验室检查

甲状腺功能一般正常,血甲状腺素(T_4)正常或偏低,三碘甲状腺原氨酸(T_3)正常或偏高,TSH 偏高或正常。缺碘甲状腺肿患者尿碘排出量明显降低。

(四)影像学检查

超声可明确显示甲状腺形态、大小、结构,同时对甲状腺结节的良恶性鉴别有一定意义。胸骨后甲状腺肿可行 CT 或 MRI 检查,明确其与邻近组织的关系,以及颈部甲状腺的延续情况。

(五)放射性核素检查

甲状腺摄[131]I 率大多增高,但高峰不提前,可被 T_3 抑制,但当甲状腺结节有自主功能时,

可不被 T_3 抑制。放射性核素扫描可见甲状腺肿大及有或无功能性结节图像,用来评估甲状腺功能、甲状腺结节功能及甲状腺组织是否具有自主功能("热"结节)的手段。"热"结节的存在是排除甲状腺癌的强烈指征。

(六)甲状腺组织细针穿刺

被列为甲状腺结节的初筛检查,有助于进一步鉴别甲状腺结节的良恶性。

五、鉴别诊断

对单纯性甲状腺肿的鉴别诊断应该从功能和解剖两方面来考虑。

(一)慢性淋巴细胞性甲状腺炎(桥本病)

本病也可仅表现为甲状腺肿大,但质地较硬,表面可不光滑。甲状腺球蛋白抗体(TGAb)与甲状腺过氧化物酶抗体(TPOAb)常明显升高。甲状腺穿刺细胞学检查呈现典型淋巴细胞浸润特征。

(二)甲状腺癌

单纯性甲状腺肿出现结节时,特别是当结节内出血、迅速增大,扫描显示"冷"结节时,需与甲状腺癌鉴别。恶性包块可有结节感、不规则、质硬,和周围组织有粘连,移动度差,甲状腺组织细针穿刺活检找到癌细胞可明确诊断。

(三)甲状腺功能亢进症

本病肿大的甲状腺质地柔软,可触及震颤,可闻及"嗡鸣"样血管杂音。本病多伴有怕热多汗、多食善饥、心慌手颤等症状,可有眼球外突,同时血清 TH 和促甲状腺激素(TSH)水平异常。

六、治疗方案

主要取决于病因。

(一)病因治疗

1.缺碘所致者

应进食含碘丰富的食品,适当补充碘盐。缺碘性甲状腺肿流行地区可采用碘化食盐防治。但结节性甲状腺肿的成年患者应避免大剂量碘治疗,以免诱发碘甲状腺功能亢进。

2.摄入致甲状腺肿物质所致者

停用后,甲状腺肿一般可自行消失。

(二)TH 替代或抑制治疗

以补充内源性 TH 不足,抑制 TSH 分泌。一般用左甲状腺素(L-T$_4$),从 $25\sim50\mu g/d$ 小剂量开始口服,每隔 2~3 周增加 $25\mu g/d$,维持量为 $25\sim150\mu g/d$;或甲状腺片,由 15~30mg/d 逐渐增至 60~120mg/d,分次口服。3~6 个月后可使甲状腺肿明显缩小或消失,但停药后易复发,应长期使用。病程长多结节性甲状腺患者,应做促甲状腺激素释放激素(TRH)兴奋试验,若 TSH 反应降低或无反应,提示结节已有自主功能,不宜 TH 治疗,老年人以免加重心脏负荷,TH 剂量应酌减。

（三）手术治疗

本病患者大多数不须手术治疗,但当患者出现压迫症状,或药物治疗无改善、有自主性高功能结节,或疑有甲状腺结节癌变时,应考虑手术治疗。儿童和青春期生理性甲状腺肿者,禁忌手术治疗。

七、小结

由于饮食中碘含量的变化及环境、内分泌干扰物的影响,单纯性甲状腺肿的发病率有逐年上升的趋势。鉴于本病患者甲状腺功能无明显异常,临床上不主张常规使用甲状腺激素制剂治疗,尤其对于骨质疏松和心脏病患者。碘剂应慎用于多结节性甲状腺肿者,以免诱发甲状腺功能亢进。

第二节　甲状腺炎

一、急性化脓性甲状腺炎

（一）主要特点

急性化脓性甲状腺炎（AST）,又称感染性甲状腺炎,是临床较少见的甲状腺疾病。由血行播散或局部甲状腺囊肿继发感染,以及临床组织化脓性感染侵袭甲状腺所致。可发生于任何年龄。国外报道多见于20～40岁女性,且以前有甲状腺疾病,尤其有结节性甲状腺肿者易患本病。以发热、甲状腺肿痛为基本特征。

（二）病因与发病机制

AST是急性甲状腺炎中的主要类型:大多由化脓性细菌经血行或邻近感染蔓延到甲状腺所致,病原菌常见为葡萄球菌、链球菌或肺炎球菌等,亦据报道布鲁杆菌感染可引起本病。病原菌感染的途径有:①血源性。②附近组织炎症的直接侵犯。③淋巴管途径。④直接创伤。⑤通过残留的甲状腺舌骨炎症而来。梨状窝窦道瘘常伴有本病或引起本病反复发作。此外艾滋病患者机会感染概率显著增加,这类感染往往隐匿而迁延。

（三）病理改变

甲状腺急性炎症的特征性改变,甲状腺化脓可为局限性或广泛性,初期有大量多形核细胞和淋巴细胞浸润,常伴有坏死和脓肿形成。起病前已有结节性甲状腺肿者易产生脓肿,如甲状腺本来正常者,则广泛化脓多见。脓液可进入深部组织,甚至进入纵隔、破入气管和食管。愈合时具有大量纤维组织增生。

（四）临床表现

1.一般表现

本病发病急、伴发热、畏寒、寒战、心动过速。甲状腺邻近器官或组织感染的征象如肿胀,也有本病引起单侧声带麻痹的报道。

2.甲状腺表现

甲状腺肿大、疼痛、压痛,颈部后伸、吞咽时甲状腺疼痛加剧,疼痛可向两颊、两耳或枕部放射。甲状腺肿大多为单侧,偶可双侧,质硬。甲状腺脓肿形成时可有波动感,局部皮肤红、肿、痛。

(五)辅助检查

1.一般检查

可见末梢血白细胞计数升高,以多形核白细胞为主,血培养可能为阳性,血沉加快,C反应蛋白升高。

2.甲状腺检查

甲状腺功能大多在正常范围(TSH正常,血清 T_3、T_4 水平均在正常范围)。检测甲状腺摄[131]I率正常,甲状腺扫描显像可见局部有放射性减低区。甲状腺穿刺可见大量脓液。甲状腺B超显示甲状腺肿大,可有液性暗区。

对反复发生本病或颈部脓肿的患者应排除是否有先天异常,应行食管吞钡或CT检查,有否来源于梨状窝的鳃囊窦道或梨状窝窦道瘘。

(六)诊断

根据伴抵抗力下降或感染疾病史;出现全身败血症表现,如高热、寒战、心动过速;甲状腺肿大、疼痛、压痛,颈部疼痛放射痛及邻近组织感染及压迫症状;结合实验室检查,如白细胞总数及中性粒细胞增高、血沉明显增快等可确诊;必要时行甲状腺穿刺检查培养病原菌。

(七)鉴别诊断

1.亚急性甲状腺炎

亚急性甲状腺炎通常不侵犯颈部其他器官,疼痛相对较轻,血沉明显增快,早期有一过性甲状腺功能亢进症症状,以及血 T_3、T_4 升高而甲状腺摄[131]I率降低的分离现象,甲状腺活检有多核巨细胞出现或肉芽肿形成。

2.甲状腺囊肿或肿瘤内出血

一般无全身败血症表现,稍有发热、寒战,血常规白细胞不高,血沉不快。甲状腺穿刺无脓性液体。

3.甲状腺癌

进行性恶性甲状腺肿瘤(AMTT)也可发生局部坏死,类似急性化脓性甲状腺炎,但其预后很差,死亡率高,可与之鉴别。如出现下列情况应高度怀疑为AMTT,年龄较大,抗生素治疗无效,发音困难,甲状腺右侧叶受累,坏死范围大,有贫血,甲状腺针吸活检培养无菌生长。

4.疼痛性桥本甲状腺炎

起病较慢,没有全身败血症表现,血沉不快,甲状腺自身抗体阳性。甲状腺穿刺见大量淋巴细胞。

5.其他颈前炎性包块

包块不随吞咽上下移动,甲状腺区扫描或B超无相应病变。

(八)治疗

1.一般治疗

局部热敷,卧床休息。高热者可进行物理或药物降温。

2.抗感染治疗

合理使用抗生素,可根据脓液中细菌种类或血细菌培养结果选用抗生素。

3.引流

如局部已形成脓肿或非手术治疗不能使感染消退时,则应手术切开引流,也可进行针吸治疗。

4.手术

原有甲状腺疾病如肿瘤的患者,可以在抗生素治疗基础上,使化脓病变局限后行甲状腺部分切除。如有梨形隐窝瘘管者,也应实行手术切除治疗。

（九）预防

积极控制全身感染和局部感染,增强机体抵抗力。切除梨形隐窝瘘,减少复发感染机会。艾滋病患者注意防治机会感染。

（十）预后

采用抗生素治疗后和引流手术等,可有效控制病情,预后良好,极少发生甲状腺功能减退症。真菌感染或艾滋病患者预后较差。

二、亚急性甲状腺炎

（一）主要特点

亚急性甲状腺炎(SAT,亚甲炎),又称(假)巨细胞性甲状腺炎、(假)肉芽肿性甲状腺炎、急性单纯性甲状腺炎、非感染性甲状腺炎、病毒感染后甲状腺炎、急性(或亚急性)非化脓性甲状腺炎、移行性或"匍行性"甲状腺炎、亚急性疼痛性甲状腺炎、亚急性甲状腺炎等。早在1825年已有描述。Fritz DeQuervain于1904年详细描述了受累病例甲状腺巨细胞及肉芽肿的变化特点,因此称为DeQuervain甲状腺炎。亚甲炎临床常见,占甲状腺疾病的5%,多发生于20～50岁女性,男女发病率比例为1∶(3～6)。通常于流感或普通感冒后1～2周发病,起病急,临床主要表现为发热、甲状腺肿痛及甲状腺功能异常。典型病例经历局限性非高功能甲状腺毒症、甲状腺功能正常和一过性功能减退三阶段。之后,绝大多数恢复正常甲状腺功能,少数患者导致永久性功能减退。亚甲炎为自限性疾病,病程一般可持续2～3个月,少数患者可迁延至1～2年。

（二）病因与发病机制

多见于HLA-B35阳性妇女,炎症机制尚未明了。一般认为与病毒感染有关,由于病毒直接攻击甲状腺或由病毒感染诱发,引起甲状腺组织反应从而导致破坏病变。对白细胞相关抗原(HLA)的研究表明,具有多种病毒易感基因组者存在患病倾向。

1.病毒感染

如感染麻疹、柯萨奇、EB病毒、腺病毒、艾柯、流感、流行性腮腺炎、风疹病毒,以及肠病毒、反转录病毒、巨噬细胞病毒等,一种或多种病毒同时感染后可发病。偶据报道注射流感疫苗后发病。以往报道,患者甲状腺滤泡上皮分离到病毒样颗粒、甲状腺组织活检标本中培养出病毒,以及患者血中高滴度病毒抗体的检出均提示本病与病毒感染有关。在病毒感染暴发期间本病聚集发病。但是也有学者根据甲状腺组织切片中很少找到病毒包涵体或培养出病毒,从而推测甲状腺本身的病变可能不是病毒直接侵袭所致。

2.非病毒感染

如 Q 热或疟疾之后发生本病也有报道。

3.遗传

1975 年,Nvulassy 等首先报道患本病的捷克斯洛伐克裔 HLA-B35 频率增加。以后的研究进一步证实本病的确具有 HLA 易感组型,但存在地理分布与种族差异。已证明多个民族的本病患者均与 HLA-B35 强烈相关,占 64%~87%,欧洲及北美甚至有高达 90% 的报道。HLA-B35 阳性是这些地区和民族 SAT 发病的强有力预测指标。日本患者中 71% 携带 HLA-B35,16% 与 HLA-B67 有一定相关性。而荷兰一组患者中仅 1 例/11 例携带 HLA-B35,5 例/11 例存在 HLA-B15/62。HLA 组型不同,临床表现及发病季节有所差异。孪生子先后患病的报道并非罕见,甚至有黎巴嫩三兄妹(均携带 HLA-B35)18 个月内相继患病的报道。

4.自身免疫

本病活动阶段,血中可测得多种抗甲状腺自身抗体,如甲状腺过氧化酶抗体(TPOAb)、甲状腺球蛋白抗体(TgAb)、TSH 受体抗体[TRAb,甲状腺结合抑制免疫球蛋白(TBII)]、甲状腺刺激抗体(TSAb),以及抗甲状腺抗原的致敏 T 淋巴细胞等。然而这些抗体多数仅呈低滴度存在,可能继发于甲状腺滤泡破坏后的抗原释放。目前认为,这些抗原的释放并不足以使适量 T 淋巴细胞致敏,因此难以构成致病因素。即这些自身免疫现象在本病的存在是非特异的、短暂的,常发生于疾病活动阶段,是对炎症期间受损甲状腺抗原释放的反应,而非特异的原发性甲状腺自身免疫疾病。有些患者病后长期保留甲状腺自身免疫证据,少数患者于本病前后发生甲状腺自身免疫疾病。其机制尚未十分明了。

5.其他

(1)细胞因子:多种生长因子对 SAT 的临床过程可能存在影响。

(2)凋亡:本病发生、发展过程中存在凋亡现象。

(三)病理改变

1.甲状腺大体标本

通常呈轻度到中度弥散性肿大,可不对称,切面中有散在灰色病灶。

2.甲状腺组织

(1)病理改变不均一,光镜下滤泡完整性丧失。受累区域滤泡上皮细胞显著、广泛破坏,单核-巨噬细胞、组织细胞浸润。胶质部分或完全消失。典型病变为多核巨细胞包绕以胶质为核心(胶质吞噬)的滤泡损害,进一步形成肉芽肿。间质存在炎性反应。随着时间的推移,呈现不同程度纤维化及滤泡区域再生。电镜可见基底膜折皱、断裂。疾病过后,组织学可完全恢复正常,或残留少量纤维化。在同一标本中,有时可同时存在不同阶段病理表现。

(2)动态超声定位细胞学显示,嗜中性粒细胞、巨噬细胞于 1 个月消失。之后以退行性滤泡细胞簇及淋巴细胞为主。2~3 个月后淋巴细胞也可消失,恢复期出现受累区域纤维化。随着疾病好转,上述病理变化可完全恢复。

3.炎性细胞浸润

如嗜中性粒细胞、淋巴细胞、组织细胞(单核及双核)、单核-巨噬细胞、离散或成簇状滤泡细胞及多核巨细胞混合存在。上皮样细胞多成片出现。恢复阶段往往难以获得满意的细胞学标本。

(四)临床表现

多在病毒感染后1～3周发病。有关季节发病趋势的报道不完全一致,存在地域差别,并受病毒流行趋势的影响。我国有学者报告春季及秋末患病率较高。日本大系列的研究显示夏季至早春高发。起病形式及严重性不一。

1.上呼吸道感染前驱症状

常有肌肉疼痛、疲倦、咽痛;发热(占 2/3):体温一般轻度、中度升高,少数达 40℃;第 3～4 天呈现高峰,1 周左右消退。

2.甲状腺区域疼痛

为本病特征,可先累及一叶,然后扩大或转移到另一叶,疼痛多较剧烈,有时难以忍受,少数可呈隐痛,易误认为咽喉炎。疼痛可逐渐出现或突然发生,因转颈或吞咽等动作而加重,放射到耳、下颌角、颏、枕、胸背部等处;可伴声音嘶哑甚至声带麻痹,吞咽困难。不典型或程度较轻病例甲状腺无疼痛,仅有耳鸣、耳痛、失音,或首先表现为孤立无痛的硬性结节即所谓"寂静"型,易误诊为其他类型甲状腺疾病,终经手术病理或细胞学检查确诊本病;有作者提出将"无痛性巨细胞甲状腺炎"作为一种临床亚型。

3.甲状腺肿大、结节

弥漫或不对称轻、中度甲状腺肿较多见(达正常的 2～3 倍),可一叶显著,伴或不伴结节;质地硬;典型病例触痛明显;同样可先累及一叶后扩大或转移至另一叶;局部皮肤较温暖,有时轻度发红;病情缓解后可完全消退,也可遗留轻度甲状腺肿或较小结节。少数结节性甲状腺肿、甲状腺腺瘤或慢性淋巴细胞性甲状腺炎患者可伴发本病。合并存在时,先有的甲状腺病史往往超过 3 年,治疗后 SAT 缓解,原有病变持续存在。

(五)临床分期

1.急性发作期

即甲状腺毒症期(3～6 周以上)。在发病最初几周,因腺体破坏,甲状腺激素释放入血,50%～60%的患者出现一过性甲状腺毒症。临床表现如体重减轻、焦虑、震颤、怕热、心动过速等与一般甲状腺功能亢进症相似;但容易被甲状腺疼痛或触痛所掩盖;高碘摄入地区更多经历这一阶段。偶有出现严重并发症如周期性瘫痪的报道。血沉快,血清 TSH 降低,T_3、T_4 升高,与甲状腺摄碘率下降呈分离现象。

2.缓解期

即甲状腺功能"正常"期(或过渡期)。炎症消退,甲状腺局部肿痛减轻,部分患者出现甲状腺功能低下症。临床出现短时间无症状的功能正常期,甲状腺摄碘率恢复正常。

3.恢复期

即甲状腺功能减退症期(数周至数月)。随着甲状腺滤泡上皮细胞破坏加重,储存激素殆尽,在消耗的甲状腺激素补足之前,约 25%的患者进入功能减退阶段,可出现水肿、怕冷、便秘等典型症状。在碘摄入相对较低地区,短暂甲状腺功能减退症的发生率较高。多数患者甲状腺滤泡上皮细胞短期内可以修复、再生,并恢复正常甲状腺功能。整个病程 4～6 个月以上。

个别病例反复加重,有迁延达 2 年之久的报道。永久性功能减退者一般报道不足 10%。甲状腺摄碘率回升,TSH、T_4、T_3 多在正常范围,血沉无异常或仅轻度增快。

4.复发期

在轻症或不典型病例中,甲状腺仅略增大,疼痛和压痛轻微、不发热,全身症状轻微,临床上也未必有甲状腺功能亢进症或甲状腺功能低下症表现。病程长短不一,可有数周至半年以上,一般为 2~3 个月。病情缓解后,尚可能复发。本病完全恢复后的年复发率约 2%,复发病例的临床表现及实验室检查结果较初发病例为轻,病程持续时间也较短。

(六)辅助检查

1.实验室检查

(1)血常规:血白细胞计数轻度至中度增高,中性粒细胞正常或稍高,偶可见淋巴细胞增多。

(2)血沉:明显增快,多≥40mm/h,可达 100mm/h,少有<40mm/h;呼吸道病毒抗体滴度增高,6 个月后逐渐消失。

(3)其他:C 反应蛋白在急性期常常有显著升高。免疫球蛋白可明显高于正常;轻度贫血。

(4)甲状腺功能检查:急性发作期由于甲状腺滤泡细胞破坏,原储存的 T_3、T_4 漏入血循环,使得血中 T_3、T_4 升高,反馈抑制垂体分泌 TSH,失去 TSH 刺激,甲状腺摄碘功能减退。血清 TT_3、TT_4、FT_3、FT_4 升高,TSH 分泌受抑制,甲状腺摄 ^{131}I 率低,呈现所谓"分离现象"。炎症损害了滤泡细胞摄碘功能,甲状腺功能亢进症期甲状腺摄 ^{131}I 率可低至测不出。缓解期患者血清 TT_3、TT_4、FT_3、FT_4 减低,TSH 升高,甲状腺摄 ^{131}I 率可反跳性升高。恢复期 TT_3、TT_4、FT_3、FT_4 和 TSH 均在正常范围。

2.彩色多普勒超声检查

在急性阶段,受累增大的甲状腺组织没有血供增加,彩色多普勒超声示低回声区;而在恢复阶段,超声显示为伴轻微血供增加的等回声区。一般 1 年以后血供恢复正常。彩色多普勒超声是一种无创且快捷的检查方法,常用于鉴别诊断及对本病的评价与监测。

3.甲状腺放射性核素扫描(摄 ^{131}I 率低时,放射性核素碘不能用于扫描)

可见图像残缺或显影不均匀、不显影或冷结节,一叶肿大者常见无功能结节或一叶残缺。随着病情缓解,结节小时,甲状腺图像恢复正常。

4.甲状腺活检

显示典型的受累滤泡淋巴细胞与多核巨细胞浸润,胶质逐渐减少或消失,并有多核巨噬细胞出现或肉芽肿样改变。

(七)诊断

主要依据典型临床表现及过程与实验室检查。

1.典型病史

上呼吸道感染后 1~3 周发病。

2.临床表现

颈部转移性、放射性疼痛伴甲状腺肿大、结节及疼痛和全身症状。

3.辅助检查

典型甲状腺功能衍变过程。血沉增快，血清 T_3、T_4 升高而甲状腺摄 ^{131}I 率降低，呈分离现象。甲状腺细针穿刺或活检有多核巨细胞或肉芽肿改变。

（八）鉴别诊断

1.桥本甲状腺炎

也可伴轻微甲状腺疼痛、触痛，但较少见，一般不伴明显的碘代谢紊乱和血沉加速，TgAb 或 TPOAb 显著升高。

2.亚急性淋巴细胞性甲状腺炎

不伴甲状腺疼痛或压痛，反复发作者可达 10%～15%；无病毒感染前驱症状，很少有病毒抗体滴度改变，血沉大多正常，活检示淋巴细胞性甲状腺炎。

3.甲状腺囊肿或腺瘤样结节急性出血

常见于用力活动后骤然出现疼痛，甲状腺局部有波动感，血沉正常，甲状腺功能正常，超声包块内有液性暗区。

4.甲状腺癌

亚急性甲状腺炎的甲状腺可以很硬，10% 的患者甲状腺部分肿大，且无明显症状，扫描可为冷结节，需与甲状腺癌鉴别。但本病的疼痛可自行缓解或迅速波及对侧，血沉快，摄 ^{131}I 率低，应用泼尼松治疗疗效显著，可资鉴别。必要时可甲状腺穿刺活检。

5.侵袭性纤维性甲状腺炎

病理检查可鉴别侵袭性纤维性甲状腺炎及甲状腺结核肉芽肿。

颈前包块伴有疼痛者除本病外，可见于甲状腺囊肿或腺瘤样结节急性出血、甲状腺癌急性出血、急性化脓性甲状腺炎、迅速长大的甲状腺癌、疼痛性桥本甲状腺炎、甲状舌骨导管囊肿感染、支气管鳃裂囊肿感染、颈前蜂窝织炎等，需注意鉴别。

（九）治疗

1.一般治疗

症状较轻的患者不需特殊处理，可适当休息，保持情绪稳定，发热者采用物理或药物降温。

2.非甾体抗感染治疗

适用于多数轻型或复发患者缓解症状。阿司匹林 0.5～1.0g 或吲哚美辛 25mg，每天 3～4 次。

3.糖皮质激素

全身症状较重、持续高热，甲状腺肿大，压痛明显者，可采用肾上腺糖皮质激素治疗。其主要是通过抑制细胞介导的延迟超敏反应而抑制炎症过程。首选泼尼松 20～40mg/d，治疗后数小时即可出现疼痛缓解，甲状腺肿大开始缩小，用药 1～2 周后逐渐减量，以后根据症状、体征及血沉的变化缓慢减少剂量，疗程 1～2 个月以上。过快减量、过早停药可使病情反复，应注意避免。甲状腺摄 ^{131}I 率持续低水平预示炎症继续，复发危险性较高，应继续应用糖皮质激素。但停药后部分患者可能反复（10%～20%），再次用药仍然有效。亦可合用非甾体类消炎镇痛药。

有关糖皮质激素治疗与长期甲状腺功能低下症之间是否存在联系，在几项较大系列随访研究中结果不完全一致。病变甲状腺低回声区范围及恢复程度可能与预后相关。由于少数患者缓解后发现乳头状甲状腺癌,故有学者建议,对缓解后超声检查仍存在持续低回声的 1cm 以上病灶进行定期监测,以早期发现不良病变。

4.治疗甲状腺功能亢进症

甲状腺功能亢进症表现是由于甲状腺腺体破坏,甲状腺激素释放入血出现一过性甲状腺毒症增加所致。一般症状较轻,不需服用抗甲状腺药物、放射性碘或手术治疗,有些患者可给予小剂量普萘洛尔 10~20mg,每天 3 次;阿替洛尔 25~100mg,每天 2 次;美托洛尔 12.5~100mg,每天 2 次。

5.治疗甲状腺功能低下症

少数患者出现一过性甲状腺功能减退症,如症状明显,可考虑加服干甲状腺片每天 40~120mg,或左甲状腺素每天 100~150μg,直到功能恢复正常为止(一般为 3~6 个月)。5%~10%永久性甲状腺功能低下症患者需长期服药。

(十)预防

1.预防发病

增强机体抵抗力,积极防治病毒感染是预防发病的关键所在。

2.预防糖皮质激素依赖

临床上应严格掌握激素使用的适应证,足量、足疗程治疗;切不可频繁变换或小剂量长时间维持治疗。

(十一)预后

亚甲炎是病毒引起的变态反应性炎症而非细菌感染,属于自限性疾病,一般预后良好。可复发,复发率 1.6%~4%,年复发率 2.3%。研究显示,复发者病情较初次发作轻,治疗时间短。血沉是否恢复或甲状腺碘摄取率恢复情况可作为判断复发的指标。有一过性甲状腺功能亢进症症状,不需要抗甲状腺药物、放射性碘、手术治疗,否则可能导致永久性甲状腺功能低下症。有 5%~10%的患者发生永久性甲状腺功能低下症,需要长期甲状腺激素替代治疗。

三、慢性淋巴细胞性甲状腺炎

(一)主要特点

慢性淋巴细胞性甲状腺炎(CL-T),又称为自身免疫性甲状腺炎(CAT)。1912 年,由旅居德国柏林的日本外科医师 Hashimoto 首先报道,故又称桥本甲状腺炎(HT)。CL-T 包括 2 个临床类型,即桥本甲状腺炎(HT)和萎缩性甲状腺炎(AT)。两者有相同的甲状腺自身抗体和变化的甲状腺功能,不同点为前者甲状腺肿大,后者甲状腺萎缩。后者可能是前者终末期,但是有些现象提示,HT 与 AT 是 2 种独立的疾病。CL-T 是一类常见的自身免疫性甲状腺疾病(AITDs),也是原发性甲状腺功能减退症最主要的原因。患病率在 1%~10%。世界范围内,HT 的每年发病率是 0.3‰~1.5‰。我国在此领域尚缺乏确切的研究数据,但有资料表明,HT 可占所有甲状腺疾病的 20%~25%。90%以上发生于女性,男女比例大约为 1∶4,但也据报道可达 1∶(15~20)。以生育期女性发病为多见。

（二）病因与发病机制

CL-T 是由遗传和环境因素共同作用而引起的器官特异性自身免疫性甲状腺疾病,其发病机制尚未彻底阐明。目前认为其属于多基因遗传病,可与其他自身免疫性疾病如恶性贫血、干燥综合征、慢性活动性肝炎、系统性红斑狼疮等同时并存。

1.遗传因素

家族性聚集及单卵双胞胎疾病共显率明显高于双卵双胞胎的现象,提示遗传因素在其发病机制中起重要作用。CL-T 的遗传易感性与 HLA 复合体某些等位基因,尤其是 HLA-II 类抗原具有多态性的某些等位基因密切相关。国内学者证实,HLA-DR9、DRB1 * 0301、DQA1 * 0301、DQA1 * 0501 可能是 CL-T 发病的易感基因;DQA1 * 0201、DQB1 * 0602 可能是其保护性基因。另外,细胞毒性 T 淋巴细胞相关抗原 4(CTLA-4、维生素 D 受体(VDR)基因等基因可能也与 HT 的发病有关。

2.环境因素

随碘摄入增加,CL-T 发病率显著增加。高碘首先导致甲状腺上皮细胞损伤,以后再致免疫性损伤而诱发 HT。高碘可引起甲状腺内碘有机化障碍,形成过量自由基使甲状腺细胞破坏。摄碘量过多可使隐性 HT 转变为显性 HT,并可促进 HT 甲状腺功能低下症的发生,故安全剂量范围内供碘是当前值得重视的问题。另外,肠道病原中的 Yerslnla 细菌的小肠结肠感染、应激、情绪、吸烟可能与本病的发生也有关系。

3.自身免疫因素

特异的甲状腺抑制 T 细胞功能异常是本病的基本病因,而且 CL-T 与 Graves 病有共同的免疫学异常特征。实验证实,在异常遗传背景下,环境因素能增强甲状腺滤泡、淋巴细胞等免疫细胞的活性,激活各种细胞因子(CK)有关 DNA 结合蛋白,导致 CK 基因表达,促使甲状腺成为自毁性靶器官。通过 CK 与免疫细胞共同作用导致 CL-T 与 GD 的发生。甲状腺免疫反应所致组织损伤的机制可能与下列因素有关:①以 Fas 为介导的细胞凋亡。②细胞损伤性 T 细胞的攻击。③抗体依赖性细胞介导的细胞毒作用(ADCC)。患者体内有多种自身抗体产生:抗甲状腺球蛋白抗体(TgAb)、抗甲状腺过氧化物酶抗体(TPOAb)、抗钠碘同向转运体(NIS)抗体、抗甲状腺素和三碘甲状腺原氨酸抗体和其他抗甲状腺抗体。其他抗甲状腺抗体有:II 类胶质抗原抗体、甲状腺生长刺激免疫球蛋白(TGI)和甲状腺生长抑制免疫球蛋白,以及甲状腺刺激性抗体(TSAb)、甲状腺刺激阻断抗体(TSBAb)等。其他非甲状腺特异的自身抗体也可以检测到,如抗 DNA 抗体、抗钙调蛋白抗体、抗神经节苷脂抗体。

（三）病理改变

1.大体标本

(1)甲状腺弥散性对称性肿大,少数病例可不对称,体积可较正常大 4～5 倍。包膜完整、增厚、与周围组织少有粘连,一般表面光滑:

(2)切面无胶质,灰白色或灰黄色,或略呈分叶状肉样,质韧如橡皮;也可呈结节状,边缘清,包膜完整,无粘连。

2.镜检

(1)可见病变甲状腺组织中淋巴细胞和浆细胞呈弥散性浸润。腺体破坏后,一方面代偿地形成新的滤泡,另一方面破坏的腺体又释放抗原,进一步刺激免疫反应,促进淋巴细胞的增殖,因而,在甲状腺内形成具有生发中心的淋巴滤泡。

(2)甲状腺上皮细胞出现不同阶段的形态学变化,早期有部分滤泡增生,滤泡腔内胶质多;随着病变的进展,滤泡变小和萎缩,腔内胶质减少,上皮细胞肿胀增大,胞质呈明显的嗜酸染色反应,称为 Askanazy 细胞或 Hurthle 细胞,进而细胞失去正常形态,滤泡结构破坏,间质有纤维组织增生,并形成间隔,但包膜常无病变累及。

(四)临床表现

1.甲状腺肿大

一般而言,当患者出现甲状腺肿时,平均病程已达 2～4 年。甲状腺呈弥散性、质地硬韧的、无痛的轻度或中度肿大(为正常甲状腺的 2～4 倍),发展慢,可不对称,随吞咽活动,表面常不光滑,可有结节,质硬,尤其在老年人易误诊为恶性疾病;甲状腺肿大压迫食管、气管和喉返神经者,非常罕见,常有咽部不适感。由于此病甲状腺局部一般无疼痛,所以主要是甲状腺增大较明显时才被患者发现。偶有甲状腺发生迅速增大,伴有疼痛和局部压痛,应与亚甲炎鉴别。甲状腺肿大非对称性,在甲状腺功能正常者,易误诊为孤立性或多结节性甲状腺肿。

2.甲状腺功能减退症

相当部分患者以甲状腺功能减退症就诊,80％的患者甲状腺功能可保持正常相当一段时间,中晚期则由于免疫反应对甲状腺组织的持久破坏出现功能低下。可有甲状腺功能低下症的临床表现,如怕冷、心动过缓、便秘甚至黏液性水肿等典型症状及体征。本病进展为甲状腺功能低下症的速度同下列因素相关:①女性比男性进展快,女性进展速度是男性的 5 倍。②45 岁以后进展快。③最初甲状腺抗体滴度高预示进展快。④最初 TSH 升高者进展快。另外,亚临床型甲状腺功能低下症的 CL-T,如 TSH>20mU/L,每年有 25％进展到临床甲状腺功能低下症,而 TSH 轻度升高者可以恢复正常。

3.甲状腺功能亢进症

本病也可以发生甲状腺功能亢进症,成为桥本甲状腺毒症。可兼有 HT 和 Graves 病的组织学及临床症状与体征和实验室检查结果:①具有甲状腺功能亢进症高代谢综合征:怕热、多汗、细震颤、心动过速、体重减轻等。②甲状腺肿大可有血管杂音。③部分患者有浸润性突眼、胫前黏液性水肿等。④高滴度 TPOAb、TgAb,可有 TSAb 阳性。⑤甲状腺摄^{131}I 率增高,不被 T_3 抑制试验所抑制,TRH 兴奋试验不能兴奋。⑥血中存在高滴度甲状腺刺激抗体(TSAb),部分患者有胫前黏液性水肿及突眼。功能亢进症状与 Graves 病类似,自觉症状可较单纯 Graves 病时轻,需正规抗甲状腺治疗。本病原因可能与自身免疫性甲状腺炎使甲状腺破坏,甲状腺激素的释放增多有关,也可因存在有 TSAb,刺激尚未受到自身免疫炎症破坏的腺体组织,使甲状腺激素增加;由于腺体组织的不断被破坏,或由于 TSH 阻断性抗体的影响,治疗中易发生甲状腺功能低下。部分患者呈一过性甲状腺功能亢进症,为炎症破坏了正常甲状腺滤泡上皮,使原储存的甲状腺激素释放入血所致。TSAb 阳性,甲状腺摄^{131}I 率正常或降低,TRH 兴奋试验可兴奋,甲状腺功能亢进症症状可短期内消失、不需 ATD 治疗,或对症给小量普萘洛尔即可。短期功能亢进后出现持久功能低下或功能正常;部分患者开始无甲状腺功能亢进症,仅有典型的桥本病的病理学改变或伴功能低下,经甲状腺激素治疗后或未经治疗,若干时间后出现明显突眼及甲状腺功能亢进症;有的患者先发生典型的 Graves 病,治疗中或治疗停止后一段时间出现典型的 HT 伴或不伴功能低下。

4.特殊表现

本病的临床表现往往并不典型,或与其他甲状腺疾病或自身免疫性疾病合并存在。

(1)浸润性突眼:本病可伴发浸润性突眼,其甲状腺功能正常、减退或亢进。眼外肌间质有大量淋巴细胞、浆细胞浸润,成纤维细胞分泌黏多糖增多,胶质合成活跃,眼外肌水肿,体积增大,病变常先累及下直肌和内直肌,原因未明。

(2)自身免疫性多内分泌腺病综合征Ⅱ型:如 Addison 病、AITD、TIMD、性腺功能减退症的表现之一。

(3)儿童:约占儿童甲状腺肿 40% 以上,多见于 9～13 岁,其甲状腺肿大及甲状腺结节均较成年人少。甲状腺自身抗体如 TPOAb 和 TgAb 滴度也较成年人为低,抗体阴性病例也有报道。很少发生临床甲状腺功能低下症。病理类型以淋巴细胞型多见;易误诊为非毒性或青春期甲状腺肿。对儿童甲状腺肿需随访观察,必要时行甲状腺细针穿刺检查。

(4)老年人:因本病起病缓慢,老年人并存疾病多,机体反应差,患桥本甲状腺炎临床表现缺乏特异性,临床上易误诊。老年人甲状腺组织逐渐萎缩、纤维化,因而质地较硬,又是癌症的好发人群,易误诊为甲状腺癌。老年人发现甲状腺肿大或甲状腺不肿大但有甲状腺疾病的相关症状应提高警惕,及时筛查,必要时行形态学及病理检查以便确诊。

(5)合并甲状腺肿瘤桥本甲状腺炎患者中甲状腺癌肿的检出率较高。原发性恶性淋巴瘤或淋巴瘤可由桥本甲状腺炎恶变而来。下列情况应想到合并癌或淋巴瘤的可能而做穿刺或切开活检:①甲状腺疼痛明显,甲状腺激素治疗和一般对症处理无效。②甲状腺激素治疗后甲状腺不见缩小反而增大。③甲状腺肿大伴邻近淋巴肿大或有压迫症状。④腺内有冷结节,不对称、质硬,单个者。桥本甲状腺炎合并乳头状癌最为常见,也可伴甲状腺滤泡癌、髓样癌,甚至演变为鳞状细胞癌。对可疑患者应当随诊,必要时应行甲状腺穿刺活检,依靠组织学检查确定是否癌变。

(6)桥本脑炎:又称自身免疫性甲状腺炎相关的糖皮质激素敏感性脑病。

①血管炎型:以脑卒中样发作反复出现为特征。②弥散性进展型:可出现意识障碍、精神错乱、嗜睡或昏迷。脑脊液检查异常,表现为蛋白含量升高,单核细胞增多。甲状腺激素水平一般正常或偏低。脑电图可出现异常。本病严重而且罕见,其病因有争论但与自身免疫有关,其最具特征性改变是高滴度抗甲状腺抗体,特别是 TPOAb,同时有神经精神症状,比如,伴有局部症状的卒中样发作震颤、肌振挛、癫痫发作、锥体外系症状,以及小脑失调、神经痛或脱髓鞘性周围神经病;或出现进行性痴呆及精神症状,包括意识障碍(发生频率最多):意识模糊、精神症状、幻觉、幻听、躁动;智能障碍:智能低、认知差、记忆力差、定向力异常、进行性痴呆。本病对糖皮质激素治疗效果佳。

(7)桥本甲状腺炎与妊娠:妊娠后半期因母体组织容受性增强桥本甲状腺炎病情缓解,但分娩后病情将会加重或复发。产后甲状腺炎(PPT)和桥本甲状腺炎都属于自身免疫甲状腺炎。妊娠时的 TPOAb 阳性、亚临床型甲状腺减低和低甲状腺素血症都可以影响胎儿的神经发育,引起后代智力水平低下。桥本甲状腺炎妇女妊娠应检查 TPOAb 和 TSH,并追踪观察,必要时尽早干预治疗。

（五）辅助检查

1.自身抗体

(1)抗甲状腺抗体:抗甲状腺抗体测定对诊断本病有特殊意义,是本病实验室检查最突出的表现。患者血中 TgAb 及 TPOAb 滴度明显升高,可持续较长时间,甚至可达数年或 10 多年。关于血中 TgAb 和 TPOAb 的认识,近年已证明,TPO 是过去认为的抗甲状腺线粒体抗体(MCA)的抗原,能固定补体,有"细胞毒"作用;已证实 TPOAb 通过激活补体、抗体依赖细胞介导的细胞毒作用和致敏 T 细胞杀伤作用等机制引起甲状腺滤泡损伤,另外,TPO 为甲状腺激素合成过程中的关键酶。TPOAb 可直接与 TPO 结合,抑制其活性。两种抗体联合测定,其诊断价值增高,并且在甲状腺功能不同的桥本甲状腺炎患者之间无明显差别。

(2)甲状腺刺激抑制性抗体(TSBAb)或 TSH 结合抑制性免疫球蛋白(TBII):在 10% 的 HT 及 20% 的 AT 患者血循环中存在。TSBAb 阳性的成年人甲状腺功能低下症,以 T_4 治疗,当 TSBAb 自然消失后,停止 T_4 治疗,甲状腺功能恢复正常者只有 40%,且观察到 TSBAb 仅在 5%~10% 的慢性自身免疫性甲状腺炎的甲状腺功能低下症中起作用。

2.甲状腺功能

多数患者甲状腺功能正常,约 20% 的患者有甲状腺功能低下症表现,有甲状腺功能亢进症表现者不到 5%,桥本甲状腺炎合并甲状腺功能亢进症的发生与患者存在 TSAb 有关,当 TSAb 占优势时,临床可表现为甲状腺功能亢进症。本病为慢性进行性,最终随甲状腺破坏而出现甲状腺功能低下症。甲状腺功能检测结果与本病的病程相关。

(1)早期:通常在疾病的早期,甚至最初的数年内,甲状腺功能测定的结果均是正常的。即血清 TSH、FT_4、FT_3 均正常。部分患者在疾病的早期可有甲状腺破坏而出现一过性甲状腺毒症,TSH 正常或降低,血清 FT_4、FT_3 升高。

(2)中期:随着疾病的发展,血清 TSH 升高,血清 FT_4、FT_3 仍能维持正常,表明已发生了甲状腺功能失代偿,出现亚临床型甲状腺功能减退症。

(3)后期:最后 TSH 升高,血清 FT_4、FT_3 降低,进入临床甲状腺功能减退症阶段,并伴随相应临床表现。

3.过氯酸钾排泌试验

60% 患者阳性,提示碘的有机化障碍。

4.甲状腺扫描

甲状腺显像表现为放射性核素分布不均、为不规则的稀疏与浓集区,边界不清或表现为冷结节。甲状腺显像在本病中无特异诊断价值。

5.甲状腺摄碘率

在疾病的不同时期可不同,早期可正常,中晚期低于正常或高于正常,多数患者在正常水平。此检查无特异性。对甲状腺具有损伤性,已经不作为诊断本病的必须检查。

6.甲状腺超声

甲状腺弥散性肿或结节性肿,回声不均匀,常见低回声,表现为各种由小(增生)到大(甲状腺肿)的颗粒状物或散在的结节状物,有时可显示出较丰富的血流信号。部分患者在甲状腺的低回声还可见到网络样索状强回声改变,此改变为桥本甲状腺炎所特有的超声改变,有助于诊断。腺体表面不规则。

7.甲状腺细针穿刺细胞学检查(FNAC)

FNAC在国外已广泛开展,是甲状腺疾病确诊率最高的诊断方法。国外资料显示与术后病检符合率达95%以上,并可取代放射性核素扫描,作为首选检查方法。国内此项检查开展尚不普遍,用于临床上可疑的疑难病例或怀疑并发肿瘤者。桥本甲状腺炎镜下可见中度或大量淋巴细胞浸润,可形成淋巴和生发中心,甲状腺细胞体积轻度增大且胞质丰富、呈嗜酸性红染(称为Hurthle细胞或Askanazv细胞),通常无或仅轻度纤维化;嗜酸性红染细胞为本病较特征性的改变。有时需要反复多次穿刺。

FNAC诊断HT的标准:①滤泡上皮细胞多形性;②腺上皮细胞间有丰富的或中度的淋巴细胞浸润,以成熟淋巴细胞为主,少量未成熟细胞。③有的有嗜酸性滤泡细胞、浆细胞和网状细胞等。

(六)诊断

容易漏诊或误诊。据报道误诊率在75%～100%,平均85%以上。自1975年Fisher提出5项诊断指标以来,国内外相继提出数种HT诊断条件或标准,如Fisher标准、森田陆标准、Peter标准等,以及国内白耀教授提出的4条诊断条件,内容均大同小异。相同之处主要是弥散性坚硬的甲状腺肿大和自身抗体阳性,借此70%～80%可获确诊;典型者也无需做FNAC。值得注意的是,约10%的HT患者血清TgAb或TPOAb可呈阴性,而1%～10%的正常人可呈阳性;部分Graves病患者亦呈阳性。所以,自身抗体对诊断HT只有相对专一性,应警惕假阳性和假阴性的可能。其他血清免疫学研究成果如白介素4(IL-4)等尚未能在临床上普及,诊断中应灵活应用这些指标。

1.确诊参考标准

(1)甲状腺肿大、质地韧,有时峡部大或不对称,或伴结节均应疑为本病。

(2)凡患者具有典型的临床表现,只要血中TgAb或TPOAb阳性,就可诊断。

(3)临床表现不典型者,需要有高滴度的抗甲状腺抗体测定结果才能诊断,即2种抗体用放射免疫法测定时,连续2次结果≥60%以上。

(4)同时有甲状腺功能亢进症表现者,上述高滴度的抗体持续存在半年以上。

(5)必要时考虑做FNAC或手术活检。甲状腺穿刺活检方法简便,有确诊价值。

(6)超声检查对诊断本病有一定意义。

2.桥本脑病

是与桥本甲状腺炎相关的以神经系统症状为主要表现的疾病,呈急性或亚急性起病,出现癫痫发作、震颤、肌阵挛、共济失调、精神病等表现,有复发及缓解交替过程。桥本脑病患者有高滴度的抗甲状腺抗体,甲状腺功能正常或异常,脑脊液蛋白质含量升高,脑电图呈弥散性慢波,大部分影像学检查无异常,少数出现白质T_2加权像弥散性信号增强。有学者提出如下诊断标准。

(1)不能解释的复发性肌阵挛发作、全身癫样发作、局灶性神经功能缺失或精神异常。

(2)伴有以下5项中的3项以上:①脑电图异常。②甲状腺自身抗体阳性。③脑脊液蛋白含量和(或)寡克隆带增高。④对糖皮质激素反应良好。⑤脑部 MRI 异常。

(七)鉴别诊断

1.亚急性甲状腺炎

桥本甲状腺炎亚急性起病较急,甲状腺肿大较快,可伴疼痛,需与亚甲炎鉴别:但无 T_3、T_4 升高而甲状腺摄 ^{131}I 率降低的分离现象,无发热等全身症状,抗甲状腺抗体阳性,后期出现甲状腺功能低下症。

2.Riedel 甲状腺炎

又称慢性侵袭性甲状腺炎,1896 年由 Riedel 首先报道 2 例而命名,因病变甲状腺质地坚硬如术,故又称为木样甲状腺炎。本病罕见,见于 30～60 岁中老年女性,男女发病率为 1:3。病因不清。呈良性经过,进展缓慢,病程数月到数年,可自行停止发展。甲状腺不同程度的肿大,可为正常轮廓,累及一叶或整个腺体,质坚如石、不痛,与皮肤粘连,不随吞咽活动,周围淋巴结不大。甲状腺结构破坏被大量纤维组织取代,病变常超出甲状腺,侵袭周围组织,如肌肉、血管、神经甚至气管,产生邻近器官的压迫症状,如吞咽困难、呼吸困难、声嘶、喉鸣等。压迫症状与甲状腺肿大程度不成正比。本病常伴有其他部位纤维化,如纵隔、腹膜后、泪腺、胆囊等纤维化。白细胞计数、血沉、T_3、T_4、TSH 和 ^{131}I 摄取率大多正常。抗甲状腺抗体阴性或滴度很低。甲状腺扫描未受累部分正常,受累部位无放射性核素分布。当病变侵犯甲状腺两叶时,甲状腺组织完全被纤维组织取代后,可发生甲状腺功能低下症。本病确诊依赖甲状腺活检。

3.Graves 病

桥本甲状腺炎与 Graves 病关系密切,两者均有甲状腺自身抗体存在,甚至有人认为,两者是同一疾病的不同表现。HT 以产生 TgAb 和 TPOAb 为主,而 Graves 病以产生 TSH 受体抗体为主。Graves 病通常肿大的甲状腺质地较软,抗甲状腺抗体滴度较低。两者区别常较困难,必要时需靠 FNAC 或手术活检进行鉴别。

4.甲状腺癌

文献报道,桥本甲状腺炎合并甲状腺癌的发生率为 11.5%～17.7%,高于一般甲状腺疾病合并甲状腺癌的比率。因此,对桥本甲状腺炎患者需长期随访,如患者出现甲状腺明显疼痛,增长快,扫描呈冷结节,颈部淋巴结大,甲状腺激素治疗无效时应做病理细胞学检查。

5.甲状腺恶性淋巴瘤

文献报道,桥本甲状腺炎并发恶性淋巴瘤的发生率为 16%～50%。也有人认为,重度慢性淋巴细胞性甲状腺炎可向恶性淋巴瘤转变。但多数甲状腺恶性淋巴瘤的肿块增大迅速,颈淋巴结大,很快出现压迫症状,甲状腺扫描为冷结节,两者鉴别并不困难。然而,HT 合并恶性淋巴瘤,尤其是无肿块的甲状腺恶性淋巴瘤的区别较难,需做病理学检查。

6.无痛性甲状腺炎

特征为伴自发缓解性甲状腺功能亢进症,甲状腺大小正常或轻度肿大,可有结节,甲状腺无压痛,血清 T_3、T_4 均升高,而甲状腺 ^{131}I 吸收率常明显下降,血沉正常或轻度升高,半数患者 TgAb、TPOAb 滴度低或中度升高,病理检查为弥散性或局灶性淋巴细胞性甲状腺炎改变,但组织纤维化及 Hiirthle 细胞却很少见,无肉芽肿变表现。本病为良性自限性疾病,一般 2～8 个月病情自行缓解。

7.结节性甲状腺肿

桥本甲状腺炎患者的甲状腺有时可呈结节状,需与非毒性甲状腺肿相鉴别。前者血清中甲状腺自身抗体的滴度显著升高,多伴甲状腺功能减退症。后者甲状腺自身抗体阴性或滴度不高,一般不发生临床甲状腺功能低下症。FNAC 可确诊,但通常不是必需的。

(八)治疗

目前尚无根治的方法,因本病发展缓慢,其临床表现可多年无明显改变,轻度弥散性甲状腺肿又无明显压迫症状,不伴有甲状腺功能异常者无须特殊治疗,可随诊观察。治疗的主要目的是纠正甲状腺功能异常和解除甲状腺肿大的压迫症状。本病一般不宜手术治疗,不适当的切除将促使甲状腺功能减退症提前发生。但为明确诊断(恶性)或减轻压迫症状,部分患者需采用手术治疗,如施行甲状腺峡部、部分或次全切除。若合并甲状腺癌或恶性淋巴瘤则行根治性手术。

1.甲状腺功能异常

(1)甲状腺功能减低:无论表现为亚临床型甲状腺功能低下症还是临床甲状腺功能低下症,均应给予甲状腺激素替代治疗。亚临床型甲状腺功能低下症在替代治疗前,需要在 2 周至 3 个月内复查 TSH,需要 2 次 TSH 升高,方可考虑给予甲状腺激素制剂。对于 TSH 轻度升高者,需权衡利弊,根据患者的年龄与心血管疾病的风险,确定是否给予替代治疗。治疗剂量宜小,甲状腺功能恢复后可减量或停用。多数患者需要长期服药。多用甲状腺片或左甲状腺素(L-T$_4$)替代治疗。一般从小剂量开始,干甲状腺片 40～60mg/d,或 L-T$_4$ 50～100μg/d,逐渐增量分别至 120～180mg/d 或 100～200μg/d[＞1μg/(kg・d)],直到腺体开始缩小,TSH 水平降至 0.3～3.0mU/L。临床上,要因人而异逐渐调整到维持量。老年或有缺血性心脏病者,L-T$_4$ 从 12.5～25μg/d 较小剂量用起,增加剂量应缓慢,间隔 4 周,以便 TSH 在变动剂量后能达到一个稳定浓度。对于年龄＜50 岁,而又没有心血管疾病风险的患者,开始即可以使用全部替代剂量[1.6～1.8μg/(kg・d)]。妊娠期患者应增加 L-T$_4$ 剂量 25%～50%。季节一般不影响甲状腺激素的给药量。新生儿甲状腺功能低下症者,L-T$_4$ 的起始剂量较大,0～6 个月:8～10μg/(kg・d)(25～50μg/d);6～12 个月:6～8μg/(kg・d)(50～75μg/d);1～5 岁:5～6μg/(kg・d)(75～100μg/d);6～12 岁:4～5μg/(kg・d)(100～150μg/d)。甲状腺激素以空腹或睡前服用具有更高的生物利用度,要避免与钙剂、铁剂等同时服用。

(2)甲状腺功能亢进症:合并 Graves 病者,治疗可以给以硫脲类或咪唑类抗甲状腺药物,一般剂量宜小,避免出现甲状腺功能低下症;不宜用 ^{131}I 治疗及手术治疗,否则出现甲状腺功能减退症。病情较轻者有自限性,可单纯给予 β 受体阻滞药如普萘洛尔等来控制症状。一过性甲状腺功能亢进症者,甲状腺功能亢进症为症状性,只用 β 受体阻滞药对症处理即可。

2.甲状腺肿

(1)限碘:适用于无明显临床症状、血 TSH 水平正常且甲状腺肿大不显著者(大多数患者均属于这种情况),通常不需要药物治疗。限制碘摄入量在 MUI 100～200μg/L 可能有助于抑制病情进展。

(2)甲状腺激素制剂:如果甲状腺肿大有压迫症状或影响到美观,可用 L-T$_4$ 治疗。经数月治疗后,甲状腺肿可以明显减轻,年轻患者较老年患者反应更早且明显。无 L-T$_4$ 可用甲状腺素治疗。TSH 水平＞1.5mU/L,效果较好。

（3）糖皮质激素:尽管本病为器官特异性的自身免疫性疾病,因为用药后的不良反应,以及停药后易再发等原因,一般不用糖皮质激素治疗。当亚急性起病、甲状腺疼痛、肿大明显时,可加用泼尼松 20～30mg/d,好转后逐渐减量,用药 1～2 个月。

（4）中药:中医药在治疗本病方面积累了丰富的临床经验,有一定的实用价值。近年来,由于中医药对桥本甲状腺炎的良好疗效,也促进了医药界中药实验研究,使中药治疗桥本甲状腺炎的机制进一步明确。

3.免疫调节

硒、白细胞介素-10（IL-10）、干扰素 α-2b、甲状腺内 CD4$^+$ 细胞单克隆抗体、环孢素 A（CsA）、糖皮质激素、他汀类药物等免疫调节疗法,在桥本甲状腺炎基础研究或初步临床观察中取得一定的疗效,但其远期疗效目前尚缺乏循证医学的依据。因此均不能替代目前最主要使用的甲状腺激素替代的治疗策略。

（九）预防

本病病程缓慢,有发展为甲状腺功能低下症的趋势。如有血清学证据,而甲状腺功能正常时,应注意定期随访复查,及时发现是否存在甲状腺功能低下症。另外,HT 患者可合并甲状腺癌,故需长期随诊。

（十）预后

根据病情需要,给予充分的甲状腺激素替代治疗,HT 的预后较好。现已证实,HT 并非完全不可逆转,部分患者可自行缓解,有不少患者肿大的甲状腺可以缩小或消失,原来查到的甲状腺结节随诊中消失或缩小,硬韧的甲状腺可能变软,不必终身替代治疗。影响预后的因素如下。

1.年龄

有学者认为,年轻 HT 患者甲状腺功能及免疫紊乱易于恢复,可能与机体良好的自我调节有关。

2.遗传因素

有家族史的 HT 患者,经过一段时间的替代治疗后,其甲状腺功能较无阳性家族史者易于恢复正常,且可保持长期缓解,说明 HT 阳性家族史可能是患者不需终身替代治疗的一项参考指标。

3.碘摄入量

饮食中的含碘量及有无应用含碘药物也是影响 HT 预后的一个重要因素。高碘饮食,尤其是在富碘地区,可促进 HT 的发生与发展。含碘药物如胺碘酮诱发 HT 甲状腺功能低下症的报道也屡见不鲜。因此,HT 患者应严格控制碘的摄入量,既可使部分患者的甲状腺功能恢复正常,又可使甲状腺炎得到明显改善。所以,控制碘的摄入可以改善 HT 的预后。

4.甲状腺摄碘率

对判断 HT 的预后有意义。高摄碘率的 HT,组织学上提示为局灶性甲状腺炎,甲状腺内存在大量有功能的甲状腺滤泡,易于恢复正常甲状腺功能。而 HT 伴严重不可逆甲状腺功能低下症者,甲状腺摄碘率低,这类患者往往需要长期应用甲状腺激素替代治疗。

5.甲状腺肿大程度

一般而言,甲状腺肿大越明显,对替代治疗的效果越好,甲状腺功能越易于恢复正常,停药后保持长期缓解的可能性越大。而伴甲状腺萎缩的 HT,常伴有 TSBAb,预后相对较差。

6.甲状腺抗体

TSH 受体抗体在 HT 发病机制中起重要作用。其 2 种亚型 TSAb 和 TSB-Ab 的相互消长决定着 HT 的甲状腺功能状态,TSBAh 阳性的患者,其甲状腺功能较难恢复;TSBAb 阴性则有利于疾病的缓解。另外,当患者体内同时存在 TSAh 和 TSBAb 时,若 TSAb 滴度升高而 TSBAb 滴度下降,则患者 HT 甲状腺功能低下症可向甲状腺功能亢进症转化。因此,动态观察 TSAb 和 TSBAb,有助于预测 HT 的甲状腺功能,对其预后判断具有重要价值。

7.TSH

观察 HT 患者血清 TSH 水平有助于了解 HT 预后。研究发现 TSH 明显升高的 HT 甲状腺功能低下症患者,经甲状腺激素替代治疗后,甲状腺功能易于恢复正常,且可长期维持。而 TSH 升高不明显者,HT 甲状腺功能低下症长期缓解的可能性较小。因此,TSH 水平是判断 HT 预后的良好指标。

8.桥本脑病

少数患者可自然缓解,类固醇治疗后几天或几周内迅速好转,约 55% 的患者停用类固醇后可复发,再用类固醇症状又可缓解。极少数病例可以死亡。

四、慢性纤维甲状腺炎

(一)主要特点

慢性纤维甲状腺炎,又称纤维甲状腺炎、侵袭性纤维甲状腺炎、慢性硬化性甲状腺炎,1896年由 Riedel 首先描述,故又称 Riedel 甲状腺炎。本病病因未明,罕见,发病率为 0.06%～0.3%。本病多见于 30～50 岁中年或老年女性,占 81%,男性与女性发病率之比为 1:3。起病隐匿,进展缓慢,往往先出现无症状甲状腺肿大,而后出现甲状腺广泛纤维化、甲状腺功能减退症和明显压迫症状等为基本特征。

(二)病因

病因尚未明了。因病变组织中可见嗜酸性粒细胞,甲状腺自身抗体阳性,部分患者对糖皮质治疗有效等,多数学者认为本病是一种自身免疫性甲状腺疾病,但缺乏其他自身抗体及补体正常。与病毒、细菌感染或药物等有关,以前认为与 EB 病毒有关,但仍需要进一步证据支持。

(三)发病机制

甲状腺自身抗体阳性可能是因纤维侵犯破坏甲状腺组织后的反应。组织中嗜酸性粒细胞增多,可能存在一些嗜酸性粒细胞脱颗粒,诱发纤维化,而不是传统自身免疫性发病机制。唯一确定的是在 Riedel 甲状腺炎的病理图片上成纤维细胞增殖,诱导 B 和(或)T 淋巴细胞释放细胞因子。

部分患者伴有腹膜、纵隔、泪腺、眶后组织、胆管等部位纤维化,因此本病也被认为是全身纤维化的一部分。近期研究显示患者血清 IgG4 阳性细胞增多,本病可能是 IgG4 相关系统性疾病的表现之一。血清 IgG4 阳性细胞增多代表炎症反应。

(四)病理改变

致密的纤维组织取代甲状腺的正常结构,且可穿过包膜而浸润到甲状腺周围的肌肉组织、脂肪组织和神经组织,致使腺体十分坚硬,并与周围组织粘连。但在甲状腺内,仍可见正常的甲状腺组织。1/3 的病例病变局限于甲状腺单叶或峡部。

甲状腺呈块状,质地坚硬,甲状腺切面灰白色或黄白色,可见广泛的纤维组织浸润。有时可累及周围的肌肉、血管、气管。镜下可见甲状腺组织破坏,小叶结构消失,甲状腺炎性细胞积聚,少量到中等量的淋巴细胞、浆细胞和嗜酸性粒细胞浸润,但远不及自身免疫性甲状腺炎显著。残留甲状腺组织有不同程度的萎缩,滤泡被压扁,上皮扁平。甲状腺内可见被致密纤维组织包围的正常组织增生显像:甲状腺滤泡小,上皮增生、呈立方或柱状,滤泡上皮质次增多,或呈实性细胞巢。间质内滤泡细胞间可见组织细胞、上皮细胞和巨细胞浸润。部分细胞有透明变性或玻璃样变。甲状腺内血管稀少,大多合并血管内膜炎,血管壁显著增厚,有时可见灶性出血。

(五)临床表现

1.甲状腺肿大

发病初期,甲状腺仅轻微肿大,无明显疼痛、皮肤粘连,不随吞咽活动。病变一般多从一叶开始,以后向另一叶发展。随着病情进展,甲状腺变得十分坚硬,且与周围组织广泛粘连,但甲状腺肿大并不是十分显著,也无局部淋巴结大现象。

2.局部浸润和压迫症状

多数患者出现明显的压迫症状,但与甲状腺肿大程度不成比例,颈部压迫感;喉返神经受累,如声音嘶哑、喉鸣,甚至失声;食管压迫,吞咽困难;气管压迫,呼吸困难;颈部血管受压,颈部和头部静脉怒张;痛性眼肌麻痹综合征、霍纳综合征、闭塞性静脉炎、脑静脉窦血栓形成综合征等。

3.甲状腺功能减退症

Riedel 的初步报道表明,甲状腺功能减退症只是偶尔出现,但在随后的系列研究中已经观察到在疾病过程中的一些阶段,原发性甲状腺功能减退症的发生从 25%~80%或更多。

4.甲状旁腺功能减退

甲状腺纤维化侵袭甲状旁腺,导致甲状旁腺功能减退(甲旁减)。临床上可出现无症状的低钙血症到手足搐搦,需要临床干预的严重低钙血症。本病导致的甲旁减占非手术甲旁减的 14%。

5.其他

38%的患者合并其他纤维化,如眼肌受累、眼球突出、眼球运动受限或眼眶炎性假瘤;鞍上病变、垂体纤维化、垂体功能减退。但鞍上病变未在尸检中证实,所以此处纤维化情况目前尚不确定。头部肿胀纤维炎性病变:颈部包括腮腺浸润(纤维腮腺炎)导致上腔静脉综合征、气管食管瘘、胸膜心包积液,纤维侵犯左心耳影响冠脉导致冠状动脉阻塞。另外胸部纤维化影响脑室-腹腔分流。腹膜纤维化导致肾衰竭、肾及输尿管水肿。肝脏受累导致硬化性胆管炎。胰腺纤维化导致背部疼痛、胆汁淤积及胆管造影异常。

（六）辅助检查

1.常规、生化检查

一般多为非特异性改变。可有血沉轻度升高,白细胞正常或升高,甲状旁腺受累时可伴低钙血症。

2.甲状腺功能

一般甲状腺功能正常。随着病变的发展,在疾病的某些阶段可发生功能减退,血清 TSH 升高,FT_3、FT_4 降低。

3.甲状腺自身抗体

既往研究本病甲状腺自身抗体多阴性或低滴度,近年来研究提示本病中甲状腺自身抗体阳性率高达 90%,多数轻中度升高。

4.甲状腺扫描、摄碘率

甲状腺摄碘率可能正常或降低;甲状腺 ^{99}Tc(^{99}锝)或 ^{123}I/^{131}I 扫描显示甲状腺异质性、典型的低放射性碘摄入,但合并 Graves 病或毒性结节时可增高。据报道本病可经镓扫描确诊。

5.甲状腺 B 超

可见甲状腺肿大,弥漫低回声、低血流表现;可见颈内动脉包绕,此点可与结节性甲状腺肿和桥本甲状腺炎鉴别,有效抗感染治疗后动脉包绕减轻,有助于治疗观察。弹性超声显示本病炎症组织弹性显著增强。

6.CT、MRI 及 PET

(1)CT:显示颈部低密度组织影,增大侵犯范围与碘染组织对比无明显增大,并可以显示甲状腺外侵犯如血管被包绕,如大半颈内动脉和 1/3 颈内静脉被包绕。

(2)磁共振成像(MRI):T_1 和 T_2 加权图像上显示低信号;钆增强扫描后,可见轻到明显均匀强化表现。与 CT 和 MR 相反 PET 显示强吸收率,还可发现其他区域的纤维增生,有助于个体追踪观察,治疗有效后部分组织可出现吸收减弱与症状改变相应。

(3)正电子发射计算机显像(PET):如疑有其他器官的纤维化时,用 18-氟-脱氧葡萄糖(^{18}F-FDC)进行 PET 检查,可发现因淋巴细胞、浆细胞浸润的活动性炎症而导致代谢活性增强的腹部包块或甲状腺包块。

7.甲状腺细针穿刺活检

典型甲状腺触诊病变区域细针穿刺活检可有炎症的结果,纤维组织的片段与梭形细胞和肌成纤维细胞,甚至是符合滤泡性肿瘤的细胞病理学结构。细针穿刺常不能确诊。

（七）诊断

根据无痛性甲状腺肿或轻微压痛慢性病史,甲状腺质地坚硬如石,与周围组织粘连固定。明显的颈部及邻近组织压迫症状,无全身及局部淋巴结大表现,结合实验室检查甲状腺功能正常或甲状腺功能低下症可疑诊。因甲状腺极硬,针刺活检常不满意。本病确诊依赖甲状腺病理活检及因临床压迫症状而行减压手术的病理组织检查,并在此基础上结合下面几点才能对患者进行 Riedel 甲状腺炎诊断:①应有炎症性过程,甲状腺扩展到周围组织。②炎性浸润不应该包含巨细胞、淋巴滤泡、瘤细胞,或肉芽肿。③有闭塞性静脉炎的证据。④排除甲状腺恶性肿瘤。最近研究提示,本病是 IgG4 相关系统硬化病的一种表现。目前诊断本病的 IgG4 水平仍需进一步研究确定。

（八）鉴别诊断

1.甲状腺癌

甲状腺癌早期就可有明显压迫症状,但临床表现与甲状腺受累、肿大程度相平行,常伴有淋巴结大。必要时应做甲状腺穿刺或手术活检。

2.亚急性甲状腺炎

多有上呼吸道病毒感染病史,血沉明显升高,甲状腺激素水平与甲状腺摄碘率分离现象等。

3.桥本甲状腺炎

多为双侧甲状腺受累,甲状腺周围组织多正常,甲状腺特异性抗体强阳性等可与鉴别。

（九）治疗

目前没有治疗共识,症状严重时可行手术治疗以缓解压迫,对症治疗甲状腺功能低下症和甲旁减,免疫干预抑制纤维化进展,小剂量放射治疗目前仍处于尝试阶段。

1.手术

解除甲状腺肿压迫的有效治疗方法是峡部切除术。由于纤维侵犯危及甲状旁腺和喉返神经,故大范围切除甲状腺会导致永久性声带麻痹和甲旁减(占 39％手术者)。本病不适合甲状腺全切术治疗,大多数采取峡部及部分甲状腺切除术。

2.替代治疗或补钙

对于有甲状腺功能低下症的患者,可用甲状腺激素制剂替代治疗。甲旁减患者可予钙片及骨化三醇治疗。

3.糖皮质激素

有一定的治疗效果,可使甲状腺质地变软,血沉减慢,眼眶等部位纤维化减轻等。目前治疗剂量有争议,需逐渐减量,并注意糖皮质激素并发的感染加重等不良反应。吸烟史可能影响本病对糖皮质激素的反应。

4.他莫昔芬

可以减少 $TGF-\beta_1$ 的生成,从而抑制组织的增生,对本病有一定疗效作用。40mg/d,分 2 次口服,可以与激素联用或单用。经连续 1～4 年治疗观察,主观症状改善达 100％,客观检查症状改善亦达 50％～100％,甲状腺腺体缩小均达 50％。但其对本病长期抑制作用不明。

5.吗替麦考酚酯

可以直接抑制 T 淋巴细胞和 B 淋巴细胞增生及抑制抗体产生。1g,每天 2 次,联合泼尼松 100mg 治疗有一定疗效。但具体机制仍需进一步研究。

（十）预防

发病机制不明,无有效预防措施。

（十一）预后

一旦出现症状,尤其是局部压迫症状,提示预后不良。病死率 6％～10％。

五、产后甲状腺炎

(一)主要特点

PPT 是自身免疫甲状腺炎的一个类型,也称产后自身免疫性甲状腺炎(PPAT)。Amino 在 1977 年首先报道产后发生暂时性原发性甲状腺功能低下症,伴甲状腺增大和甲状腺微粒体抗体滴度增高;同年 Ginsberg 和 Walfish 报道 5 例产后暂时性甲状腺功能亢进症,5 例中有 4 例随后发生暂时性甲状腺功能低下症,甲状腺增大、无痛。Amino 等称此为产后无痛性甲状腺炎综合征(PPT)。此综合征也可发生于流产之后。PPT 的患病率为 8.1%(1.1%~16.7%)。典型病例临床经历 3 期,即甲状腺毒症期、甲状腺功能减退症期和恢复期。非典型病例仅可表现为甲状腺毒症或甲状腺功能低下症期。

(二)病因

产后甲状腺炎是一种自身免疫性疾病与抗甲状腺抗体(TPOAb,TgAb),淋巴细胞异常,补体激活,IgG1 水平增加,自然杀伤细胞的活性增加,和特异的 HLA 单倍型有关。

(三)发病机制

研究显示,HLADR3 和 HLADR5 单倍型与本病强相关。PPT 的发生也反映妊娠期间机体免疫抑制,产后免疫系统反弹。孕早期甲状腺自身抗体阳性的妇女 33%~50% 会发生 PPT。随抗甲状腺自身抗体滴度升高,PPT 风险增加。有其他免疫性疾病的妇女会增加患 PPT 风险。T1DM 患者 PPT 患病率为 25%,慢性病毒性肝炎为 25%,系统性红斑狼疮为 14%;44%PPT 有 Graves 病病史;70%PPT 于第 2 次分娩后再发 PPT;正在服用 L-T₄ 治疗的桥本甲状腺炎妇女,甲状腺未完全萎缩的一旦怀孕,PPT 风险增加。

(四)病理改变

弥漫性或局灶性淋巴细胞浸润是共同表现,并有少量浆细胞及多型核细胞;也可看到类似亚急性肉芽肿性甲状腺炎那样的滤泡细胞破坏和纤维化,但罕见多核巨细胞和桥本甲状腺炎的特征性生发中心。

(五)临床表现

典型的病程是短暂的甲状腺毒症期随后出现短暂甲状腺功能减退症期,甲状腺功能多在产后 1 年内恢复正常。临床 PPT 过程差异较大,有 25% 的患者病程典型,32% 只有甲状腺毒症,43%,只有甲状腺功能减退症。典型甲状腺毒症持续 2~6 个月,但也有报道持续 1 年。所有甲状腺毒症自发缓解。甲状腺功能减低阶段持续 3~12 个月,10%~20% 出现永久甲状腺功能低下症。50% 的 PPT 产后 1 年仍然存在甲状腺功能低下症。发病前无病毒感染症状。在妊娠早期及分娩期,TPOAh 阳性者 50% 发生产后甲状腺炎,且滴度高者易发生永久性甲状腺功能减退症。10%~15% 的患者有数次复发,据报道反复发作达 5 次以上者,再次妊娠复发的危险性为 25%~40%。

1.甲状腺毒症期

由于甲状腺组织破坏,甲状腺激素漏出所致。可有高代谢及交感神经兴奋的各种表现,程度一般较轻,可有心动过速、怕热、多汗;重者有肌震颤和肌病,可见疲劳、肌无力、体重下降等。

多无浸润性突眼和胫前黏液性水肿,可有甲状腺功能亢进症本身所致的凝视、眼裂增宽。半数患者甲状腺肿大,质地较硬,无结节,无疼痛及触痛。甲状腺功能亢进症可持续 2～6 个月,很少超过 1 年。持续 2 个月以上者症状较明显,并有精神症状。约 1/3 患者甲状腺持续肿大。

2.甲状腺功能减退症期

约有 40% 的患者进入为期数月的甲状腺功能低下期。可有典型甲状腺功能低下表现:水肿、怕冷、体重增加、精神障碍等。产后精神异常易误诊为产后抑郁症。有人出现停经、子宫出血或 PRL 增高的停经-溢乳综合征,易误诊为垂体病变。多数患者可恢复正常。有 10%～39% 最终为永久性甲状腺功能减退症,与 TPOAb、TgAb 滴度及 HLA 组型有关。

3.恢复期

上述症状消失,但碘摄取率的恢复慢于 T_3、T_4、TSH 的恢复。

(六)辅助检查

1.甲状腺功能

甲状腺毒症期,随着甲状腺滤泡细胞的破坏,血循环中 T_3、T_4 明显升高、TSH 可降低,$T_3/T_4 > 20ng/\mu g$。后期甲状腺功能减退症 T_3、T_4 降低,TSH 可升高。

2.甲状腺摄碘率

甲状腺^{131}I 摄取率下降,甲状腺功能亢进症时多 <3%,外源 TSH 刺激也不能使其增加。因循环 T_4 水平增高及甲状腺滤泡上皮功能失调抑制了 TSH 的分泌所致。恢复时甲状腺摄碘率回升。

3.TRH 兴奋试验

甲状腺功能亢进症期 TRH 兴奋试验阴性,恢复时 TSH 对 TRH 重新有反映。

4.甲状腺自身抗体

约有 2/3 患者 TPOAb 增高,其阳性率明显高于 TgAb,TSI 正常。血清甲状腺球蛋白升高,80% 的 PPT 患者甲状腺球蛋白抗体和微粒体抗体低至中度升高。

5.甲状腺超声

甲状腺超声可见弥散性或局灶性低回声。

6.甲状腺细针穿刺

可见大量淋巴细胞浸润,但无生发中心。

7.甲状腺活检

甲状腺活检有诊断价值。本病有弥散性或局灶性淋巴细胞浸润,无肉芽肿改变,无桥本甲状腺炎所见纤维化、Hurthle 细胞,无生发中心形成或罕见。

8.其他

如血白细胞计数正常;半数患者血沉升高,通常 <50mm/h,与亚急性疼痛性甲状腺炎明显不同。

(七)诊断

对于产后 1 年内出现的疲劳、心悸、情绪波动或甲状腺肿大的任何妇女都应怀疑有产后甲状腺炎的可能。典型甲状腺功能亢进症表现伴有血清 T_3、T_4 升高与甲状腺摄碘率分离现象,甲状腺不痛,亦无触痛,产后甲状腺炎可能性大。产后出现甲状腺肿大或甲状腺进行性增大,即使无甲状腺功能改变也可能是产后甲状腺炎。文献报道甲状腺功能正常的产后甲状腺炎占4％。甲状腺活检及甲状腺细针穿刺检查见大量淋巴细胞,且无生发中心,可确诊。

PPT 的诊断为在产后 1 年内发病,持续 6～12 个月。典型临床经历 3 期,即甲状腺毒症期、甲状腺功能低下症期、恢复期。非典型病例可以仅表现为甲状腺毒症期或者甲状腺功能低下症期。妊娠初期 TPOAb 阳性妇女,30％～50％发生 PPT(A 级)。

(八)鉴别诊断

1.亚急性甲状腺炎

对于疼痛不剧烈的亚急性甲状腺炎,与本病的鉴别在于有病毒感染的前驱症状、血沉快及细胞学检查受累区域滤泡上皮细胞显著、广泛破坏,单核-巨噬细胞、组织细胞浸润。

2.Graves 病

产后有甲状腺功能亢进症表现,T_3、T_4 增高但无突眼的患者不应轻率诊断为 Graves 病,应测定甲状腺摄碘率以便鉴别。

3.桥本甲状腺炎

虽然也可有甲状腺功能亢进症表现,但其 ^{131}I 摄取率常在正常高值或高于正常,且甲状腺功能亢进症症状很少自然缓解。桥本甲状腺炎病理学常见嗜酸性细胞。发展成为永久性甲状腺功能低下症较 PPT 多。

4.其他

本病还应注意与产后抑郁症、垂体病变鉴别。

(九)治疗

关键在于早期诊断,避免不适当的及不必要的长期治疗。以对症治疗为主。症状较轻微而短暂者不需特殊治疗,以免过多摄取碘。

1.甲状腺功能亢进症

对于甲状腺功能亢进症症状非常明显者,建议甲状腺毒症期不给予 ATDs 治疗。β 受体阻滞药,如普萘洛尔可以减轻症状。β 受体阻滞药尽量使用最小剂量,疗程尽量缩短(B 级)。手术与放射性核素治疗当属禁忌。本病甲状腺不痛,一般不需要用糖皮质激素治疗。"中国指南"建议甲状腺毒症期之后,每 1～2 个月复查 1 次血清 TSH,目的是及时发现甲状腺功能低下症期(B 级)。"美国指南"建议大致与"中国指南"相似,甲状腺毒症期不予 ATD 治疗为D 级。

2.甲状腺功能减退症

如甲状腺功能低下症症状持续时间延长或加重,建议甲状腺功能低下症期可采用 L-T_4替代治疗 6～12 个月后,逐渐减量。如果此时患者正在哺乳,暂不减少 L-T_4 的剂量(C 级)。甲状腺功能低下症期给予 L-T_4 治疗,每 4～8 周复查 1 次血清 TSH(B 级)。20％以上 PPT患者发展为永久性甲状腺功能低下症。需要在发病后 8 年内每年监测血清 TSH,早期发现永久性甲状腺功能低下症并给予治疗(A 级)。永久甲状腺功能低下症者则需终身替代治疗。为缩小甲状腺肿大的也可以应用为期数月的甲状腺激素治疗。使用 L-T_4 不能预防 TPO 阳性孕妇产后发生 PPT(D 级),也不能预防再次妊娠后产后甲状腺炎的复发和永久甲状腺功能低下症的发生。

"美国指南"建议：有甲状腺功能低下症症状的 PPT 应在 4～8 周内复测血清 TSH，如果患者症状严重、准备再次妊娠、要求治疗可以开始 L-T$_4$ 治疗（B 级）。确定 PPT 甲状腺功能低下症期的准备再次妊娠应给予 L-T$_4$ 治疗（A 级）。开始治疗后 L-T$_4$ 滴定需要 6～12 个月。已经怀孕，正在准备怀孕或哺乳的妇女应避免滴定治疗。如果 PPT 启动 L-T$_4$ 治疗，将来可以尝试停药（C 级）。有 PPT 病史的患者应每年复查血清 TSH 进行永久甲状腺功能低下症的评估（A 级）。

3.预防复发

（1）糖皮质激素：有学者主张分娩后即予泼尼松 20mg/d，2 个月后逐渐减量预防 PPT 发生，对此尚无统一意见。

（2）补硒：尽管近年来较多报道用硒预防和治疗自身免疫性甲状腺疾病，但 2012 年美国成年人甲状腺功能减低临床实践指南不推荐硒治疗和预防甲状腺功能低下症。

（3）L-T$_4$ 或碘：目前尚无充足证据证实 L-T$_4$ 或碘可以用于 TPOAb 阳性甲状腺功能正常孕妇预防 PPT 发生。

（十）预防

目前 L-T$_4$、糖皮质激素、硒、碘均不能预防 PPT 的发生。中国、美国指南建议对高危人群妊娠期进行血清 TSH 筛查。

（十一）预后

甲状腺功能亢进症期通常 1～2 个月内缓解，整个病程＜1 年，而滤泡储碘功能的恢复却很慢，可以长至临床症状完全缓解以后的 1 年以上。由于潜在甲状腺功能低下症的可能，本病患者需每年检查 1 次甲状腺功能及甲状腺自身抗体，长期随访，持续多年。甲状腺肿及甲状腺功能障碍对年轻妇女只是短暂不适，无真正危险性，但合并红斑狼疮者应引起重视。PPT 患者急性期过后，半数患者仍有甲状腺肿，测定抗甲状腺抗体滴度仍高，TRH 试验呈过度反应，再次分娩后 PPT 复发的危险性为 25%～40%。无论患者甲状腺实质是否有萎缩，真正的危险是永久性甲状腺功能低下症的发生。据报道，即使缓解后，仍有 10.3%～29% 的病例会成为永久性甲状腺功能低下症。

六、放射性甲状腺炎

放射性甲状腺炎的发生是辐射诱发的甲状腺实质破坏的结果。多由大剂量放射性碘诱发，多发生在甲状腺功能亢进症治疗后 1～4 周。国内报道不多，发病率不详。

（一）病因与发病机制

多发生于阈剂量约为 200Gy 的大剂量放射碘治疗后，超过这个阈剂量约有 5% 的患者发生甲状腺炎，小于该剂量少有引起放射性甲状腺炎。

（二）病理改变

可出现上皮细胞肿胀、坏死，滤泡结构破坏、水肿及单核细胞浸润等病理改变。急性期之后继发纤维化、血管收缩，以及淋巴细胞进一步浸润。这些病理改变能够解释对放射碘的早期反应，有益或过度破坏。发挥早期治疗作用的放射碘剂量将不可避免地会引起迟发甲状腺功能低下症的发病率增高。

（三）临床表现

1.甲状腺局部症状

大剂量放射性碘治疗后,1周即可出现甲状腺局部痛性,偶有压迫感。

2.全身症状

少有全身症状,部分患者偶有发热、心率快、血细胞减少等。

3.甲状腺功能亢进症症状加重

给予放射碘后 10～14 天,放射性甲状腺炎可能导致甲状腺毒症的恶化,偶尔可出现严重后果,包括导致甲状腺危险的发生、重症甲状腺毒症患者病情恶化或心力衰竭加重。我国应用放射性碘治疗甲状腺功能亢进症的常用剂量一般不超过 4.44MBq$(120\mu\text{Ci})/g$ 甲状腺,甲状腺的吸收剂量为 120Gy 左右,理论上不至于引起急性放射性甲状腺炎或甲状腺危象。

（四）辅助检查

1.实验室检查

(1)血常规:血细胞检查可能会有减少.

(2)甲状腺功能检查:急性发作时由于甲状腺滤泡细胞破坏,原储存的 T_3、T_4 漏入血循环,使得血中 T_3、T_4 升高,反馈抑制垂体分泌 TSH,失去 TSH 刺激、甲状腺摄碘功能减退:血清 TT_3、TT_4、FT_3、FT_4 升高,TSH 分泌受抑制。

2.彩色多普勒超声检查

彩色多普勒超声示斑片状低回声区。

（五）诊断

主要依据典型临床表现及放射性碘治疗病史诊断。

1.典型病史上

有大剂量放射性碘治疗病史,尤其放射性碘治疗剂量＞200Gy。

2.临床表现

颈部疼痛可伴全身症状。

3.辅助检查

血清 TT_3、TT_4、FT_3、FT_4 可不变或升高,TSH 分泌受抑制。

（六）鉴别诊断

1.桥本甲状腺炎

也可伴轻微甲状腺疼痛、触痛,但较少见,一般不伴明显的碘代谢紊乱和血沉加速,TgAb 或 TPOAb 显著升高。但无放射性碘治疗史。

2.亚急性淋巴细胞性甲状腺炎

不伴甲状腺疼痛或压痛,反复发作者可达 10％～15％;无病毒感染前驱症状,很少有病毒抗体滴度改变,血沉大多正常,活检示淋巴细胞性甲状腺炎;但无放射性碘治疗史。

3.甲状腺囊肿或腺瘤样结节急性出血

常见于用力活动后骤然出现疼痛,甲状腺局部有波动感,血沉正常,甲状腺功能正常,超声包块内有液性暗区,但无放射性碘治疗史。

(七)治疗

1.一般治疗

症状较轻的患者不需特殊处理,可适当休息,保持情绪稳定,发热者采用物理或药物降温。

2.非甾体抗感染治疗

适用于多数轻型患者缓解症状。阿司匹林 0.5～1.0g 或吲哚美辛 25mg,每天3～4 次。

3.糖皮质激素

病情较重者可与肾上腺皮质激素治疗。

(八)预防

抗甲状腺药物可预防重症放射性甲状腺炎放射时激素的大量释放。放射碘治疗前3～5天应停用抗甲状腺药物;如果临床病情允许,1 周后药物可重新使用。但上述病情衍变国内仍有争议,我国治疗甲状腺功能亢进症的放射性碘剂量较小,也有学者认为不需要用 ATD 预先治疗,即可开始放射性碘治疗,放射性甲状腺炎发生率并不高。

(九)预后

放射性碘治疗前有自身抗体的患者治疗后如果出现放射性甲状腺炎,其迟发甲状腺功能减低的发生率可能增加。原发甲状腺功能亢进症病情较重或合并较严重心肺疾病患者,治疗后出现甲状腺功能亢进症病情加重甚至甲状腺功能亢进症危象风险增加。因此,对于甲状腺功能亢进症性心脏病患者,在放射碘治疗前,可给予抗甲状腺药物数月以消耗储存的甲状腺激素;如无禁忌,应使用 β 肾上腺素能阻滞药控制潜在的心律失常。

第三节　甲状腺功能亢进症

甲状腺功能亢进症(简称甲亢)是一种十分常见的内分泌疾病。它是由于体内甲状腺激素(TH)合成或分泌过多而引起的以神经、循环、消化等系统兴奋性增高和代谢亢进为主要表现的一组疾病的总称。甲亢不是一种单一的疾病,许多疾病都可以引起甲亢。

临床上以弥散性甲状腺肿伴甲亢(Graves 病)最常见,约占所有甲亢患者的 85％,其次为结节性甲状腺肿伴甲亢(也称毒性结节性甲状腺肿)和亚急性甲状腺炎。本文主要讨论Graves 病。

Graves 病(GD),又称毒性弥散性甲状腺肿,是一种伴有 TH 分泌增多的器官特异性自身免疫性疾病。据文献记载,Parry 于 1825 年首先报道此病。1835 年,由 Robert Graves 等详细报道。所以最早文献中将此病称为 Parry 病。但由于德国医师 Von Basedow 曾于 1840 年也描述过本病,所以欧洲文献也称之为 Basedow 病。

该病以女性多发,估计其发病率占女性人群的 1.9％,男女比为 1:(4～6),以 20～40 岁多见。典型的 GD 除有甲状腺肿大和高代谢症群外,还有眼球突出。一般认为 25％～50％GD 患者伴有不同程度的眼病。少数患者可有皮肤病变(胫前黏液性水肿以及指端粗厚等)。不典型者可仅有 1～2 项表现,如甲亢不伴有突眼或有严重突眼而临床无甲亢表现。

一、病因和发病机制

（一）免疫功能异常

GD 的确切病因目前还不完全清楚,但近年来的研究提示该病为一种器官特异性自身免疫性疾病。GD 患者由于体内免疫功能紊乱,致使机体产生了针对自身甲状腺成分-甲状腺刺激素受体(TSHR)的抗体 TRAb。该抗体与 TSHR 结合后,和 TSH 一样具有刺激和兴奋甲状腺的作用,引起甲状腺组织增生和功能亢进,TH 产生和分泌增多。目前认为,自身抗体的产生主要与存在基因缺陷的抑制性 T 淋巴细胞(Ts)的功能降低有关。Ts 功能缺陷导致辅助性 T 淋巴细胞(Th)的不适当致敏,并在 IL-1、IL-2 等细胞因子的参与下,使 B 细胞产生抗自身甲状腺的抗体。

GD 的发病与 TRAb 的关系十分密切。TRAb 是一组多克隆抗体,作用在 TSH 受体的不同结合位点。TRAb 可分为兴奋型和封闭型两类。兴奋型中有一类与 TSH 受体结合后,刺激甲状腺组织增生及 TH 的合成和分泌增多,称为甲状腺刺激抗体(TSAb),为 GD 的主要自身抗体;另一类与 TSH 受体结合后,仅促进甲状腺肿大,但不促进 TH 的合成和释放,称为甲状腺生长刺激免疫球蛋白(TGI)。封闭型自身抗体与 TSFI 受体结合后,阻断和抑制甲状腺功能,因此称为甲状腺刺激阻断抗体(TSBAb)。

（二）细胞免疫异常

GD 患者外周血活化 T 淋巴细胞数量增多,甲状腺内的抑制性调节环路不能发挥正常的免疫抑制功能,致使自身反应性器官特异性 Th 细胞得以活化、增殖,产生各种细胞因子,作用于甲状腺组织、单核细胞,诱导 B 淋巴细胞活化,产生抗甲状腺的自身抗体,最终引起甲状腺结构与功能的病理变化及出现临床特征。另外,GD 患者甲状腺和眼球后组织均有明显的淋巴细胞浸润,甲状腺的淋巴细胞通过细胞间黏附分子/白细胞功能相关抗原,介导淋巴细胞与GD 患者甲状腺细胞相互黏附,引起甲状腺细胞增生及甲状腺肿大。

（三）遗传因素

部分 GD 有家族史,同卵双生相继发生 GD 者达 30%～60%;异卵双生仅为 3%～9%。流行病学调查也发现,GD 亲属中患另一自身免疫性甲状腺病,如桥本甲状腺炎的比率和 TSAb 的检出率均高于一般人群。这些都说明 GD 具有遗传倾向。通过对人类白细胞膜上组织相容性抗原(HLA)的研究发现,高加索人中的 HLA-B8,日本人中的 HLA-B35,中国人身体中的 HLA-BW46 为本病的相对危险因子。Chen 等发现,非洲后裔的美国人 GD 的易感基因为 DQA＊0501,定位于 HLA 抗原 DR-B3 而非 DR-B1。但 GD 究竟以单基因遗传,还是以多基因遗传,以及以何种方式遗传目前仍不清楚。

（四）环境因素

感染、应激及刺激等均可能为本病的诱发因素。尤以精神因素为重要,强烈的精神刺激常可诱发甲亢的发病。精神应激可能使患者血中肾上腺皮质激素升高,进而改变 Ts 或 Th 细胞的功能,引起异常免疫反应从而引发甲亢。

二、病理

（一）甲状腺

GD 的甲状腺呈对称性、弥散性增大，甲状腺内血管增生，血供丰富，使甲状腺外观为红色。滤泡细胞增生肥大，细胞呈立方或柱状，滤泡细胞由于过度增生而形成乳头状折叠凸入滤泡腔内，细胞高尔基体肥大，附近有许多囊泡，内质网发育良好，有很多核糖体，线粒体数目增多。滤泡腔内胶质减少甚或消失。甲状腺内可有淋巴细胞浸润或形成淋巴滤泡或出现淋巴组织生发中心。经治疗后甲状腺的形态结构可发生相应的变化。短期使用大剂量碘剂后，甲状腺可迅速缩小，腺泡中胶质含量增多，滤泡细胞变为立方状或扁平状，乳头状结构消失，血管减少。长时间使用硫脲类抗甲状腺药物后，可使甲状腺组织呈退行性改变，滤泡增大富含胶质，大部分滤泡细胞呈扁平或矮立方形，少部分滤泡细胞仍肥大，或可见到上皮嵴及短小乳头状结构。此时活检标本不易与甲状腺肿鉴别。

（二）眼

GD 仅有良性眼病时常无异常病理改变。在浸润性突眼患者中，球后组织中脂肪组织及纤维组织增多，黏多糖沉积与透明质酸增多，淋巴细胞及浆细胞浸润；眼肌纤维增粗，纹理模糊，脂肪增多，肌纤维透明变性、断裂及破坏，肌细胞内黏多糖及透明质酸亦增多。可出现球结膜充血、水肿。早期的病变以炎性细胞浸润和脂肪增多为主，后期可出现纤维组织增生和纤维化。

（三）胫前黏液性水肿

光镜下病变皮肤可见黏蛋白样透明质酸沉积，伴肥大细胞、吞噬细胞和内质网粗大的成纤维细胞浸润，皮层增厚及淋巴细胞浸润；电镜下见大量微纤维伴糖蛋白及酸性葡聚糖沉积，与重度甲减（黏液性水肿）的皮下组织黏多糖浸润的组织学相似。

（四）其他

心脏可扩大，心肌变性。肝、脾、胸腺和淋巴结可增生肿大，外周血淋巴细胞可增多。重度甲亢未予有效治疗者可出现肝脏局灶性或弥散性坏死，以致发展为肝脏萎缩，甚至肝硬化。甲状腺功能亢进时破骨细胞活性增强、骨吸收多于骨形成，可引起骨质疏松。

三、病理生理

TH 分泌增多的病理生理作用是多方面的。TH 可促进氧化磷酸化，主要通过刺激细胞膜上的 Na-K-ATP 酶，促进 Na^+ 的主动运输，维持细胞内外 Na^+-K^+ 的梯度。在此过程中需要消耗大量的能量，以致 ATP 水解增多，从而促进线粒体氧化磷酸化反应，使耗氧量及产热增加，引起患者怕热多汗等症状。高水平 TH 可增加基础代谢率，加速多种营养物质的消耗，肌肉也易被消耗，出现消瘦乏力等。TH 与儿茶酚胺协同作用，可加强儿茶酚胺对神经、心血管及胃肠道等脏器的兴奋和刺激；TH 对肝脏、心肌及肠道还具有直接的兴奋作用，使神经、心血管与消化等系统的症状更为突出。

四、临床表现

GD 可发生于任何年龄,但高峰发病年龄在 20～40 岁。女性多于男性,男女之比为 1：(4～6)。本病起病多数缓慢,多在起病后 6 个月到 1 年就诊。

(一)一般表现

GD 的临床表现与患者发病时的年龄、病程和 TH 分泌增多的程度有关。一般患者均有神经质、怕热多汗、皮肤潮湿、心悸乏力和体重减轻等。部分患者可有发热,但一般为低热。

(二)甲状腺

不少患者以甲状腺肿大为主诉,甲状腺呈弥散性对称性肿大,质软、吞咽时上下移动,少数患者的甲状腺肿大不对称或肿大不明显。由于甲状腺的血流量增多,故在上、下极外侧可听到连续性或以收缩期为主的吹风样血管杂音,可扪及震颤(以腺体上部较明显)。杂音明显时可在整个甲状腺区听到,但以上、下极明显,杂音较轻时仅在上极或下极听到。触到震颤时往往可以听到杂音,但杂音较弱时可触不到震颤。杂音和震颤的发现对诊断本病具有重要意义,因为其他甲状腺疾病罕有出现此体征者。

(三)眼部表现

甲亢引起的眼部改变大致分两种类型,一类称为非浸润性突眼,系由于交感神经兴奋眼外肌群和上睑肌所致,临床无明显自觉症状。体征有:①上眼睑挛缩;②眼裂增宽;③上眼睑移动滞缓:眼睛向下看时上眼睑不能及时随眼球向下移动,可在角膜上缘看到白色巩膜;④瞬目减少和凝视;⑤向上看时,前额皮肤不能皱起;⑥两眼看近物时,辐辏不良。甲亢控制后可完全恢复正常。

另一类为 GD 所特有,为眶内和球后组织体积增加、淋巴细胞浸润和水肿所致,称为浸润性突眼。浸润性突眼患者常有明显的自觉症状,如畏光、流泪、复视、视力减退、眼部胀痛、刺痛、异物感等。突眼度一般在 18mm 以上。由于眼球高度突出,使眼睛不能闭合,结膜、角膜外露而引起充血、水肿、角膜溃疡等。重者可出现全眼球炎,甚至失明。

浸润性突眼的轻重程度与甲状腺功能亢进的程度无明显关系。在所有眼病中,约 5％的患者仅有浸润性突眼而临床无甲亢表现,将此称为甲状腺功能正常的 GD 眼病(EGO)。该类患者尽管临床上无甲亢表现,但多有亚临床甲亢,TSH 水平降低。

(四)心血管系统

甲亢时由于 TH 对心血管系统的作用,以及交感神经兴奋性增高等,常使患者有明显的临床表现,心悸、气促是大部分甲亢患者的突出主诉。

1.心动过速

心动过速是心血管系统最早最突出的表现。绝大多数为窦性心动过速,心率多在 90～120 次/分。心动过速为持续性,在睡眠和休息时有所降低,但仍高于正常。

2.心律失常

房性期前收缩最常见,其次为阵发性或持续性心房颤动。也可见室性或交界性期前收缩,偶见房室传导阻滞。有些患者可仅表现为原因不明的阵发性或持续性心房纤颤,尤以老年人多见。

3.心音改变

由于心肌收缩力加强,使心搏增强,心尖部第一心音亢进,常有收缩期杂音,偶在心尖部可听到舒张期杂音。

4.心脏扩大

多见于久病及老年患者。当心脏负荷加重、合并感染或应用β受体阻滞药可诱发充血性心力衰竭。持久的房颤也可诱发慢性充血性心力衰竭。出现心脏扩大和心脏杂音可能是由于长期高排出量使左心室流出道扩张所致。

5.收缩压升高、舒张压下降和脉压增大

有时可出现毛细血管搏动、水冲脉等周围血管征。发生原因系由于心脏收缩力加强,心排血量增加和外周血管扩张、阻力降低所致。

6.甲亢性心脏病

甲亢伴有明显心律失常、心脏扩大和心力衰竭者称之为甲亢性心脏病。以老年甲亢和病史较久未能良好控制者多见。其特点为甲亢完全控制后心脏功能可恢复正常。

(五)消化系统

食欲亢进是甲亢的突出表现之一。但少数老年患者可出现厌食,甚至恶病质。也有少数患者呈顽固性恶心、呕吐,以致体重在短期内迅速下降。由于过多 TH 的作用,使肠蠕动增加,从而使大便溏稀、次数增加,甚至呈顽固性腹泻或脂肪痢。TH 对肝脏也可有直接毒性作用,致肝肿大,甲亢引起明显肝脏受损者少见,少数可出现肝功能异常,转氨酶升高甚或黄疸。

(六)血液和造血系统

周围血液中白细胞总数偏低、淋巴细胞百分比和绝对值及单核细胞增多,血小板寿命缩短,有时可出现皮肤紫癜。由于消耗增加、营养不良和铁的利用障碍偶可引起贫血。

(七)肌肉骨骼系统

甲亢时多数表现为肌无力和肌肉萎缩。由于神经肌肉兴奋性增高,可出现细震颤、腱反射活跃和反射时间缩短等。部分患者可出现如下特殊的肌肉病变。

1.慢性甲亢性肌病

相对多见。起病缓,主要累及近端肌群和肩胛、骨盆带肌群。表现为进行性肌肉萎缩和无力。患者在蹬楼、蹲位起立和梳头等动作时有困难。类似于多发性肌炎表现,但肌活检正常或仅有肌肉萎缩、变性等改变。

2.甲亢性周期性麻痹

主要见于东方国家的青年男性患者,日本和我国较常见。发作时血钾显著降低。周期性麻痹多与甲亢同时存在,或发生于甲亢起病之后。也有部分患者以周期性麻痹为首发症状就诊才发现甲亢。多在夜间发作,可反复出现,甲亢控制后症状可缓解。周期性麻痹的发生机制可能与过多 TH 促进 Na-K-ATP 酶活性,使 K^+ 向细胞内的不适当转移有关。

3.甲亢伴重症肌无力

甲亢伴重症肌无力的发生率约为 1%,远高于一般人群的发生率。重症肌无力主要累及眼肌,表现为眼睑下垂、眼外肌运动麻痹、复视和眼球固定等。少数也可表现为全身肌肉无力、吞咽困难、构音不清及呼吸浅短等。甲亢控制后重症肌无力可减轻或缓解。

（八）生殖系统

20％左右的女性患者有月经稀少，周期延长，甚至闭经。男性多阳痿，偶见乳腺发育，与雄激素转化为雌激素增加有关。

（九）皮肤、毛发及肢端表现

皮肤光滑细腻，缺乏皱纹，触之温暖湿润。年轻患者可有颜面潮红，部分患者面部和颈部可呈红斑样改变，压之褪色，尤以男性多见。多数患者皮肤色素正常，少数可出现色素加深，以暴露部位明显，但口腔、乳晕无色素加深。也有部分患者色素减退，出现白癜风。甲亢时可出现毛发稀疏脱落，少数患者可出现斑秃。

约 5％ GD 患者可有典型局限性黏液性水肿，常与浸润性突眼同时或之后发生，有时不伴甲亢而单独存在，是本病的特异性表现之一。多见于小腿胫前下 1/3 部位，有时可延及足背和膝部，也可见于面部上肢等。初起时呈暗紫红色皮损，皮肤粗厚，以后呈片状或结节状隆起，最后呈树皮状，可伴继发感染和色素沉着。在少数患者中尚可见到指端软组织肿胀，呈杵状，掌指骨骨膜下新骨形成，以及指或趾甲的邻近游离边缘部分和甲床分离，也为 GD 的特征性表现之一。

（十）甲亢危象

系甲亢的一种严重表现，可危及生命。主要诱因为精神刺激、感染、甲状腺手术前准备不充分等。早期表现为患者原有的甲亢症状加剧，伴中等发热，体重锐减，恶心、呕吐，以后发热可达 40℃或更高，心动过速，心率常在 160 次/分以上，大汗、腹痛、腹泻，甚而谵妄、昏迷。死亡原因多为高热虚脱、心力衰竭、肺水肿和严重水、电解质代谢紊乱等。

五、特殊类型的甲亢

（一）淡漠型甲亢

该型特点为：①发病较隐匿。②以老年人多见，尤其是 60 岁以上者。③临床表现不典型，常以某一系统的表现为突出（尤其是心血管和胃肠道症状），由于年迈伴有其他心脏病，不少患者合并心绞痛，有的甚至发生心肌梗死。心律失常和心力衰竭的发生率可达 50％以上。患者食欲减退伴腹泻较多，肌肉萎缩，肌无力。④眼病和高代谢症群表现较少，多数甲状腺无明显肿大。⑤全身情况差，体重减轻较明显，甚至出现全身衰竭、恶病质。⑥血清 TT_4 可以正常，FT_3、FT_4 常增高，TSH 下降或测不出，但 ^{131}I 摄取率增高。

（二）亚临床型甲亢

该型特点是血 T_3、T_4 正常，但 TSH 显著降低。本症可能是 GD 早期、GD 经手术或放射碘治疗后、各种甲状腺炎恢复期的暂时性临床现象；但也可持续存在，少数可进展为临床型甲亢。患者无症状或有消瘦、失眠、轻度心悸等症状，并可导致心血管系统或骨代谢的异常。排除下丘脑-垂体疾病、非甲状腺疾病所致的 TSH 降低后可诊断为本症，并需做出相应的病因诊断。亚临床型甲亢一般不需治疗，但应定期追踪病情变化。对于老年患者，已有轻度甲亢表现的患者以及具有心血管和骨骼系统病变危险因素者，宜采用适当的抗甲状腺治疗。

（三）新生儿甲亢

新生儿甲亢分为暂时型和持续型两种,前者较为常见,多由于母亲妊娠时患 GD,母体内的 TSAb 通过胎盘到达胎儿使之发生甲亢,故出生时已有甲亢表现,生后 $1\sim3$ 个月自行缓解,血中 TSAb 也随之消失。临床表现为多动,易兴奋、多汗、呕吐、腹泻和发热等。哺乳量增加而体重不增加,可出现呼吸衰竭、心动过速、心律失常,易发生心力衰竭。实验室检查显示 FT_4 升高,T_3 显著升高,TSH 通常低下(与正常新生儿出生时 TSH 水平增高相反)。

持续型新生儿甲亢较罕见,系 TSHR 突变所致。其特点是:①常有阳性家族史,为常染色体显性遗传,但母亲在妊娠时未必一定有甲亢;②男女比例约为 $1:2$,明显高于成年人 GD 甲亢;③缺乏眼征;④缺乏甲状腺免疫学异常的证据(血中无抗甲状腺抗体);⑤大部分病例在开始为甲状腺肿,逐渐出现甲亢的其他表现;⑥甲亢不能自行缓解,患者常有颅骨缝早期融合、前囟突出及智力障碍等后遗症。

新生儿甲亢的诊断主要根据血 T_3、T_4 和 TSH 值进行判断。T_3、T_4 升高,TSH 降低即可做出甲亢的诊断。对于持续型新生儿甲亢可作 TSHR 基因分析,以查明病因。

（四）妊娠期甲亢

妊娠期甲亢主要见于以下两种情况。

1.妊娠合并甲亢

正常妊娠时由于腺垂体生理性肥大和胎盘激素分泌,可有高代谢症群表现,如心率可增至 100 次/分,甲状腺稍增大,基础代谢率在妊娠 3 个月后较前增加可达 $20\%\sim30\%$,此时由于雌激素水平增高,血中甲状腺素结合球蛋白(TBG)较妊娠前增高,故血清 TT_3、TT_4 也较正常增高,因此易与甲亢混淆。患者体重不随妊娠月份而相应增加,或四肢近端肌肉消瘦,或休息时心率在 100 次/分以上者应疑及甲亢。如血 FT_3、FT_4 升高,$TSH < 0.5mU/L$ 可诊断为甲亢。同时伴有眼征、弥散性甲状腺肿、甲状腺区震颤或血管杂音、血 TSAb 阳性即可确定 GD 的诊断。

2.HCG 相关性甲亢

HCG 与 TSH 的亚基相同,两者的受体分子又十分类似,故 HCG 和 TSH 与 TSH 受体结合存在交叉反应。当 HCG 分泌显著增多(如绒毛膜癌、葡萄胎、妊娠剧吐、多胎妊娠等)时,可因大量 HCG 刺激 TSH 受体而出现甲亢。患者的甲亢症状轻重不一,血 FT_3、FT_4 升高,TSH 降低或测不出,但 TSAb 和其他甲状腺自身抗体阴性,血 HCG 显著升高,HCG 相关性甲亢往往随血 HCG 浓度的变化而消长,属一过性,中止妊娠或分娩后消失。

六、辅助检查与诊断

临床上,遇有下列情况时要想到甲亢的可能:①病程长的不明原因体重下降、低热、腹泻、手抖、心动过速、心房颤动、肌无力、月经紊乱、闭经;②对疗效不满意的糖尿病、结核病、心衰、冠心病、肝病等;③多次测得的血 FT_3、FT_4(或 TT_3、TT_4)正常,但 TSH 降低($\leqslant 0.4mU/L$)。

（一）根据临床表现和血 TH/TSH 评估甲状腺功能

1.症状和体征

通过望、触、听等来了解和掌握患者有关症状和体征。特别要注意患者有不耐热、多汗、易激动、纳亢易饥、腹泻、消瘦、心动过速及眼结膜充血、水肿、甲状腺肿大等症状、体征，在甲状腺部位触及震颤和听到血管杂音，脉压大等支持甲亢的诊断。典型病例经详细询问病史，依靠临床表现即可诊断。不典型病例，尤其是小儿、老年或伴有其他疾病的轻型甲亢或亚临床型甲亢易被误诊或漏诊。不典型甲亢的确诊有赖于甲状腺功能检查和其他必要的特殊检查。血 FT_3、FT_4（或 TT_3、TT_4）增高及 TSH 降低（$\leqslant 0.1mU/L$）者符合甲亢；仅 FT_3 或 TT_3 增高而 FT_4、TT_4 正常可考虑为 T_3 型甲亢；仅有 FT_4 或 TT_4 增高而 FT_3、TT_3 正常者为 T_4 型甲亢。

T_3 型甲亢见于弥散性、结节或混合性甲状腺肿患者的早期、治疗中或治疗后复发期。临床表现与寻常型相同，但一般较轻。可能的原因为甲状腺内相对缺碘，也可为甲状腺自主分泌，甲状腺外 T_4 转变为 T_3 明显增加或在病程发展中 T_3 升高较多、较快，而治疗过程中 T_4 下降较多、较快。特征为血清 TT_3 与 FT_3 均增高，而 TT_4、FT_4 正常甚而偏低。甲状腺摄^{131}I 率正常或偏高，但不受外源性 T_3 抑制。有时需排除外源性 T_3 摄入导致的 T_3 型甲亢。

2.TH 测定

甲状腺功能检查结果除因有实验误差外，还因地区、年龄、测定方法等的不同而有一定差异。一般血清 FT_4 和 FT_3 测定敏感性和特异性较好，稳定性较差。免疫测定中的标记抗体法是目前 FT_4 和 FT_3 自动化测定中应用最多的方法。在特殊情况下（如妊娠时）建议使用游离 T_4 指数（FT_4I）和游离 T_3 指数（FT_3I）来作为指标。$FT_4I = TT_4 \times T_3U$，$FT_3I = TT_3 \times T_3U$，其中 T_3U 为血清 T_3 树脂摄取试验中 TH 结合比值（THBR）。

（1）血清 FT_4 与 FT_3：FT_3、FT_4 不受血中 TBG 变化的影响，直接反映甲状腺功能状态。其敏感性和特异性均明显高于 TT_3、TT_4。成人正常参考值：RIA 法：FT_3 3～9pmol/L（0.19～0.58ng/dL），FT_4 9～25pmol/L（0.7～1.9ng/dL）；ICMA 法：FT_3 2.1～5.4pmol/L（0.14～0.35ng/dL），FT_4 9.0～23.9pmol/L（0.7～1.8ng/dL）。

（2）血清 TT_3：血清中 T_3 与蛋白结合达 99.5% 以上，故 TT_3 亦受 TBG 的影响。TT_3 浓度的变化常与 TT_4 的改变平行，但在甲亢初期与复发早期，TT_3 上升往往很快，约 4 倍于正常；TT_4 上升较缓，仅为正常的 2.5 倍。故 TT_3 为早期 CD、治疗中疗效观察及停药后复发的敏感指标，亦是诊断 T_3 型甲亢的特异指标。但应注意老年人淡漠型甲亢或久病者 TT_3 也可能不高。成人正常参考值：RIA 法：1.8～2.9nmol/L（115～190ng/dL）；ICMA 法：0.7～2.1nmol/L（44.5～136.1ng/dL）。

（3）血清 TT_4：是判定甲状腺功能最基本的筛选指标。血清中 99.95% 以上的 T_4 与蛋白结合，其中 80%～90% 与 TBG 结合。TT_4 是指 T_4 与蛋白结合的总量，受 TBG 等结合蛋白量和结合力变化的影响；TBG 又受妊娠、雌激素、病毒性肝炎等因素影响而升高；受雄激素、低蛋白血症（严重肝病、肾病综合征）、泼尼松等影响而下降。成人正常参考值：RIA 法：65～156nmol/L（5～12μg/dL）；ICMA 法：58.1～154.8nmol/L（4.5～11.9μg/dL）。

（4）血清 rT_3：rT_3 无生物活性，是 T_4 在外周组织的降解产物，其血浓度的变化与 T_3、T_4 维持一定比例，尤其与 T_4 变化一致，可作为了解甲状腺功能的指标。GD 初期或复发早期可仅有 rT_3 升高。在重症营养不良或某些全身性疾病时，rT_3 明显升高，而 TT_3 明显降低，为诊断低 T_3 综合征的重要指标。成人正常参考值（RIA）：0.2～0.8nmol/L（13～53ng/dL）。

T_4 型甲亢是指血清 TT_4、FT_4 增高，而 TT_3、FT_3 正常的一类甲亢。其临床表现与典型的甲亢相同,可发生于碘甲亢、GD、毒性结节性甲状腺肿或亚急性甲状腺炎,多见于一般情况较差的中老年,如严重感染、手术、营养不良等患者。甲状腺摄 ^{131}I 率明显增高。本病需要和假 T_4 型甲亢相鉴别,即患者有各种急性或慢性全身性疾病,而血清 TT_4、FT_4 增高,而 TT_3、FT_3 正常或降低。除少数患者伴有甲状腺肿大外,其他方面无甲亢的证据,当原发疾病治愈后,上述实验室指标于短期内恢复正常。

GD 早期及治疗复发时,血清 T_3 升高明显,随着病情进展,T_3、T_4 均升高,甲状腺摄 ^{131}I 率增高,TSH 浓度低于正常。抗甲状腺抗体多为阳性。全美临床生化学会提倡,疑有甲亢的最初筛选试验是 TSH,如 $<0.1mU/L$,则加测 FT_4,如正常,再加测 FT_3。T_3、T_4 和甲状腺自身抗体不作为诊断的初筛或常规项目,除非另有原因。英国皇家内科医师学院提出,为了确诊甲亢,必须同时测定血 TSH、FT_4 或 TT_4。近年发现,经过严格筛选的甲状腺功能正常人群的血 TSH 参考值范围在 $0.4\sim2.5mU/L$;低于或高于此范围要定期追踪其变化。血 TSH 降低,FT_3、FT_4 正常且不伴有临床表现,符合亚临床型甲亢。

3.血 TSH 测定

用 IRMA 法测定 TSH,正常参考值为 $0.4\sim3.0mU/L$ 或 $0.6\sim4.0mU/L$,本法的最低检出值为 $0.04mU/L$,约 90% 以上的甲亢患者低于正常低值。故一般可取代 TRH 兴奋试验。用 ICMA 法测定 TSH 的灵敏度可达 $0.01mU/L$,其敏感性进一步提高,方法简便,快速可靠,且无需担心放射污染。TRIFA 法克服了酶标记物不稳定,化学发光标记仅能一次发光及荧光标记受干扰因素多等缺点,非特异性信号降到了可以忽略的程度,其分析检测限和功能检测限分别为 $0.001mU/L$ 和 $0.016mU/L$。ICMA 和 TRIFA 较 IRMA 的灵敏度提高了很多倍。必须指出,不论 TSH 测定的灵敏度多高,都必须结合临床和其他甲状腺功能检查才能做出正确诊断、判断预后或做治疗决策。

（二）TSH 受体抗体测定为病因诊断和疗效判断提供帮助

TSH 受体抗体测定的指征是:①甲状腺功能正常,但伴有突眼者;②单侧突眼者;③怀疑为新生儿 GD 者;④抗甲状腺药物治疗后的预后判断。未经治疗的 GD 患者血 TSAb 阳性检出率可达 $80\%\sim100\%$,有早期诊断意义,对判断病情活动、是否复发亦有价值;还可作为治疗后停药的重要指标。研究表明,TSAb 的升高与突眼相关,而与眼外肌受累无关;另一方面,血清中可溶性 FAS(sFAS)升高与眼外肌受累相关而与突眼无关,所以测定血清中 sFAS 与 TSAb 可预测 GD 的病变发展进程。和其他自身抗体一样,TSAb 的测定要标准化,一般用国际 MRC 单位或 TSH 当量单位表示。

据报道,1 型糖尿患者中有 1/4 存在甲状腺自身抗体,女性患者和 GAD 抗体阳性者的甲状腺自身抗体(TPOAb、TgAb 等)阳性率较高,这些患者常有甲状腺功能异常。

（三）TRH 兴奋试验对预后判断有一定意义

甲亢时血 T_3、T_4 增高,反馈抑制 TSH,故 TSH 不受 TRH 兴奋。EGO 中 $30\%\sim50\%$ 患者的 TRH 兴奋试验无反应或反应性下降。如静脉注射 TRH $200\mu g$ 后 TSH 有升高反应可排除 GD;如 TSH 不增高(无反应)则支持甲亢的诊断。应注意 TSH 无反应还可见于甲状腺功能"正常"的 GD 眼病、垂体疾病伴 TSH 分泌不足等。本试验不良反应少,对冠心病或甲亢性心脏病患者较 T_3 抑制试验更为安全。由于 TSH 测定的广泛应用,目前已很少用 TRH 兴奋试验来诊断 CD,只在原因未明的单侧突眼或估计抗甲状腺药物治疗疗效并判断停药复发时偶尔采用。

(四)超声/核素扫描/CT/MRI 用于 TAO 诊断

1.超声检查

GD 时,甲状腺呈弥散性、对称性、均匀性增大(可增大 2～3 倍),边缘多规则,内部回声多呈密集、增强光点,分布不均匀,部分有低回声小结节状改变。腺体肿大明显时,常有周围组织受压和血管移位表现。多普勒彩色血流显像(CDFI)示患者甲状腺腺体内血流呈弥散性分布,为红蓝相间的簇状或分支状图像(繁星闪烁样血流图像),血流量大,速度增快,超过 70cm/s,甚至可达 200cm/s。血流量为正常人的 8～10 倍。同时可见显著低阻力的动脉频谱和湍流频谱。甲状腺上、下动脉管径明显增宽。弥散性甲状腺肿大有时难与其他结节性甲状腺肿相区别,因此须结合临床资料并利用 CDFI 观察到有特异性血流频谱做出正确诊断。彩色多普勒超声亦可用于 CD 甲亢治疗后的评价,眼球后 B 超有助于 GD 眼病的诊断。

2.核素扫描

甲亢时,可见颈动、静脉提前到 6～8 秒显像(正常 8～12 秒颈动脉显像,12～14 秒颈静脉显像),甲状腺于 8 秒时显像,其放射性逐渐增加,明显高于颈动、静脉显像。但是,核素扫描不用于 GD 的常规诊断,因为大量的碘剂干扰抗甲状腺治疗。在诊断困难或怀疑恶性病变时,核素扫描有一定价值。

3.CT/MRI

可排除肿瘤,在眼部病变不明显时,可观察到眼外肌受累的情况,并且定量 CT 和 MRI 可以评价眼外肌的大小、密度及眼球位置,有助于 TAO 的诊断。CT/MRI 尚可鉴别球后眼外肌炎。可在球后减压术前充分估计眶部受累程度,以指导眼科手术。MRI 检查时间长,且未发现具有比 CT 多的优势,不作为首选。鉴别诊断方面,主要是那些在 CT 上表现为眼外肌肥大的炎症或眼外肌浸润的眶部疾病,如特发性眼肌炎、炎性假瘤、肉芽肿、转移癌等,但这些病变不同于 GD,常急性发作,常有深部疼痛、复视或眼睑下垂。特发性眼肌炎是一种局限性、非特异性眶部炎症,特征是附着在巩膜的肌腱受累。而 GD 在 CT 上主要表现为肌腹肥大,特别是后半部(靠近眶尖部)肌腹肥大明显,而肌腱附着处正常。IH-磁共振分光镜检可测定眼球后组织中硫酸软骨素蛋白聚糖的浓度,为一种新的评估 TAO 的检查手段。

(五)在排除其他甲亢的基础上诊断 GD

GD 的诊断应先排除其他原因所致的甲亢,再结合患者有眼征、弥散性甲状腺肿、血 TSAb 阳性等诊断为 GD。有结节者须与自主性高功能甲状腺结节、多结节性甲状腺肿伴甲亢、毒性腺瘤、甲状腺癌等相鉴别。多结节毒性甲状腺肿和毒性腺瘤患者一般无突眼,甲亢症状较轻,甲状腺扫描为"热"结节,结节外甲状腺组织的摄碘功能受抑制。亚急性甲状腺炎伴甲亢症状者,甲状腺摄 ^{131}I 率减低。慢性淋巴细胞性甲状腺炎伴甲亢症状者,血中自身抗体阳性。HHC 患者,血 HCG 显著升高。碘甲亢者有过量碘摄入史,甲状腺摄 ^{131}I 率降低,可有 T_4、fT_3 升高而 T_3 不高的表现。其他如少见的异位甲状腺肿伴甲亢、TSH 甲亢及伴瘤综合征性甲亢等均应逐一排除。

(六)定量评估 GD 眼病程度

GD 眼病亦称为浸润性突眼、甲状腺相关性眼病(TAO)或 Graves 眶病。按照 1977 年美国甲状腺学会(ATA)的 GD 眼征分级,2006 年,欧洲研究组(EUGOCO)提出 CD 眼病严重程度的评估标准,使用的是突眼度、复视和视神经损伤 3 个指标。

四个国际甲状腺学会联合提出了判断 CO 活动的评分方法(CAS),即以下的 7 项表现各计 1 分,CAS 积分达到 3 分可判断为疾病活动。积分越多,活动度越高。CAS 评分项目包括:①自发性球后疼痛;②眼球运动时疼痛;③眼睑红斑;④结膜充血;⑤结膜水肿;⑥肉阜肿胀;⑦眼睑水肿。

七、鉴别诊断

(一)GD 与多种其他疾病鉴别

1.与非毒性甲状腺肿鉴别

非毒性甲状腺肿无甲亢症状与体征。甲状腺摄^{131}I 率增高,但高峰不前移。T_4 正常或偏低,T_3 正常或偏高,TSH 正常或偏高。TRH 兴奋试验反应正常。引起弥散性甲状腺肿大的其他疾病有慢性甲状腺炎、甲状腺髓样癌等,一般不会与 GD 混淆。

2.与伴有 TSH 降低的非 GD 疾病鉴别

除 GD 外,引起血 TSH 降低的其他临床情况有:①非 GD 所致的甲状腺性甲亢:多数情况下,血 TSH 降低意味着血 T_3 和 T_4 过多。当 TSH<0.1mU/L 时,FT_4 必然升高,偶见于甲亢患者伴碘缺乏、甲状腺功能正常的 GD、毒性甲状腺瘤、毒性甲状腺结节或甲状腺炎伴甲亢。以上情况引起的 TSH 抑制在 T_3 和 T_4 转为正常后,血 TSH 降低仍可维持数个月左右,此段时间内(如抗甲状腺药物或^{131}I 治疗)评价甲状腺功能的最恰当指标是 FT_4。②甲状腺毒症:外源性 TH 引起的甲状腺毒症有进食含 TH 的药物或动物甲状腺病史,血 TSH 降低,发病急而维持时间较短。③严重的躯体疾病:伴血 TSH 降低的原因有低 T_3 综合征、使用多巴胺或糖皮质激素。④其他:如妊娠、急性精神病、老年人等。

3.与神经精神疾病鉴别

主要应与以下几种情况鉴别:①神经症:可有神经症甚或神经精神症群,可有心悸、出汗、失眠等类表现。但患者无食欲亢进,心率在静息状态下无增快。查体可有手颤,活动后心率增快,但无甲状腺肿及突眼。甲状腺功能检查正常。②更年期综合征:有情绪不稳定,烦躁失眠、出汗等症状,但更年期综合征为阵发潮热与出汗。发作过后可有怕冷,甲状腺不大,甲状腺功能正常。③抑郁症:测定甲状腺功能正常可资鉴别。

4.与心血管疾病鉴别

甲亢对心血管系统的影响较显著,如心动过速、脉压增大。老年人甲亢有些症状不典型,常以心脏症状为主,如充血性心力衰竭或顽固性心房颤动,易被误诊为冠心病或原发性高血压。甲亢引起的心衰、房颤对地高辛治疗不敏感。老年人甲亢易与收缩期高血压混淆,临床降压治疗效果欠佳者须注意排除甲亢。

5.与糖尿病鉴别

糖尿病的"三多一少"症状与甲亢的多食、易饥有相似之处,特别是少数甲亢患者糖耐量低减,出现尿糖或餐后血糖轻度增高。糖尿病患者亦可出现高代谢症状,但无心慌、怕热、烦躁等症状,甲状腺不肿大,甲状腺部位无血管杂音。

6.与消化系统疾病鉴别

甲亢可致肠蠕动加快,消化吸收不良,大便次数增多,临床常被误诊为慢性结肠炎。但甲亢极少有腹痛、里急后重等表现,镜检无红、白细胞。有些患者消化道症状明显,可有恶心、呕吐,甚至出现恶病质。对此,在进一步排除消化道器质性病变的同时应进行甲状腺功能检测。以消瘦、低热为主要表现者应注意与结核、癌症相鉴别。

7.与单侧突眼鉴别

需注意与眶内肿瘤、炎性假瘤等鉴别,眼球后超声检查或 CT 可明确诊断。

8.与一般肌病鉴别

GD 肌病应与非甲亢性肌病、低钾性周期性瘫痪、重症肌无力鉴别。

9.与多汗症鉴别

多汗症可见于多种临床情况,一般分为全身性多汗症和局部性多汗症两种。除甲亢和嗜铬细胞瘤外,全身性多汗症还见于下丘脑综合征、类癌综合征、交感神经链肿瘤、卟啉病、POEMS 综合征、心动过速、慢性肺病与肺功能衰竭、过度饮酒以及某些药物(如拟交感神经递质药物)或毒物(如重金属、合成化合物、工业毒物或杀虫剂)中毒。如果患者的血清 T_3/T_4 与 TSH 正常,全身性多汗主要与交感神经过度刺激有关。虽然局部性多汗症不存在与甲亢的鉴别问题,但全身性多汗症可仅表现为手掌多汗症或腋下多汗症,应予以特别注意。

(二)GD 眼病与其他眼病鉴别

眼球突出的病因很多,一般可分为以下 6 种:①急性眼球突出:外伤所致眶内壁骨折、眶内气肿、眶内出血所引起的眶内血肿所致;②间歇性眼球突出:多由于眶内静脉曲张、血管瘤及淋巴管瘤,反复性眶内出血、眶内静脉淤血所致,且多在低头时眼球突出更明显;③搏动性眼球突出:最常见为眶尖或眶周及动静脉瘘,90%为颈内动脉破裂与海绵窦相通;当眶上壁发育不全或外伤后伴有脑膜或脑膨出时,眼球也可有搏动性突出;④炎症性眼球突出:眶内或眶壁相邻组织的急性炎症,如邻近鼻窦炎,慢性炎症如假瘤、结核瘤等;⑤非炎性眼球突出:循环障碍引起的水肿,乳突囊肿、肿瘤、眼外肌麻痹、轮匝肌松弛及球筋膜松弛,以及淀粉样变性、结节病引起的眼球突出;⑥假性眼球突出:常见于各种原因引起的眼球增大,如先天性青光眼(水眼)、先天性囊性眼球、轴性高度近视及角膜葡萄肿等。

75%以上的 TAO 都有甲亢所致的全身表现,诊断不困难。困难的是那些眼部表现早于甲亢全身表现及甲状腺功能正常的甲状腺眼病,这些患者的甲状腺功能检查应包括 T_3、T_4、TSH、TRAb 等,其中最有鉴别意义的是 TRAb,阳性(90%以上)支持 TAO,但阴性不能排除诊断。甲状腺功能正常眼病中,30%~50%的 TRH 兴奋试验无反应或呈低反应。

1.眼肌炎

眼肌炎常见于成年女性。病变为单侧性,急性期伴有局部疼痛、组织肿胀、眼肌活动障碍、复视、突眼和充血;慢性期可累及双侧眼肌。

2.眼眶炎性假瘤

原因不明,以眶内肿块样非特异性炎症为特征。病理上分为淋巴细胞浸润型、纤维细胞增生型及混合型,3种类型可相互转换。该症可累及眶内组织,当累及眼外肌者(肥大性肌炎)时易与 TAO 混淆。肥大性肌炎多为单条肌肉受累,病变多侵犯肌肉止点,大部分患者通过球结膜可见肌肉止点处充血,CT 扫描可发现肌肉止点明显肥大。肌肉纤维化可造成眼部偏斜及眼球运动障碍,但极少累及提上睑肌,因此无眼睑回缩及迟落征。

3.颈动脉-海绵窦瘘

由于眼眶静脉压增高,使眶软组织充血,可见多条肌肉肥大,但多有搏动性眼球突出、眼上静脉扩张及眶部血管杂音,无眼睑回缩及迟落征。

4.眼外肌被动性肿大

眶内占位病变的压迫或直接侵犯使眼外肌肥大,但多有占位性病变的其他体征。

5.眼外肌病变

眼外肌的囊虫病或肌肉内血管瘤均可使肌肉肥大,但多为单条肌肉且具有各自的临床特征,无眼睑回缩及迟落征。

6.视网膜母细胞瘤

视网膜母细胞瘤常早期转移至眼眶而使眼球突出。应与其他眼眶肿瘤、绿色瘤、慢性网状内皮细胞增生症以及甲状腺功能亢进所致突眼鉴别。本病常为单眼患病,外生性视网膜母细胞瘤容易形成突眼。瘤组织由视神经和眶裂进入颅内,超声显像或颅脑 CT 扫描可确定诊断。绿色瘤系急性白血病的特殊类型,始发于眼眶骨膜而致眼球突出,多为一侧,血象与骨髓象符合急性粒细胞白血病的改变。

八、治疗

(一)一般治疗

应予适当休息。合理安排饮食,需要高热量、高蛋白质、高维生素和低碘饮食。精神紧张、不安或失眠较重者,可给予安定类镇静药。

(二)药物治疗

1.抗甲状腺药物及作用机制

抗甲状腺药物分为两类:硫脲类的丙硫氧嘧啶(PTU);咪唑类的甲巯咪唑(MM,商品名他巴唑)和卡比马唑(CMZ,商品名甲亢平)。PTU 和 MM 是目前治疗甲亢的两种最主要的抗甲状腺药物。MM 与 PTU 的药理等效比为1:10,但 MM 的半衰期明显长于 PTU,且实际效能也强于 PTU,故 MM 可使甲功较快恢复正常。在维持治疗阶段较小剂量的 MM 每日一次服药即可将甲状腺功能维持在良好状态。它们的作用机制相同,主要为抑制甲状腺内的过氧化酶系统,使被摄入到甲状腺细胞内的碘化物不能氧化成活性碘,使酪氨酸不能被碘化,同时使一碘酪氨酸和二碘酪氨酸的缩合过程受阻而抑制 TH 的合成。

2.适应证和优缺点

抗甲状腺药物适应于甲亢病情较轻,病程短,甲状腺较小者。儿童、青少年甲亢及甲亢伴有妊娠者也宜首选抗甲状腺药物治疗。其优点是：①疗效较肯定；②不会导致永久性甲减；③方便、经济、使用较安全。缺点：①疗程长，一般需 2 年以上；②停药后复发率较高；③可引起肝损害或粒细胞缺乏等。

3.剂量与疗程

一般情况下，抗甲状腺药物的初始剂量为：PTU 300～450mg/d,MM 或 CM 230～45mg/d,分 3 次口服。至症状缓解、血 TH 恢复正常后逐渐减量。每 4～8 周减量一次，PTU 每次减 50～100mg,MM 或 CMZ 每次减 5～10mg。减量至能够维持甲状腺功能正常的最小剂量后维持治疗 1 年半至 2 年。维持治疗期间每 3～5 个月化验甲状腺功能，根据结果适当调整抗甲状腺药物的剂量，将甲状腺功能维持在完全正常状态（即 TSH 在正常范围）。

4.不良反应

抗甲状腺药物发生率相对较高且较严重的不良反应为粒细胞缺乏，其发生率约为 0.4%。大部分粒细胞缺乏发生在抗甲状腺药物大剂量治疗的最初 2～3 个月内或再次用药的 1 个月内。因此，为了防止粒细胞缺乏的发生，在早期应每 1～2 周查白细胞 1 次，当白细胞少于 $2.5×10^9$/L,中性粒细胞少于 $1.5×10^9$/L 时应考虑停药观察。甲亢本身可有白细胞减少。因此，治疗之前白细胞的多少并不影响抗甲状腺药物的治疗。一旦发生粒细胞缺乏应立即停用抗甲状腺药物，由于抗甲状腺药物之间可能有交叉反应，故禁止使用其他抗甲状腺药物。抗甲状腺药物可引起肝脏损害，MM 引起的肝脏损害以胆汁淤积为主，而 PTU 引起者多为免疫性肝细胞损害，肝酶升高较明显，且预后较差。近年来的临床观察发现，PTU 可诱发机体产生抗中性粒细胞胞质抗体（ANCA），多数患者无临床表现，仅部分呈 ANCA 相关性小血管炎，有多系统受累表现，如发热、肌肉关节疼痛及肺和肾损害等。

5.停药与复发

抗甲状腺药物治疗 GD 最主要的缺点是复发率高。为了降低复发率，在停药之前还应认真评估后再决定是否停药。如果甲状腺不大、TRAb 阴性或最后阶段抗甲状腺药物维持剂量很小时停药后复发率低。反之，复发率较高，延长疗程可提高治愈率。由于抗甲状腺药物治疗停药后复发率较高，故停药后还应定期检测甲状腺功能，如有复发迹象即再次给予治疗。

6.其他药物治疗

（1）复方碘溶液：大剂量碘可减少甲状腺充血、阻抑 TH 释放，也可抑制 TH 合成及外周 T_4 向 T_3 转换，但属暂时性，于给药后 2～3 周内症状渐减轻，之后甲亢症状加重。碘的使用减弱抗甲状腺药物的疗效并延长抗甲状腺药物控制甲亢症状所需的时间。临床仅用于术前准备和甲亢危象的治疗。

（2）β受体阻滞药：可阻断 TH 对心脏的兴奋作用，还可抑制外周组织 T_4 转换为 T_3。主要在甲亢治疗的初期使用，以较快改善症状。也可与碘剂一起使用行术前准备，也可用于 ^{131}I 治疗前后及甲亢危象时。有支气管哮喘或喘息型支气管炎者宜选用选择性β受体阻滞药，如阿替洛尔、美托洛尔等。

（三）放射性^{131}I 治疗

1.作用机制

利用甲状腺高度摄取和浓集碘的能力及 ^{131}I 释放出的β射线对甲状腺的生物效应，破坏甲状腺滤泡上皮,达到治疗目的(β射线在组织内的射程约 2mm,故电离辐射仅限于甲状腺局部而不累及毗邻组织)。此外,^{131}I 可损伤甲状腺内淋巴细胞使抗体生成减少,也具有治疗作用。放射性碘治疗具有迅速、简便、安全、疗效明显等优点。

2.适应证

①中度甲亢,年龄>25 岁者;②对抗甲状腺药物过敏,或长期治疗无效;③合并心、肝、肾疾病等不宜手术,或术后复发,或不愿手术者;④自主性高功能结节或腺瘤。

3.禁忌证

①绝对禁忌证为妊娠、哺乳期妇女(^{131}I 可透过胎盘,进入乳汁);②甲亢危象;③年龄<25岁,严重心、肝、肾衰竭等为相对禁忌证;④甲状腺摄碘低下者不适宜^{131}I 治疗。

治疗后 2~4 周症状减轻,甲状腺缩小。如 6 个月后仍未缓解可进行第 2 次治疗。

4.并发症

①甲状腺功能减退,国内报道第 1 年发生率 4.6%~5.4%,以后每年递增1%~2%。早期是由于腺体破坏,后期则可能由于自身免疫反应参与。一旦发生需用 TH 替代治疗。②放射性甲状腺炎,见于治疗后 7~10 天,个别可因炎症破坏和 TH 的释放而诱发危象。故重症甲亢必须在^{131}I 治疗前用抗甲状腺药物治疗。一般不需要处理,如有明显不适或疼痛可短期使用糖皮质激素。③放射性碘治疗不会导致浸润性突眼的发生,也不会使稳定的浸润性突眼恶化。但可使活动性浸润性突眼病情加重,故活动性浸润性突眼患者一般不宜采用放射性碘治疗,如确需放射性碘治疗者应同时短期使用糖皮质激素预防其恶化。

(四)手术治疗

1.适应证

①中、重度甲亢,长期服药无效,停药后复发,或不愿长期服药者;②甲状腺巨大,有压迫症状者;③胸骨后甲状腺肿伴甲亢者;④结节性甲状腺肿伴甲亢者。

2.禁忌证

①浸润性突眼;②甲亢合并较重心、肝、肾、肺疾病,全身状况差不能耐受手术者;③妊娠早期(第 3 个月前)及晚期(第 6 个月后)。

3.术前准备

术前先用抗甲状腺药物充分治疗至症状控制,心率<80 次/分,T_3、T_4 在正常后,在加用复方碘溶液,每次 5 滴,每日 3 次,3 天后增加至每次 10 滴,每日 3 次。使用碘剂 7~10 天后行手术。

4.复发及术后并发症

手术治疗 GD 治愈率可达 90%左右。6%~12%的患者术后可再次复发,复发者可再次手术,但一般情况下以^{131}I 治疗较好。许多观察表明,复发与遗留甲状腺组织多寡明显相关,剩余甲状腺组织越多,甲亢复发概率越高。现主张一侧甲状腺全切,另一侧次全切,保留甲状腺组织 4~6g。也有主张仅保留 2g 甲状腺组织者。也可行双侧甲状腺次全切除,每侧保留甲状腺组织 2~3g。GD 术后甲减的发生率为 6%~75%。与甲减发生有关的因素主要为保留甲状腺组织较少,以及甲状腺组织中有较多淋巴细胞浸润。手术后甲减的发生随着时间的推移而减少,此不同于^{131}I 治疗后甲减的发生。但也应终身对甲状腺功能进行监测。

5.妊娠期甲亢的治疗

(1)治疗目的:甲亢合并妊娠时的治疗目标为母亲处轻微甲亢状态或甲状腺功能达正常上限,并预防胎儿甲亢或甲减。

(2)治疗措施

①抗甲状腺药物:剂量不宜过大,首选PTU,50～100mg,每日1～2次,每月监测甲状腺功能,依临床表现及检查结果调整剂量。一定要避免治疗过度引起母亲和胎儿甲状腺功能减退或胎儿甲状腺肿;由于PTU通过胎盘慢于和少于MM,故妊娠期甲亢优先选用PTU。

②由于抗甲状腺药物可从乳汁分泌,产后如需继续服药,一般不宜哺乳。如必须哺乳,应选用PTU,且用量不宜过大。

③普萘洛尔可使子宫持续收缩而引起胎儿发育不良、心动过缓、早产及新生儿呼吸抑制等,故应慎用或禁用。

④妊娠期一般不宜做甲状腺次全切除术,如择期手术治疗,宜于妊娠中期(即妊娠第4～6个月)施行。

⑤^{131}I禁用于治疗妊娠期甲亢。

第四节 甲状腺功能减退症

甲状腺功能减退症(简称甲减)是由各种原因导致的甲状腺激素合成和分泌减少或组织利用不足而引起的全身性低代谢综合征,其病理特征是黏多糖在组织和皮肤堆积,表现为黏液性水肿。在引起甲减的病因中,原发性甲减约占99%,而继发性甲减或其他原因只占1%。

一、流行病学

各个地区甲减的患病率有所差异。国外报道的临床甲减患病率为0.8%～1.0%,发病率为3.5‰。在美国,临床甲减患病率为0.3%,亚临床甲减患病率4.3%。我国学者报道临床甲减患病率为1.0%,发病率为2.9‰。新生儿甲减筛查系统显示,甲减(几乎全为原发性甲减)的患病率为1/3500。成年后甲减患病率上升,女性较男性多见。老年人及一些种族和区域甲减患病率升高。

二、分类

(一)根据病变发生的部位分类

1.原发性甲减

由于甲状腺腺体本身病变引起的甲减,占全部甲减的99%。其中90%以上原发性甲减是由自身免疫、甲状腺手术和甲亢^{131}I治疗所致。

2.中枢性甲减

由下丘脑和垂体病变引起的促甲状腺激素释放激素(TRH)或者促甲状腺激素(TSH)合

成和分泌减少所致的甲减。垂体外照射、垂体大腺瘤、颅咽管瘤及产后大出血是其较常见的原因。由于下丘脑病变使 TRH 分泌减少,导致垂体 TSH 分泌减少引起的甲减又称三发性甲减,主要见于下丘脑综合征、下丘脑肿瘤、炎症、出血等。

3.甲状腺激素抵抗综合征(RTH)

由于甲状腺激素在外周组织实现生物效应障碍引起的综合征。

(二)根据病变的原因分类

自身免疫性甲减、药物性甲减、^{131}I 治疗后甲减、甲状腺手术后甲减、特发性甲减、垂体或下丘脑肿瘤手术后甲减、先天性甲减等。

(三)根据甲状腺功能减低的程度分类

临床甲减和亚临床甲减。临床甲减:实验室检查表现为血清 TSH 升高和 FT_4 或 TT_4 降低。亚临床甲减:临床上可无明显甲减表现,血清 TSH 的升高,FT_4 或 TT_4 正常。

三、病因

甲状腺功能减退症的病因如下。

(一)获得性甲减

治疗后甲状腺功能减退是成人患者的常见病因。其一是甲状腺癌患者甲状腺全切术后,尽管通过放射碘扫描证明可残存有功能的甲状腺组织,但仍然会发展为甲减。另一个病因是弥散性甲状腺肿 Graves 病患者或结节性甲状腺肿患者进行甲状腺次全切除后,是否发展为甲减取决于有多少组织剩余,但是 Graves 病患者自身免疫对剩余甲状腺的持续损害也可能是一个病因。放射性碘破坏甲状腺组织造成甲减很常见。放射性碘的剂量、甲状腺对放射性碘的摄取量决定甲减发生概率,但也受年龄、甲状腺体积、甲状腺激素升高幅度、抗甲状腺药物的应用等因素的影响。对于甲亢患者,由于治疗前 TSH 的合成长期受到抑制,尽管治疗后患者游离 T_4 浓度降低,但是手术或 ^{131}I 治疗后几个月内 TSH 仍然会处于较低水平。

(二)先天性甲减

甲状腺发育异常可能是甲状腺完全缺如或是在胚胎时期甲状腺未适当下降造成。甲状腺组织缺如或异位甲状腺可经放射核素扫描确定。与甲状腺发育不全有关的原因包括甲状腺特异性转录因子 PAX8 基因、甲状腺转录因子 2 基因突变;Gs 蛋白-亚基变异导致促甲状腺激素受体反应性下降;SECIS-BP2 基因突变导致甲状腺素向 T_3 活化缺陷。

(三)暂时性甲减

暂时性甲减常发生在临床患有亚急性甲状腺炎、无痛性甲状腺炎或产后甲状腺炎的患者。暂时性甲减患者有可能被治愈。低剂量左甲状腺素(L-T_4)应用 3～6 个月能使甲状腺功能恢复。

(四)损耗性甲减

损耗性甲减是由于肿瘤等原因引起的甲减。尸检显示增殖性皮肤血管瘤中 D_3 活化水平高于正常的 8 倍左右。这样的甲减患者血清反 T_3 急剧升高,同时血清甲状腺球蛋白水平明显升高。

（五）中枢性甲减

中枢性甲减由下丘脑与垂体疾病引起 TSH 减少所致，其原因有获得性和先天性。在许多情况下，TSH 的分泌减低伴随着其他垂体激素的分泌减低，如生长激素、促性腺激素、促肾上腺皮质激素减少。单一的 TSH 明显减低少见。垂体性甲减的表现轻重不同，轻者由于性腺和肾上腺皮质激素不足的表现而掩盖了甲减的症状，重者有甲减的显著特点。中枢性甲减临床症状不如原发性甲减严重。

（六）甲状腺激素抵抗

少见，多为家族遗传性疾病。由于血中存在甲状腺激素结合抗体，或甲状腺激素受体数目减少以及受体对甲状腺素不敏感，使甲状腺激素不能发挥正常的生物效应。大约 90% RTH 的患者是甲状腺激素受体 b(TRb) 基因突变，影响了甲状腺激素受体对 T_3 正常反应的能力。TRb 基因突变的性质决定了甲状腺激素抵抗的临床表现。

（七）碘缺乏

中度碘缺乏地区，血清 T_4 浓度通常在正常范围的低值；而重度碘缺乏地区 T_4 浓度就会降低，然而这些地区的大多数患者却不表现为甲状腺功能低下，因为在 T_4 缺乏时 T_3 合成会增加，同时甲状腺内脱碘酶-1 和脱碘酶-2 的活性也会增加。TSH 水平处于正常范围的高值。

（八）碘过量

碘致甲状腺肿和甲状腺功能减退只在一定的甲状腺功能紊乱的情况下发生。易感人群包括自身免疫甲状腺炎患者、接受过放射碘治疗后的 GD 患者、囊性纤维化病患者。甲状腺肿大和甲状腺功能减退，两者可以独立存在，也可以同时存在。碘过量常常都是由于长期大剂量补充有机或是无机形式的碘诱导所致，碘造影剂、胺碘酮和聚乙烯吡咯碘酮是常见的碘来源。

大剂量的碘可以快速抑制碘有机化结合。尽管长期不断的给予补碘，但是正常人可以很快地适应碘的这种抑制效应（急性 Wollf-Chaikoff 效应和逃逸现象）。碘致甲状腺肿或甲减是由于对碘有机化结合更为强烈的抑制作用和逃逸现象的失效；由于甲状腺激素合成减少和 TSH 水平的增加，碘的转运得到加强。抑制碘的有机化结合，使 TSH 水平增高，从而使甲状腺内碘的浓度不断增加，如此形成一个恶性循环。

（九）药物

服用一些可以阻断甲状腺激素合成或释放的药物可以引起甲状腺功能减退。除了治疗甲亢的药物之外，抗甲状腺的物质还包含在治疗其他疾病的药物或食品中。锂通常被用来治疗双相躁狂抑郁型精神病，服用含有锂的药物患者可以发生甲状腺肿大，伴或不伴有甲状腺功能减退。与碘相似，锂可以抑制甲状腺激素释放，高浓度的时候可以抑制碘的有机化结合，在抑制有机化过程中碘和锂二者有协同作用。其他药物偶尔可以引起甲减，包括对氨基水杨酸、苯基丁胺酮、氨鲁米特和乙硫异烟胺。像硫脲类药物一样，这些药物不但干扰甲状腺碘的有机化还可能在甲状腺激素合成的更晚阶段发挥作用。应用酪氨酸激酶抑制药——舒尼替尼，可引起甲状腺破坏而致甲减。

（十）细胞因子

患有慢性丙型肝炎或是各种不同恶性肿瘤的患者可能给予干扰素-或是白细胞介素-2 治疗。这些患者可能会产生甲减，这种甲减通常是一过性的，但也有发展为永久性的甲减。这些药物主要激活免疫系统,使一些潜在的自身免疫性疾病恶化,如发生产后甲状腺炎,发生伴有甲亢的 Graves 病。TPOAb 阳性的患者提示已经存在甲状腺自身免疫异常,在使用上述两种细胞因子治疗的时候很容易合并自身免疫性甲状腺炎,应该加强监测甲状腺功能。

四、病理

(一)甲状腺和垂体病变依病因而异

慢性淋巴细胞性甲状腺炎早期的甲状腺有大量淋巴细胞、浆细胞等炎症性浸润,久之腺泡受毁损代之以纤维组织,残余滤泡变得矮小,滤泡萎缩,上皮细胞扁平,泡腔内充满胶质。呆小病者除由于激素合成障碍致腺体增生肥大外,一般均呈萎缩性改变,甚而发育不全或缺如。甲状腺肿伴大小不等的多结节者常见于地方性甲状腺肿,由于缺碘所致;慢性淋巴细胞性甲状腺炎后期也可伴有结节;药物所致者的甲状腺可呈代偿性弥散性肿大。

垂体 TSH 细胞增生或肥大原发性甲减由于 TH 减少,对垂体的反馈抑制减弱而使 TSH 细胞增生肥大,嗜碱性细胞变性,久之腺垂体增大,甚或发生腺瘤,或同时伴高泌乳素血症。垂体性甲减患者的垂体萎缩。

(二)其他组织以粘多糖沉积和黏液性水肿为特征

皮肤角化,真皮层有粘多糖沉积,PAS 染色阳性,形成黏液性水肿。内脏细胞间质中有同样物质沉积,严重病例有浆膜腔积液。骨骼肌、平滑肌、心肌均有间质水肿,横纹消失,肌纤维肿胀断裂并有空泡。脑细胞萎缩、胶质化和灶性退变。肾小球和肾小管基底膜增厚,系膜细胞增生。胃肠黏膜萎缩以及动脉粥样硬化等。

五、临床表现

临床表现一般取决于起病年龄、病情的严重程度和病因。新生儿甲减(呆小病)可在出生后数周至数月发病。青春期因生长发育所需,可引起代偿性甲状腺肿并轻度甲减。妊娠期孕妇缺碘可造成 TH 合成减少。成人黏液性水肿以 40～60 岁多见,起病隐匿,发展缓慢。成年型甲减多见于中年女性,男女之比约为 1∶5～1∶10。新生儿期甲减多发生在地方性甲状腺肿地区。成年型甲减起病缓慢、隐匿,有时可长达 10 余年后始有典型表现;新生儿期甲减起病较急。甲减发生于胎儿和婴幼儿时,由于大脑和骨骼的生长发育受阻,可致身材矮小和智力低下,多属不可逆性。成年型甲减主要影响代谢及脏器功能,及时诊治多可逆。成人型甲减以低代谢症群、黏液性水肿、神经系统功能异常为特点。最早症状是出汗减少、不耐寒、动作缓慢、精神萎靡、疲乏、嗜睡、智力减退、食欲欠佳、体重增加、大便秘结等。

(一)婴幼儿/儿童甲减引起躯体生长和脑发育障碍

T_3 是神经细胞分化、增殖、移行、发育、生长的必需激素。星形细胞作为神经组织的一种干细胞,在神经发育中起了重要作用。星形细胞表达 T_3 受体,T_3/T_4 又是星形细胞分化和成熟的重要调节因子和生长因子。脑组织的 T_3 主要在局部经 T_4 转换而来,星形细胞的碘化酪氨酸脱碘酶活性很高,保证了脑组织的 T_3 水平。从胎儿至出生后半年内(特别是出生后数周内),TH 对生长发育的影响十分明显,每一种神经结构的发育均有其特定的时间窗,因而一旦

缺乏 T_3，其损害多是不可逆性的。

TH 为骨发育和成熟的关键激素，TH 缺乏时，机体因蛋白合成障碍、GH 和 ICF-1 缺乏或作用障碍而导致骨的线性生长停滞或缓慢。青春期发育前 TH 缺乏引起骨化中心发育延迟，并出现斑点状外观（骨成熟障碍致骨骺发育异常）。宫内的胎儿发育，尤其是胎儿脑发育以及出生后半年内的脑组织发育依赖于 T_3、T_4 的正常作用。神经细胞的增殖和神经鞘膜的发育以及神经纤维的生长都必须有赖于正常浓度的 T_3，如缺乏可导致永久性神经系统发育障碍，出现呆小病。

1.早发性先天性甲减

原因很多。例如，Down 综合征患儿常伴有先天性甲减；母亲 TSHR 阻滞型抗体（TBAb）通过胎盘导致胎儿一过性先天性甲减和甲状腺发育延迟。患儿的出生体重往往正常，因黏液性水肿可达正常范围上限，但身长则偏低；嗜睡，少哭，哭声低下且声音粗而嘶哑；少动，吸吮力差，便秘，生理性黄疸消退时间延迟。严重者面容臃肿、皮肤干冷、粗糙，可伴片状脱屑；体温低、前囟大、腹胀，常有脐疝。心率缓慢，心音低钝。患儿体格、智力发育迟缓、表情呆钝，发音低哑、颜面苍白、眶周水肿、眼距增宽、鼻梁扁塌、唇厚流涎、舌大外伸、前后囟增大、关闭延迟、四肢粗短、出牙换牙延迟、骨龄延迟、行走晚且呈鸭步、心率慢、心浊音区扩大、腹饱满膨大伴脐疝、性器官发育延迟。

2.幼年型先天性甲减

临床表现介于成人型与呆小病之间。幼儿多表现为呆小病，较大儿童则与成年型相似。儿童甲减往往表现生长迟缓、骨龄延迟；青少年甲减患者的性发育延迟，重症患者可以发生黏液性水肿昏迷。

3.迟发性先天性甲减

常在青春期生长加速时发病，但也可在学龄期的任何年龄发病，异位甲状腺是其常见的原因。可在舌根部或在沿甲状舌管途径上发现肿物。病情轻重程度不一，可仅在体检时偶然发现肿物，或检验偶然发现血 TSH 升高，这些可称为隐匿性甲减或亚临床甲减；也有因一侧甲状腺发育不良，另一侧代偿性肿大，而以单侧甲状腺肿大就诊，用甲状腺替代治疗后肿大的甲状腺退缩；严重的甲减可因外科误将异位甲状腺作为甲状舌骨囊肿切除后发生。

TH 合成途径中的分子缺陷所致的甲减患儿常在儿童或青春期呈现甲状腺肿大时才被发现，因其在年幼时的 TH 合成功能尚可代偿，使之在新生儿筛查甚或幼年期不被发现。TH 抵抗患儿亦有类似表现。这些患儿的肿大甲状腺大小程度不一，呈弥散性；质地软柔而不似甲状腺炎的质地较硬。

（二）TH 缺乏导致低代谢症群和器官损伤

患者表现为疲乏，行动迟缓，嗜睡，记忆力明显减退，注意力不集中。因周围血液循环差和热能生成减少以致异常怕冷，无汗，体温低于正常。各系统的低代谢症群表现不同。

1.神经系统低代谢表现

幼儿以后，TH 是维持神经系统正常功能和神经元的正常兴奋性的最重要激素之一，脑细胞的许多代谢过程均受 T_3 的调节。缺乏 T_3 时，脑的功能下降。轻者常有记忆力、注意力、理解力和计算力减退。反应迟钝、嗜睡、精神抑郁或烦躁。有时多虑而有神经质表现，严重者发展为猜疑型精神分裂症。重者多痴呆、幻想、木僵或昏睡,20％～25％重病者可发生惊厥。因黏蛋白沉积可致小脑功能障碍,出现共济失调或眼球震颤等。轻度甲减患者即有中枢神经系统的功能改变。Khedr 等发现,78％的甲减患者(有些为轻度甲减),视神经诱发电位(VEPS,P100)的潜伏期明显延长,脑干的"听觉"诱发电位(BAEPs)的潜伏期也延长。35％的患者有脑电图改变,以弥散性背景性电波活动为最常见。甲减患者的睡眠异常主要表现在慢波的减少,发生黏液水肿性昏迷时可出现三相波,经替代治疗后可恢复正常。呆小病者脑电图有弥散性异常,频率偏低,节律不齐,有阵发性双侧 Q 波,无 α 波。

黏液水肿性昏迷是严重甲减的表现形式,多见于患有原发性甲减的老年人或长期未获治疗者。大多在冬季寒冷时发病。诱发因素为严重躯体疾病、TH 替代中断、寒冷、感染、手术和使用麻醉、镇静药物等。临床表现为嗜睡、低温(<35℃)、呼吸减慢、心动过缓、血压下降、四肢肌肉松弛、反射减弱或消失,甚至昏迷、休克,可因心、肾功能不全而危及生命。MRI 可有较特异性发现。偶尔可遗留遗忘综合征或其他脑损害后遗症。

2.心血管系统低代谢表现

心动过缓,心音低弱,脉压变小,心排血量减低。严重病例可见心脏扩大,但心力衰竭少见。心电图示心动过缓、PR 间期延长、P 波/ORS 波群/T 波低平。临床上,以上病变可称为黏液水肿性心脏病。由于组织耗氧量和心排血量的减低相平行,故心肌耗氧量减少,较少发生心绞痛。若甲减者发生心衰应想到合并其他心脏病之可能。心力衰竭一旦发生,因洋地黄在体内的半衰期延长,且由于心肌纤维延长伴有黏液性水肿故疗效常不佳且易中毒。心脏扩大较常见,常伴有心包积液,经治疗后可恢复正常。中、老年妇女可有血压升高,循环时间延长。久病者易发生动脉粥样硬化及冠心病。

胆固醇常升高,病因始于垂体或下丘脑者胆固醇多属正常或偏低,在呆小病婴儿可无高胆固醇血症。三酰甘油和 LDL-胆固醇增高,HDL-胆固醇降低,血浆脂蛋白升高,LDL 中的 B 颗粒比例增加或正常,但后者可能与甲减患者的心血管并发症无直接病因关系。甲减患者由于 T_3、T_4 缺乏,氨基酸的代谢异常也很明显,其中最有意义的是血浆同型半胱氨酸增高,并认为是导致心血管病变的独立性危险因子。甲减患者的心肌梗死发病率明显升高。T_3 缺乏时,肝脏的再甲基化酶活性下降,使同型半胱氨酸积蓄于血浆中,用 T_3 替代治疗并不能完全纠正。TH 抵抗对心血管的影响与一般甲减相似。

3.运动系统低代谢表现

以肌肉乏力/肌肉收缩后弛缓延迟,关节病变为特征,主要表现为肌肉软弱乏力,偶见重症肌无力。咀嚼肌、胸锁乳突肌、股四头肌及手部肌肉可出现进行性肌萎缩(由于代谢低下运动减少所致),叩击肌肉时可引起局部肿胀("肌肿"或"小丘"现象)。肌肉收缩后弛缓延迟、握拳后松开缓慢。深腱反射的收缩期多正常或延长,但弛缓期呈特征性延长,常超过 350ms(正常 240～320ms),其中跟腱反射的半弛缓时间延长更为明显,对本病有重要诊断价值。慢性患者的肌群可明显肿大,但僵硬无力,活动缓慢(黏液性水肿所致,称为 Hoffmann 综合征),可伴有关节病变,偶有关节腔积液。肌电图显示为病态波形、过度激惹或多相性动作电位。

4.消化系统低代谢表现

常有厌食、腹胀、便秘,严重者可出现麻痹性肠梗阻或黏液性水肿巨结肠。由于胃酸缺乏

或维生素 B_{12} 吸收不良,可致缺铁性贫血或恶性贫血。血清转氨酶、乳酸脱氢酶及肌酸激酶可增高。

5.呼吸系统低代谢表现

呼吸浅而弱,对缺氧和高碳酸血症引起的换气反应减弱,肺功能改变可能是甲减患者昏迷的主要原因之一。

6.血液系统低代谢表现

由于 TH 不足,影响促红细胞生成素的合成而骨髓造血功能减低,可致轻、中度正常细胞型正常色素性贫血;由于月经量多而致失血及铁缺乏可引起小细胞低色素性贫血;少数由于胃酸减少,缺乏内因子和维生素 B_{12} 或叶酸可致大细胞性贫血。

7.内分泌系统低代谢表现

性腺功能减退伴高泌乳素血症是内分泌系统的突出表现。男性出现阳痿和精子缺乏。成年女性因 LH/FSH 分泌紊乱、孕激素减少和排卵障碍,常表现为月经过多,经期延长或功能性子宫出血,最后因继发性垂体功能抑制而出现卵巢萎缩、闭经和不育症。毛发脱落是性腺功能减退和黏液性水肿的综合作用的结果。约 1/3 患者伴有溢乳。但血泌乳素常不增高,甲减纠正后即可停止。部分患者的卵巢早衰可能是多发性内分泌腺功能减退综合征的后果,而甲减是慢性淋巴细胞性甲状腺炎的结局。

肾上腺皮质功能一般比正常低,血、尿皮质醇降低,ACTH 分泌正常或降低,ACTH 兴奋反应延迟,但无肾上腺皮质功能减退的临床表现。如原发性甲减伴自身免疫性肾上腺皮质功能减退和 1 型糖尿病,称为多发性内分泌功能减退综合征(Schmiclt 综合征)。尿 17-KS、17-OHCS 降低。糖耐量试验呈扁平曲线,胰岛素反应延迟。

偶尔,长期的原发性甲减患者因甲状腺激素缺乏而垂体 TSH 和 PRL 细胞增生,引起垂体扩大,有时甚至在增生的基础上形成垂体 PRL 瘤或 TSH 瘤。因此,当原发性甲减患者伴有垂体扩大,血 PRL 和 TSH 水平明显升高。一般在经甲状腺激素替代治疗后,血 PRL 和 TSH 逐渐降至正常,禁忌手术或放射治疗,亦不考虑用特殊药物治疗。

8.皮肤黏膜低代谢表现

皮肤粘多糖沉积导致黏液性水肿,面部表情淡漠、面颊及眼睑虚肿。面色苍白、贫血或带黄色或陈旧性象牙色。由于交感神经张力降低,对 Muller 肌的作用减退,故眼睑常下垂,眼裂狭窄。部分患者伴轻度突眼,可能与眼眶内球后组织黏液性水肿有关。鼻、唇增厚,发音不清,言语缓慢、音调低哑,头发干燥、稀疏、脆弱、睫毛和眉毛脱落,甚至可发生秃头症。男性胡须生长缓慢,这是由于 T_3 缺乏后,毛囊初生期的细胞功能低下,活性明显下降所致。因 TH 缺乏使皮下胡萝卜素转变为维生素 A 及维生素 A 生成视黄醛减少,致高 β-胡萝卜素血症加以贫血所致,皮肤粗糙、少光泽,皮肤厚而冷凉,多鳞屑和角化,指甲生长缓慢、厚脆,表面常有裂纹。腋毛和阴毛脱落。垂体性和下丘脑性甲减者的皮肤色素变浅。伤口愈合延迟,毛细血管脆性增加,易出现紫癜。影响毛发脱落的激素为肾上腺皮质和卵巢合成的雄激素。雄激素分泌减少,使毛发脱落(包括性毛、非性毛和两性毛)。各种原因引起的睾丸功能减低症、肾上腺皮质功能减低症、卵巢功能减低症、自身免疫性多内分泌腺综合征和甲减等可伴头发或体毛脱落,其中甲减以眉毛(外 1/3)脱落常见而较特异。

六、辅助检查与诊断

(一)TSH/TH 筛查甲减

在临床上,遇有下列情况时要想到甲减可能:①身材矮小与智力低下(婴幼儿或儿童);②不耐寒、低体温、动作缓慢、精神萎靡和大便秘结;③行动迟缓;④皮肤苍白、表情淡漠和面色苍白;⑤唇厚、发音不清和音调低哑;⑥头发干燥、稀疏脆弱、睫毛和眉毛脱落;⑦心电图低电压伴窦性心动过缓;⑧不明原因的血总胆固醇和 LDL-C 增高;⑨卵巢囊肿。

1.成年型甲减诊断

甲减的定位诊断除临床症状和体征外,主要靠实验室检查。原发性甲减一般表现为血 T_4、T_3 降低,TSH 增高。血清 T_3 变异较大,有些患者可在正常范围内。亚临床型甲减者的临床表现不明显,实验室检查仅见 TSH 增高。在确诊甲减基础上,进一步按上述检查鉴定病变部位,并尽可能做出病因诊断。例如,下丘脑性和垂体性甲减的鉴别有时十分困难。必须辅以脑部的 CT、MRI、SPECT 检查,作 Pit-1 基因突变分析等才能明确诊断。无条件者,也可用 18.5MBq(500μCi)^{99m}Tc-高锝酸盐(^{99m}Tc-TcPT)作甲状腺扫描显影(包括替代治疗一段时期后的复查),排除暂时性先天性甲减的可能,因为这些患者无需终生替代治疗。目前,一般采用美国甲状腺病学会(1990)颁布的实验室检查标准或中华医学会内分泌学分会的诊断标准。

原则上以 TSH 为一线指标,如血 TSH>5.0mU/L 要考虑原发性甲减可能。但单凭一次的血清 TSH 测定不能诊断为甲减,必要时可加作 FT_4、FT_3 等指标,对临界性 TSH 值要注意复查。临床上无甲减表现,但 TSH 升高,伴 FT_4 下降,一般可诊断为亚临床型甲减(原发性)。继发性垂体性甲减的诊断标准是 TSH、T_3、T_4 同时下降,而下丘脑性(三发性)甲减的诊断有赖于 TRH 兴奋试验。如仍不能确诊,可作定期追踪或作甲减的有关病因诊断检查(如 T_3 受体基因、NIS 基因、TSH 受体基因、TRH 受体基因分析等)。

2.新生儿甲减筛查与诊断

新生儿甲减筛查的目的就是为了尽早确诊先天性甲减。一旦确诊或高度怀疑时,即应立刻着手治疗。出生后早期是大脑高速发育的阶段,TH 对大脑的发育至关重要,延迟治疗者可有不可逆性中枢神经系统发育缺陷。广泛开展新生儿先天性甲减及其他疾病的筛查工作以来,呆小病已不多见。治疗愈早,疗效愈好。筛查新生儿甲减的标准与临床型甲减的诊断标准不同。各国和各地的诊断标准判别较大,前者的血清 TSH 临界值一般可定为 20mU/L,并强调追踪观察。如已确诊为亚临床型甲减,应及早给予替代治疗,以防脑发育障碍的发生。

新生儿甲减有两种情况,一是一过性甲减,其病因与药物、母亲高碘饮食和母 TSH 受体阻断型抗体有关。二是永久性甲减,主要与甲状腺发育不良、甲状腺缺失、TH 合成障碍、TRH/TSH 缺乏等有关。这些病因因缺乏直接的诊断方法或不适合于新生儿,故目前仍主要依赖于 T_3、T_4 和 TSH 测定。单用血清 T_4 作为筛查指标可遗漏代偿性原发性甲减和异位甲状腺(T_4 正常,TSH 显著升高);TSH 升高提示垂体缺乏 T_4 和 T_3 对 TSH 细胞的抑制作用,因而可筛查出亚临床型或代偿型原发性甲减,但缺点是可遗漏继发性和三发性甲减患儿,原发性甲减伴 TSH 延迟性分泌、TBC 异常或甲亢者也不能被 TSH 筛查法发现。最好同时包括

TSH 和 T_4 两项筛查指标，以提高阳性筛查率。为降低假阳性率，一般将 TSH 定为 50mU/L，T_4 64nmol/(5μg/dL)。

当较轻型的新生儿甲减缺乏典型临床表现时，容易漏诊，故应强调在新生儿中进行甲减的筛查。目前较可靠的诊断方法是用试纸法测定足跟血 TSH；20～25mU/L 为可疑，需进一步测定血 TSH 和 FT_4。当怀疑为下丘脑-垂体甲减时，应以 T_4 测定为主要依据。由于碘缺乏是新生儿甲减的重要原因，故宜同时测定尿碘。新生儿甲减的诊断标准是：1～4 周龄者 TSH＞7mU/L；TT_4＜84nmol/L(6.5μg/L)。一般要求在出生后的 3～5 天采血测定。

由于引起先天性甲减的因素很多，所以应根据临床表现确定待检的候选基因，较常见的突变为 TSH 受体基因（如 P162A、I167D、P556L、R109E、W546X）、T3R 基因（T3Ra 和 T3Rβ）、TPO 基因、Tg 基因（1510C 向 T 转换、5590～5727 位 138bp 缺失等）、TSHβ 亚基基因（C29R、E12T、C105V 和 V114T 等）或 NIS 基因（G93R、Q267E、C272X、T354P、Y531 和 G543E）。

3.TSH 不敏感综合征

诊断 TSH 不敏感综合征的临床表现不均一，可从无症状到严重甲减不等。对无临床表现的患者，诊断则很困难，除非在新生儿中进行筛选。对 TRH 兴奋试验 TSH 有过分反应但无血清 T_3、T_4 升高者，应怀疑本综合征可能。Takamatsu 等提出本综合征的临床诊断标准为：①甲状腺位置正常；②甲状腺大小正常或萎缩；③TSH 明显增高并具有生物活性，甲状腺对 TSH 的反应降低。血清 TT_3、TT_4 和 Tg 降低也可作为诊断标准之一。肯定病因应做有关基因的突变分析。

4.TH 不敏感综合征诊断

其临床表现各不相同，但如下 4 点是共同的：①甲状腺弥散性肿大；②血清 TSH 明显升高；③临床表现与实验室检查结果不相符；④TH 受体数目和（或）亲和力不正常。

（二）辅助检查与特殊试验诊断非典型甲减及其并发症

1.肌酸磷酸激酶同工酶测定

甲状腺功能减退时，血和尿肌酸升高，血清肌酸磷酸激酶同工酶活性增强，如能排除肌肉疾病，应想到甲减可能。

2.心电图检查

心电图示低电压、窦性心动过缓、T 波低平或倒置，偶有 P-R 间期延长（A-V 传导阻滞）及 QRS 波时限增加。有时可出现房室分离节律、Q-T 间期延长等异常或发生变异型心绞痛、急性心包填塞等。

甲减患者的心功能改变多种多样，可有心肌收缩力下降、射血分数减低和左室收缩时间间期延长。心肌的交感神经张力下降可导致[123]I-MIBC（去甲肾上腺素类似物）显影异常，MIBG 清除率明显加快（提示心肌的肾上腺能神经支配失常）。患者亦常伴心肌肥厚、肥大、水肿、间质黏蛋白沉着增多，血清肌酸磷酸激酶升高，而心肌细胞的 β-肾上腺素能受体减少等。甲减患者还易并发心衰。

3.TRH 兴奋试验

正常情况下，注射 TRH 后 20 分钟，血浆 TSH 升高，其升高程度可反映垂体 TSH 细胞贮备量和对 TRH 的敏感性。反应延迟者提示下丘脑病变，TSH 细胞长期得不到 TRH 的足够刺激,故在使用 TRH 开始,反应迟钝,但继之又有正常或高于正常的兴奋反应。甲亢患者由于高浓度的 T_3、T_4 对 TSH 细胞的强烈和持久抑制,故注射 TRH 后不能兴奋垂体 TSH 细胞,TSH 无升高反应。但因 TSH 测定已经相当敏感,故很少用 TRH 兴奋试验来诊断甲减,现主要用于某些特殊类型原发性与继发性甲减的鉴别。

原发性甲减时,血清 T_4 降低,TSH 基础值升高,对 TRH 的刺激反应增强。继发性甲减者的反应不一致,如病变在垂体,多无反应,如病变来源于下丘脑,则多呈延迟反应。TRH 兴奋试验也可用于甲减或轻度临界性"甲减"患者的病情追踪观察。Daliva 等用 TRH 兴奋试验追踪新生儿甲减在用碘赛罗宁(L-T₃)替代治疗 3 年后的病情变化,发现治疗前血 T_4 下降在正常值 10% 以内,用 L-T₃ 治疗后可维持甲状腺功能正常,而停用 L-T₃ 者发生原发性甲减,并指出临界性先天性甲减患儿也要用 L-T₃ 替代治疗。对下丘脑性垂体功能减退者,尤其是 FT₄ 正常者可用此试验进一步明确病变部位。

4.过氯酸钾排泌碘试验

此试验适应于诊断酪氨酸碘化受阻的某些甲状腺疾病,阳性见于 TPO 缺陷所致的甲减和 Pendred 综合征。但目前多用候选基因的突变分析来替代过氯酸钾排泌碘试验。

5.影像检查

TH 作用于骨,影响骨的生长和成熟,尤其与后者关系较密切,故骨龄检查有助于呆小病的早期诊断。1 岁以内儿童按年龄大小依次选择胸骨、足、膝、肩、腕、肘部摄片,胸骨、距骨、跟骨、股骨远端骨骺生后即应出现,肱骨头在出生至 3 个月,股骨在出生至 6 个月、头骨及钩骨均在 2~10 个月、肱骨小头在 3~8 个月、股骨头在 5~10 个月、第三楔骨在 6~12 个月出现。1 岁以上幼儿应选择膝、踝、手、足、腕及肱骨近端摄片,7 个月~2 岁出现骨骺的部位有肱骨大结节、桡骨远端、胫骨近端和腓骨远端;掌骨骨骺和指骨骨骺在 1~3 岁出现,距骨骨骺与趾骨骨骺在 3~6 岁出现。如在某一年龄阶段有多个应出现的骨骺未出现或一个骨骺的出现明显晚于平均时间即应判断为骨龄延迟。骨骼的 X 线特征有成骨中心出现和成长迟缓(骨龄延迟)、骨骺与骨干愈合延迟、骨化中心不均匀呈斑点状(多发性骨化灶)。95% 呆小病患者蝶鞍的形态异常。7 岁以上患儿蝶鞍常呈圆形增大,经治疗后蝶鞍可缩小;7 岁以下患儿蝶鞍表现为成熟延迟,呈半圆形,后床突变尖,鞍结节扁平。心影常呈弥散性双侧增大,可伴心包腔或胸腔积液。骨龄测定有较大误差或正常值范围过大,难以精确评价患儿的实际年龄及骨化中心短期内的动态变化,更不宜用骨龄测定来判断治疗效果。因此,该病的诊断尤其是疗效的观察应结合身高、体重、全身发育和骨代谢标志物测定综合评价。长骨尤其是股骨头部骨骺细小,呈点状或颗粒状,股骨头变扁、颈变短、颈干角变小。骨骺边缘毛糙、硬化性骨骺、假骨骺、锥形骨骺对呆小病亦有重要的诊断价值。管状骨短粗,临时钙化带增宽、致密,管状骨干骺端出现多条高密度的横行生长障碍线具有参考诊断价值。骨盆狭窄、髋臼变浅。颅骨骨板增厚、颅底短小、囟门闭合延迟、缝间骨多、鼻窦及乳突气化不良。脊椎椎体发育不良并可楔形变、胸腰段脊椎呈后凸畸形。呆小病患者的颅骨骨板增厚、颅底短小、囟门闭合延迟、缝间骨多、鼻窦及乳突气化不良。脊椎椎体发育不良并可楔形变、胸腰段脊椎呈后凸畸形。骨盆狭窄、髋臼变浅。

如临床或 X 线检查疑似本病而不能确诊,应进一步依次行 B 超、SPECT、CT、MRI 等影像检查及血 TH 测定,以评价甲状腺的形态、大小与功能,协助诊断。甲状腺核素扫描检查是发现和诊断异位甲状腺(舌骨后、胸骨后、纵隔内甲状腺,卵巢甲状腺等)的最佳方法。先天性一叶甲状腺缺如者的对侧甲状腺因代偿而显像增强。

6.病理检查

主要用于鉴别甲状腺病变的性质,仅在有甲状腺结节而病因不明时采用。慢性淋巴细胞性甲状腺炎的病理组织学表现相当复杂,穿刺活检如发现多数淋巴细胞浸润有助于慢性淋巴细胞性甲状腺炎的诊断。慢性侵袭性纤维性甲状腺炎的病理特征为甲状腺结构破坏,为大量纤维组织取代。病变常超出甲状腺范围,侵袭周围组织,产生邻近器官的压迫症状,如吞咽困难、呼吸困难、声嘶、喉鸣等。早期的放射性甲状腺炎有甲状腺水肿和炎症细胞浸润,滤泡崩解,胶质溢出。后期可见间质纤维化,纤维组织大量增生,血管壁增厚、纤维样变,可有血栓形成。

七、鉴别诊断

甲减的鉴别诊断包括甲减与非甲状腺疾病的鉴别、甲减发病部位鉴别、垂体 TSH 瘤与 TH 不敏感综合征的鉴别以及 TH 不敏感综合征各亚型之间的鉴别等方面。甲减的误诊常见。在 1997—2007 年的国内文献报道中,甲减误诊为各种心脏病 264 例(冠心病 181 例,心包积液 41 例,心肌炎 17 例,结核性心包炎 14 例,心肌病 4 例,心衰 4 例,肺心病 2 例,房颤 1 例),占全部误诊病例的 56%(264/472);甲减误诊为其他疾病有肾炎、肝病贫血、生长激素缺乏、高血脂、垂体瘤、更年期综合征、肥胖症、恶性肿瘤、不孕症和特发性水肿等。

(一)甲减与非甲状腺疾病鉴别

关键是重视甲状腺功能测定。甲减的临床表现缺乏特异性,轻型甲减易被漏诊,有时临床型甲减也常被误诊为其他疾病。在临床上,凡有下列情况之一者,均要想到甲减可能:①无法解释的乏力、虚弱和易于疲劳;②反应迟钝、记忆力和听力下降,尤其是与自身相比,有较明显差别者;③不明原因的虚浮和体重增加,对以前常诊断的"特发性水肿"患者必须首先排除甲减(尤其是亚临床型甲减)可能;④不耐寒;⑤甲状腺肿大而无甲亢表现,对诊断为非毒性甲状腺肿者要依甲减的诊断程序排除亚临床甲减可能;⑥血脂异常,尤其是总胆固醇、LDL-C 增高者,当伴有血同型半胱氨酸和血肌酸激酶升高时更要排除甲减可能;⑦心脏扩大,有心衰样表现而心率不快,尤其是伴心肌收缩力下降和血容量增多时。

甲状腺肿对甲减患者的病因诊断与鉴别有重要意义。甲减伴甲状腺肿(甲状腺肿大性甲减)提示病变在甲状腺,或存在 TSH 分泌增多等情况。甲减不伴甲状腺肿(甲状腺萎缩性甲减)说明甲状腺已有永久性损害。

1.贫血

甲减之贫血易误诊为恶性贫血、缺铁性贫血或再生障碍性贫血。但甲减引起者的血清 T_3、T_4 降低和 TSH 升高可资鉴别。如果给予优甲乐治疗的效果差,症状反复,要排除血液系统和结缔组织疾病可能,如多发性外周神经炎、系统性红斑狼疮、吉兰-巴雷综合征、皮肌炎、硬皮病、浆细胞病(多发性骨髓瘤、POEMS 综合征、LAMB 综合征等)。

2.慢性肾病

慢性肾病与甲减均为常见病,常常并存。一般有三种可能:①慢性肾病伴有低 T_3 综合征临床表现似黏液性水肿,特别是由于甲状腺结合球蛋白减少,血 T_3、T_4 均减少,尿蛋白可为阳性,血浆胆固醇也可增高,易误诊为甲减。但甲减患者尿液正常、血压不高,肾功能大多正常。②慢性肾病合并有甲减,其特点是低钠血症较明显,且多伴有高钾血症。③严重甲减并发肾功能障碍,其特点是肾功能障碍是可逆的,经过一段时间的甲状腺激素补充治疗后肾功能完全转为正常。

3.肥胖症

此类患者因伴有不同程度水肿,基础代谢率偏低,而易误诊为甲减,但 T_3、T_4、TSH 均正常。

4.非甲状腺性病态综合征

亦称正常甲状腺性病态综合征(ESS)或低 T_3 综合征;ESS 常特指非甲状腺源性低 T_3 血症和低 T_3/T_4 血症。急性与慢性全身性非甲状腺疾病对甲状腺功能有明显影响。急性重症疾病时,T_4 的内环脱碘酶被激活,T_4 向 rT_3 的转化加速,而 5'-脱碘酶活性下降,T_4 向 T_3 转化减慢,T_3 生成率下降,使血清 FT_3 下降,称为低 T_3 综合征。引起低 T_3 综合征的病因很多,临床上无特异性,有时可误为甲减。低 T_3 综合征者血清 FT_4 一般正常(有时可稍下降或稍升高),rT_3 升高,TSH 正常。低 T_3 综合征在急慢性重症疾病恢复前很难与继发性及三发性甲减鉴别,而两者的鉴别又十分重要。因为在患有甲减的基础上合并糖尿病酮症酸中毒、高渗性昏迷、急性肾上腺皮质功能减退、垂体卒中、多发性创伤、心肌梗死、急慢性肝肾功能不全等疾病时,若不及时纠正甲减将造成严重后果。另一方面,将低 T_3 综合征误为甲减而给予 TH 治疗又会导致疾病的恶化甚至死亡。对伴有低 T_3 综合征的重症疾病患者,在疾病恢复后应注意检查下丘脑-垂体-甲状腺轴功能,排除下丘脑性和垂体性甲减可能。低 T_3 综合征不必治疗。FT_3 明显下降伴 rT_3 显著升高提示病情危重,预后不良。

低 T_3 综合征亦常见于老年人,这些人可无急慢性重症疾病并发症,其原因未明,这些患者一般不必治疗。低 T_4 综合征可认为是低 T_3 综合征的一种亚型,除见于重症疾病过程中外,较多见于重症肝硬化患者。近年来发现,接受血液透析和体外循环冠状动脉旁路移植术的患者,手术中的血浆 TBC 和转甲状腺素蛋白(TTR)可丢失 40% 以上,由于 TBG 过多丢失而导致血清 T_4 下降,多数患者于术后逐渐恢复正常。TBG 和 TTR 下降的原因未明,手术中下降的速率很快,不能用合成抑制来解释。TBC 是丝氨酸蛋白酶抑制剂中的一种,可能是手术中消耗过多所致。

低 T_3 综合征还需与消耗性甲减鉴别。有些肿瘤(如血管瘤、脑瘤)可消耗大量的 T_3 和 T_4,血 T_3 和 T_4 明显下降而血 TSH 明显升高。

5.特发性水肿

特发性水肿是一种以体液量和体重增加为主要特征的临床综合征,其发病机制未明。曾提出继发性醛固酮增多、下丘脑功能障碍、甲状腺功能紊乱、多巴胺能神经功能异常、毛细血管舒缩或血管基底膜功能障碍等假说。特发性水肿的诊断为排除性的,必须排除甲状腺、肾、肝、胰腺、胃肠、心脏等器质性病变的可能。如基本确立为本征,可试用心房利钠肽(ANP)、血管紧张素转换酶抑制剂及利尿剂治疗,但有些患者在长期使用利尿药后可产生药物依赖性。如治疗效果良好且下丘脑-垂体-甲状腺功能检查正常可排除甲减的可能。

(二)TRH 兴奋试验及受体突变分析鉴别 TH 不敏感综合征与垂体 TSH 瘤

TH 不敏感综合征除有甲状腺肿大、血 TSH/TT$_3$/TT$_4$ 升高外,常伴有神经精神异常的表现,耳聋更常见。存在甲亢时,因血 TSH 升高,有时还因 TSH 细胞增生形成垂体结节,故应与垂体 TSH 瘤鉴别。垂体 TSH 瘤的特点是:①无家族史,垂体 MRI 检查可为大腺瘤。②家族成员的 TSH、T$_3$ 和 T$_4$ 正常,TRH 刺激后 TSH 不增高,T$_3$ 抑制试验时血清 TSH 浓度下降,血清 α 亚单位升高。③T$_3$ 受体 β 亚基基因无突变。

TH 不敏感综合征的特点是 TSH 与 T$_3$/T$_4$ 不相称,本综合征有 3 种类型,其鉴别见表 4-1。

表 4-1　三种 TH 不敏感综合征的鉴别

	全身不敏感型	垂体不敏感型	周围不敏感型
甲状腺肿大	有	有	有
甲状腺功能状态	降低或正常	轻度升高	正常或轻度降低
TT$_3$、TT$_4$	升高	升高	升高或正常
TSH	升高	升高	升高或正常
	与 T$_3$/T$_4$ 不相称	与 T$_3$/T$_4$ 不相称	与 T$_3$/T$_4$ 不相称
T$_3$ 抑制试验	不被抑制(常规剂量)	不被抑制(常规剂量)	可被抑制
对地塞米松反应	T$_3$/T$_4$/TSH 均被抑制	T$_3$/T$_4$/TSH 被抑制	T$_3$/T$_4$ 无变化,TSH 被抑制
TRH 兴奋试验	TSH 有过分反应	TSH 有过分反应	正常反应

八、治疗

(一)一般治疗或对症治疗

甲状腺功能低下症患者应注意休息,给予高蛋白质和高热量饮食。去除或治疗诱因。感染诱因占 35%。有贫血者可以补充铁剂、维生素 B$_{12}$ 和叶酸等,胃酸低者应补充稀盐酸,但必须与甲状腺激素合用才能取得疗效。自身免疫性贫血者宜限制碘的摄入。

(二)病因治疗

大多数甲状腺功能低下症缺乏有效的对因治疗方法,对缺碘引起的甲状腺功能低下症,需要及时补充适量的碘剂。药物所致的酌情停用相关药物。

(三)激素替代治疗

1.治疗目标

用最小剂量纠正甲状腺功能低下症症状和体征而不产生明显不良反应。疗效观察应以血 TSH 水平调整至正常范围,成年人一般需要 3~4 个月调整到最佳替代剂量,少儿则应在 3~6 周内达标。孕妇最好在妊娠 8 周内达到 TSH<2.5mU/L。足量用药后 2~3 周开始利尿,体力增加,皮肤湿润,直至黏液性水肿完全消失。一般 T$_3$、T$_4$ 水平于 2~3 周恢复,TSH 3~4 周

恢复。T_4 半衰期较长,调至满意剂量需要一定时间,在调节药量过程中应每 $4\sim6$ 周测定 T_4 及 TSH。治疗中注意一些桥本甲状腺炎患者由于抗体类型转变,可有甲状腺功能低下症转为甲状腺功能亢进症。

2.常用制剂

甲状腺激素制剂有甲状腺片、左甲状腺素($L\text{-}T_4$)、左旋三碘甲状腺原氨酸($L\text{-}T_3$),以及 $L\text{-}T_3/L\text{-}T_4$ 的混合制剂,后两者作用强,持续时间短,但目前使用有争议。

3.用药方法

(1)甲状腺片:药物可以很快吸收 $2\sim4$ 小时产生高于生理的 T_3。由于该药的甲状腺激素含量及 $L\text{-}T_3/L\text{-}T_4$ 比例不恒定,治疗效果差异,但因其来源丰富、价格低廉等优点,目前仍为国内使用最多的制剂。剂型每片 40mg,开始作用时间为 4 天,作用持续时间为 10 天左右。一般开始用量宜小。重症或伴心血管疾病者及年老患者尤其要注意从低剂量开始,每天 $10\sim20mg$,逐渐加量,直至满意为止,维持剂量一般为每天 $40\sim120mg$。

(2)$L\text{-}T_4$:比较稳定,价格较便宜。需在 $20\sim25℃$ 储存,避光防潮。剂型有 $50\mu g$ 和 $100\mu g$ 两种,$L\text{-}T_4$ 在体内可转变为 T_3,故血中 T_3 亦可升高。作用较慢但持久,服药后 1 个月疗效明显。半衰期约 7 天,生物利用度为 80%,每天早餐前 $30\sim60$ 分钟或晚饭后 4 小时(睡前)口服 1 次,不必分次服。起始剂量为 $25\sim50\mu g/d$。$1\sim2$ 周后每 4 周增加 $25\sim50\mu g$,临床症状缓解后需长期维持治疗,其剂量一般为每天 $1.4\sim1.7\mu g/kg$,即 $75\sim200\mu g$。

(3)$L\text{-}T_3$:作用快,持续时间短,需要每天多次服药,且血中波动较大,一般不用于常规替代治疗。可以用于黏液性水肿昏迷的抢救。甲状腺癌及手术切除甲状腺的患者,需定期停药扫描检查者以 $L\text{-}T_3$ 替代较为方便。对于 NYHA Ⅲ级和Ⅳ级心力衰竭低 T_3 患者使用可能获益,但需在临床内分泌医师评估患者后才能开始甲状腺激素治疗。

在替代过程中,必须重视个体的临床表现,要根据患者的生活、工作具体情况而定,必要时可做血 TSH、T_3、T_4、血脂等的复查。

4.其他治疗

目前没证据证实饮食补充可以帮助已经开始用甲状腺激素替代治疗的甲状腺功能低下症患者。甲状腺激素类似物目前尚在研究中。美国 ATA 不推荐 TRIAC 用于原发及中枢甲状腺功能低下症,C 级证据。硒用于治疗和预防自身免疫性甲状腺炎导致甲状腺功能低下症的证据尚不充分。美国 ATA 不推荐任何碘制剂或含碘食物用于治疗碘充足地区的甲状腺功能低下症治疗,C 级证据。

(四)特殊情况用药

1.新生儿

治疗原则是早期诊断,足量治疗。甲状腺激素治疗启动得越早越好,必须在产后 $4\sim6$ 周之内开始。随访研究发现,如果在 45 天内启动治疗,患儿 $5\sim7$ 岁时的智商(IQ)与正常儿童相同,延迟治疗将会影响患儿的神经智力发育。治疗药物选择左甲状腺素($L\text{-}T_4$)。$L\text{-}T_4$ 起始剂量 $10\sim15\mu g/(kg \cdot d)$。治疗目标是使血清 TT_4 水平尽快达到正常范围,并且维持在新生儿正常值的上 1/3 范围,即 $10\sim16\mu g/(kg \cdot d)$。为保证治疗的确切性,达到目标后要再测定 FT_4,使 FT_4 维持在正常值的上 1/3 范围。血清 TSH 值一般不作为治疗目标值。因为增高的

TSH要持续很长时间,这是因为下丘脑-垂体-甲状腺轴的调整需要时间。一过性新生儿甲状腺功能低下症治疗一般要维持2～3年,根据甲状腺功能的情况停药。发育异常者则需要长期服药。

2.老年人

老年人足量替代用量比中年人少20％～30％,平均1.4μg/(kg·d),且治疗目标TSH不必替代到完全正常,以缓解症状,TSH不超过10mU/L。注意个体化治疗。患者有吸收不良,使用抗酸药物含铝制剂、硫酸亚铁、洛伐他汀或糖皮质激素、利福平、卡马西平等,甲状腺激素需要适当增加剂量。50岁以上的患者,以及合并冠心病者更应慎重,以免发生心律失常、心绞痛或急性心肌梗死。增加剂量过程中相隔时间不宜过短及增加剂量不宜过大。一旦出现心绞痛、心律失常或心电图有缺血加重,应给予相应治疗,并可减回原剂量,必要时暂停使用甲状腺激素。

3.孕妇(ATA、AACE、TES)

主张对孕妇做TSH常规筛查,我国的指南建议对危险因素患者应在妊娠开始即筛查甲状腺功能。2012年中国妊娠和产后甲状腺疾病诊治指南明确了孕早期TSH参考范围为0.1～2.5mU/L,孕中期为0.2～3.0mU/L,孕晚期为0.3～3.0mU/L。一旦确定临床甲状腺功能低下症,立即开始治疗,尽早到达上述目标。达标的时间越早越好(最好在妊娠8周之内)。临床甲状腺功能低下症治疗选择L-T$_4$治疗,不推荐给予T$_3$或其类似物及甲状腺片治疗。妊娠前已经确诊的甲状腺功能低下症,需要调整L-T$_4$剂量,使血清TSH<2.5mU/L,再考虑怀孕。妊娠期间,L-T$_4$替代剂量通常较非妊娠状态时增加30％～50％。妊娠前半期(1～20周)甲状腺功能的监测频率是每4周测定1次,在妊娠26～32周至少检测1次血清甲状腺功能。产后L-T$_4$剂量降至孕前水平,并需要在产后6周复查甲状腺功能。对于亚临床型甲状腺功能低下症且TPOAb阳性孕妇,推荐给予L-T$_4$治疗;TPOAb阴性孕妇的干预的前瞻性研究正在数个国家进行,目前尚无一致的治疗意见。

4.甲状腺癌术后

甲状腺癌术后甲状腺功能低下症患者,甲状腺激素替代治疗目标依据患者甲状腺癌不同风险情况而定,一般替代治疗后TSH<0.1mU/L,以免肿瘤复发,强调追踪复查。

5.中枢甲状腺功能低下症伴有皮质功能不全时用药应该先补充糖皮质激素

3～5天后在开始甲状腺激素替代治疗,以免诱发肾上腺危象。

第五章

神经、精神系统疾病

第一节　脑梗死

脑梗死(CI)是由于脑部血液供应障碍,缺血、缺氧引起的局限性脑组织的缺血性坏死或软化。包括脑血栓形成、脑栓塞和腔隙性脑梗死等,占全部脑卒中的80%左右。

一、脑血栓形成

脑血栓形成(CT)又称动脉粥样硬化性脑梗死,是指脑动脉因动脉粥样硬化及各类动脉炎等血管病变导致血管的管腔狭窄或闭塞,进而发生血栓形成,造成局部脑供血区血流中断,发生相应脑组织缺血、缺氧,软化坏死,出现神经功能缺失症状和体征。是脑梗死中最常见的类型。

(一)病因和发病机制

2011年中国提出并发表了最新的CISS分型,根据病因分如下几种。

1.大动脉粥样硬化(LAA)

包括主动脉弓和颅内/外大动脉粥样硬化。

2.心源性卒中(CS)

潜在疾病包括:心脏瓣膜置换,二尖瓣狭窄,既往4周内的心肌梗死,左心室室壁瘤,左心室附壁血栓,任何有记录的阵发性或永久性房颤或房扑、伴有或不伴有超声自发显影或左房栓子,病态窦房结综合征,扩张型心肌病,心内肿物,心内膜炎,卵圆孔未闭(PFO)。

3.穿支动脉疾病(PAD)

由于穿支动脉口粥样硬化或小动脉纤维玻璃样变所导致的急性穿支动脉区孤立梗死灶为穿支动脉疾病。

4.其他病因(OE)

存在其他特殊疾病(如细菌、病毒、钩端螺旋体等感染性疾病,肌纤维发育不良、Binswanger病等遗传性疾病,血小板增多症、红细胞增多症、弥散性血管内凝血、白血病、血小板减少性紫癜等血液病,结缔组织病等各种原因所致的动脉炎,可卡因等药源性动脉炎;其他还有Moyamoya病、脑淀粉样血管病等)的证据,这些疾病与本次卒中相关,且可通过血液学检查、脑脊液(CSF)检查以及血管影像学检查证实,同时排除了大动脉粥样硬化或心源性卒中的可能性。

5.病因不确定(UE)

未发现能解释本次缺血性卒中的病因。一是无确定的病因。未发现确定的病因,或有可疑病因但证据不够强,除非再做更深入的检查。二是多病因。发现两种以上病因,但难以确定哪一种与该次卒中有关。三是检查欠缺。常规血管影像或心脏检查都未能完成,难以确定病因。如某些病例虽有明确的脑梗死临床表现和影像学证据,但却难以找到病因,其发生可能与蛋白C、蛋白S、抗心磷脂抗体以及抗血栓Ⅲ缺乏引起的高凝状态等。

在CISS分型体系中,进一步将颅内外大动脉粥样硬化所致缺血性卒中的潜在发病机制分为:载体动脉(斑块或血栓)阻塞穿支动脉、动脉-动脉栓塞、低灌注/栓子清除下降以及混合机制。

(二)诊断与鉴别诊断

1.临床分类

根据患者的临床表现脑血栓形成通常分为以下几类。

(1)大面积脑梗死:通常是主干(颈内动脉、大脑中动脉)或皮质支的完全性卒中,患者表现为病灶对侧完全性偏瘫、偏身感觉障碍及向病灶对侧的凝视麻痹,可伴有头痛和意识障碍,并呈进行性加重。

(2)腔隙性脑梗死:是指发生在大脑半球深部白质及脑干的缺血性微梗死,直径0.2~15mm的囊性病灶,约占脑梗死的20%。是脑组织缺血、坏死、液化并由吞噬细胞移走而形成腔隙。

(3)分水岭脑梗死(CWSI):是相邻血管供血区之间分水岭区或边缘带的局部缺血。一般多为血流动力学障碍所致。结合CT或MR可分为:①皮质前型:为大脑前与大脑中动脉供血区的分水岭脑梗死,出现以上肢为主的中枢性偏瘫及偏身感觉障碍,一般无面舌瘫,可有情感障碍、强握反射和局灶性癫痫;优势半球病变可出现经皮质性运动性失语。②皮质后型:为大脑中与大脑后动脉,或大脑前、中、后动脉皮质支间的分水岭区,病灶位于顶、枕、颞交界区。以偏盲最常见,多以下象限盲为主,可有皮质性感觉障碍,偏瘫无或轻微;约一半患者有情感淡漠,可有记忆力减退和格斯特曼综合征(角回受损),主侧病变出现认字困难和经皮质感觉性失语,非主侧偶见体象障碍。③皮质下型:为大脑前、中、后动脉皮质支与深穿支间或大脑前动脉回返支(Heubner动脉)与大脑中动脉的豆纹动脉间的分水岭区梗死,病灶位于大脑深部白质、壳核、尾状核等处,可出现纯运动性轻偏瘫和(或)感觉障碍、不自主运动等。

(4)出血性脑梗死:是由于脑梗死供血区内动脉再灌注损伤或坏死后血液漏出继发出血,常发生于大面积脑梗死之后。

(5)多发性脑梗死:是指两个或两个以上不同的供血系统脑血管闭塞引起的梗死,多为反复发生脑梗死的后果。

2.临床表现

(1)一般特点:由动脉粥样硬化引起的多见于中老年人,动脉炎所致的以中青年居多。多在安静或休息状态下起病,部分病前有肢体麻木无力、眩晕、言语不清等TIA前驱症状。局灶性神经功能缺失症状多在发病后10余小时或1~2天达到高峰。除脑干梗死和大面积脑梗死外很少出现意识障碍。

（2）不同血管闭塞所致脑梗死的临床表现

①颈内动脉闭塞：病灶侧霍纳征（颈上交感神经节后纤维受损）或同侧单眼一过性黑矇，偶可因眼动脉缺血所致永久性视力障碍；眼或颈部血管杂音，颈动脉搏动减弱；对侧偏瘫、偏身感觉障碍和偏盲等三偏症状，优势半球受累可有失语症，非优势半球受累可出现体象障碍，甚至出现痴呆或晕厥发作。

②大脑前动脉闭塞：病灶对侧中枢性面舌瘫及偏瘫，以面舌瘫及下肢瘫明显，可伴轻度感觉障碍，旁中央小叶受损出现尿潴留或尿急，额极与胼胝体受累出现淡漠、反应迟钝、欣快和缄默等，额叶受累常有强握与吸吮反射，优势半球受累可出现上肢失用及布罗卡失语。皮质支受累对侧下肢远端为主的中枢性瘫痪，可伴感觉障碍及肢体短暂性共济失调、强握反射和精神症状。深穿支闭塞出现对侧中枢性面舌瘫及上肢近端轻瘫（内囊膝部及部分前肢）。

③大脑中动脉闭塞：病灶对侧中枢性面舌瘫及偏瘫、偏身感觉障碍和偏盲等三偏症状，上下肢瘫痪程度基本相等（主干闭塞），皮质支上分支受累面部及上肢重于下肢，布罗卡失语（优势半球）和体象障碍（非优势半球）；下分支受累肢体无偏瘫，出现感觉性失语、命名性失语和行为障碍等。深穿支闭塞出现三偏症状（中枢性上下肢均等偏瘫）、面舌瘫及主侧半球病变侧皮质下失语。

④大脑后动脉闭塞：病灶对侧偏瘫、偏盲和偏身感觉障碍（较轻）、丘脑综合征，优势半球病变可有失读症（主干闭塞），皮质支受累对侧同向性偏盲或象限盲，而黄斑视力保存（黄斑回避现象），两侧病变可出现皮质盲。优势半球出现命名性失语。深穿支闭塞：丘脑穿通动脉闭塞出现红核丘脑综合征：病灶侧小脑性共济失语、意向性震颤、舞蹈样不自主运动，对侧感觉障碍；丘脑膝状体动脉闭塞可见丘脑综合征：对侧感觉障碍，深感觉为主以及自发性疼痛、感觉过度、轻偏瘫，共济失调和不自主运动，可有舞蹈、手足徐动症和震颤等锥体外系症状；中脑支闭塞出现韦伯综合征：同侧动眼神经瘫痪，对侧中枢性偏瘫；或 Benedit 综合征：同侧动眼神经瘫痪，对侧不自主运动。后脉络膜动脉闭塞主要表现为对侧象限盲。

⑤椎-基底动脉闭塞

主干闭塞：常引起脑干广泛梗死，出现眩晕、呕吐、瞳孔缩小、共济失调、四肢瘫痪、昏迷等脑神经、锥体束及小脑症状，常伴消化道出血、肺水肿、高热等，甚至因病情危重死亡。

基底动脉尖综合征：由 Caplan 首先报道。基底动脉尖端分出小脑上动脉和大脑后动脉两对动脉，其分支供应中脑、丘脑、小脑上部、颞叶内侧及枕叶，故闭塞后可出现以中脑病损为主要表现的一组临床综合征，多因动脉粥样硬化性脑血栓形成、心源性或动脉源性栓塞引起。临床表现为眼球运动及瞳孔异常，单侧或双侧动眼神经部分或完全麻痹、一个半综合征及眼球上视不能（上丘受累），瞳孔光反应迟钝而调节反应存在，类似阿罗瞳孔（顶盖前区病损）。意识障碍，一过性或持续数天，或反复发作（中脑及/或丘脑网状激活系统受累）；对侧偏盲或皮质盲；严重记忆障碍（颞叶内侧损伤）。

中脑支闭塞出现韦伯综合征、Benedit 综合征、脑桥支闭塞出现米亚尔-居尔勒综合征（外展、面神经麻痹，对侧肢体瘫痪）、福维尔综合征（同侧凝视麻痹、周围性面瘫，对侧偏瘫）。

⑥小脑后下动脉或椎动脉闭塞综合征

延髓背外侧综合征:是脑干梗死中最常见的类型。主要表现为眩晕、呕吐、眼球震颤(前庭神经核),同侧霍纳征(交感神经下行纤维受损),交叉性感觉障碍(三叉神经脊束核及对侧交叉的脊髓丘脑束受损),吞咽困难和声音嘶哑(舌咽、迷走神经受损),同侧小脑性共济失调(绳状体或小脑受损)。

双侧脑桥基底部梗死出现闭锁综合征:患者四肢瘫痪,意识清楚,不能讲话和吞咽,仅能以目示意。

⑦小脑梗死:由小脑上动脉、小脑后下动脉、小脑前下动脉等闭塞所致,常有眩晕、恶心、呕吐、共济失调、眼球震颤、站立不稳和肌张力降低等,可有脑干受压及颅内压增高症状。

3.辅助检查

(1)颅脑 CT 检查:CT 显示脑梗死病灶的大小和部位准确率 66.5%～89.2%,梗死灶为低密度,可以明确病变的部位、形状及大小,较大的梗死灶可使脑室受压,变形及中线结构移位,但脑梗死起病 4～6 小时,只有部分病例可见边界不清的稍低密度灶,多数脑梗死病例发病后 24～48 小时后逐渐显示与闭塞血管供血区一致边界较清的低密度灶,多数 24 小时内或梗死灶小于 8mm、小脑及脑干等颅后窝梗死不易为 CT 显现,皮质表面的梗死也常常不被 CT 察觉,脑 CT 检查往往不能提供正确诊断。必要时应在短期内复查,以免延误治疗。病后亚急性期(2～3 周)梗死区处于吸收期,此时因水肿消失、巨噬细胞吞噬梗死区坏死细胞可导致病灶与脑组织等密度,CT 上不能见到病灶,出现"模糊效应",需强化方可显示。增强扫描能够提高病变的检出率和定性诊断率。出血性梗死 CT 表现为大片低密度区内有不规则斑片状高密度区,与脑血肿的不同点为低密度区较宽广及出血灶呈散在小片状。CT 显示初期脑出血的准确率 100%。因此,早期 CT 检查有助于排除脑出血。

(2)颅脑 MRI 检查:MRI 对脑梗死的检出极为敏感,对脑部缺血性损害的检出优于 CT,能够检出较早期的脑缺血性损害,可在缺血 1 小时内见到。起病 6 小时后大梗死几乎都能被 MRI 显示,表现为 T_1 加权低信号,T_2 加权高信号。有研究发现,MRI 弥散加权(DWI)15～20 分钟即可发现脑梗死超早期缺血病变,MRI 在 DWI 图上梗死区呈高信号,ADC 图为低信号,急性脑梗死病灶在不同时期 DWI 信号均为高信号,超早期(≤6 小时)、急性期(6～24 小时)、坏死期(24～48 小时)、软化期(48 小时至 3 周)ADC 值呈现类似"U"形改变:超早期的下降、急性期及坏死期降至最低和软化期的逐渐升高。DWI 对诊断超早期和急性期缺血性脑梗死病灶非常敏感。各时期 ADC 值的变化反映了急性脑梗死不同时期的脑细胞由细胞毒性水肿向血管源性水肿演变的病理过程。磁共振 ADC 图对判断缺血梗死病灶的病程发展时期有很大帮助。

(3)数字减影全脑血管造影(DSA)、MRA、CTA 均可发现血管狭窄和闭塞的部位,可显示动脉炎、烟雾病、动脉瘤和血管畸形等,但 DSA 为血管检查的金标准。

(4)特殊检查:经颅多普勒超声(TCD)及颈动脉彩色 B 超可发现颈动脉及颈内动脉的狭窄、动脉粥样硬化斑或血栓形成。脑脊液检查通常 CSF 压力、常规及生化检查正常,大面积脑梗死压力可增高,出血性脑梗死 CSF 可见红细胞。如通过临床及影像学检查已确诊为脑梗死,则不必进行 CSF 检查。

（5）常规检查：血、尿、大便常规及肝功能、肾功能、凝血功能、血糖、血脂、心电图等作为常规检查，有条件者可进行动态血压监测。胸片应作为常规以排除癌栓，是否发生吸入性肺炎的诊断依据。

4.诊断要点

中老年患者，多有高血压、糖尿病、心脏病、高脂血症、吸烟等脑血管病的相关危险因素病史，常在安静状态或睡眠中突然起病，迅速出现局限性神经功能缺失症状并持续 24 小时以上，症状可在数小时或数日内逐渐加重，神经症状和体征可以用某一血管解释，经脑 CT/MRI 排除脑出血、炎症性疾病和瘤卒中等，并发现梗死灶，即可确诊。

5.鉴别诊断

（1）脑栓塞：起病急骤，数秒钟或数分钟内症状达到高峰，常有心脏病史，特别是心房纤颤、心肌梗死、急性细菌性心内膜炎或其他栓子来源时应考虑脑栓塞。

（2）脑出血：发病更急，常在活动中起病，数分钟或数小时内出现神经系统局灶定位症状和体征，常有头痛、呕吐等颅内压增高症状及较重的意识障碍，血压明显增高。但轻型脑出血与一般脑血栓形成，大面积脑梗死和脑出血症状相似，可行头颅 CT 以鉴别。

（3）颅内占位病变：某些颅内肿瘤、硬膜下血肿、脑脓肿等发病也较快，出现偏瘫等局限性神经功能缺失症状和体征，需与本病鉴别。可行 CT/MRI 检查鉴别。

（三）治疗

1.一般治疗

应保持安静、卧床休息，避免情绪激动和血压升高，严密观察体温、脉搏、呼吸和血压等生命体征，注意瞳孔和意识改变，保持呼吸道通畅，及时清理呼吸道分泌物或吸入物，有意识障碍、消化道出血患者应禁食 24～48 小时。有明确病因者应尽可能针对病因治疗，根据《中国缺血性脑卒中和短暂性脑缺血发作二级预防指南 2014》推荐：发病数天后如果收缩压≥140mmHg 或舒张压≥90mmHg，应启动降压治疗（Ⅰ级推荐，A 级证据），发病 48 小时内急性期强化降压并无显著获益，如急性期收缩压≥180mmHg 或舒张压≥100mmHg 或平均动脉压≥130mmHg 可适当降压，不主张过早过度降压以免加重脑缺氧，如高血压患者达标血压应控制在<140/90mmHg，糖尿病患者伴高血压者血压宜控制在更低水平（<130/85mmHg）；糖尿病患者推荐 HbA1c 治疗目标为<7%；对于高脂血症患者，证据表明，当 LDL-C 下降≥50% 或 LDL-C≤1.8mmol/L（70mg/dL）时，二级预防更为有效。有效地控制血液系统疾病、心律失常等也很重要。

2.超早期治疗

目的是解除血栓梗阻，通畅血管，迅速恢复血流，减轻神经元损伤。

（1）静脉溶栓治疗：根据《中国急性缺血性脑卒中诊治指南 2014》对缺血性脑卒中发病 3 小时内（Ⅰ类推荐，A 级证据）和 3～4.5 小时（Ⅰ类推荐，B 级证据）的患者进行溶栓治疗有可能挽救缺血半暗带。常用的药物及其适应证与禁忌证如下。

①重组组织型纤溶酶原激活药（rt-PA）：是选择性纤维蛋白溶解药，与血栓中纤维蛋白形成复合物后增强了与纤溶酶原的亲和力，使纤溶作用局限于血栓形成的部位；每次用量为 0.9mg/kg（总量<90mg）静脉滴注，其中 10% 在最初 1 分钟内静脉推注，其余 90% 药物溶于

100mL 的生理盐水,持续静脉滴注 1 小时,用药期间及用药 24 小时内应严密监护患者;此药有较高的安全性和有效性。IST-3 试验提示发病 6 小时内静脉溶栓治疗急性缺血性脑卒中可能是安全有效的,发病后 3 小时内 rt-PA 溶栓治疗的患者获益最大,ECASSⅢ试验提示发病后 3～4.5 小时静脉使用 rt-PA 仍然有效。

②尿激酶:常用量 100 万～150 万 U,加入 5％葡萄糖或生理盐水中静脉滴注,30 分钟至 2 小时滴完,剂量因人而异。我国"九五"攻关课题《急性缺血性脑卒中 6 小时内的尿激酶静脉溶栓治疗》试验显示 6 小时内采用尿激酶溶栓相对安全、有效。

③溶栓治疗适应证:a.年龄≥18 岁;b.有缺血性卒中导致的神经功能缺损症状;c.症状出现＜3 小时,尿激酶可酌情延长至 6 小时,排除 TIA(其症状和体征绝大多数持续不足 1 小时),无意识障碍,但椎-基底动脉系统血栓形成因预后极差,即使昏迷也可考虑;d.NIHSS 5～25 分;e.治疗前收缩压＜200mmHg 或舒张压＜120mmHg;f.CT 排除颅内出血,且本次病损的低密度梗死灶尚未出现;g.无出血性疾病及出血素质;h.患者或家属签署知情同意书。

④溶栓治疗禁忌证:a.年龄＞80 岁。b.血压高于 185/100mmHg,血糖＜2.7mmol/L;c.NIHSS 评分＞26 分或＜4 分,瘫痪肢体的肌力在 3 级以上;d.体温＞39℃有意识障碍;e.头颅 CT 见大片低密度影,＞1/3 大脑半球;f.有出血倾向或出血素质,血小板＜$100×10^9$/L,INR＞1.7,APTT＞15 秒。

(2)血管内治疗:血管内治疗是急性缺血性卒中急性期治疗的重要手段之一,是 rt-PA 静脉溶栓治疗未通后一种有益的补救方法,近期 AHA/ASA 在 2013 年指南明确推荐:rt-PA 静脉溶栓与血管内支架取栓桥接治疗对急性缺血性卒中患者具有临床获益。符合静脉 rt-PA 溶栓的患者应接受静脉 rt-PA 治疗,即使正在考虑血管内治疗(Ⅰ类推荐,A 级证据)。

适应证:尚无统一标准,以下仅供参考:①年龄≥18 岁;②卒中前 mRS 评分为 0 分或 1 分;③NIHSS≥6 分;④大血管闭塞(血管直径≥2mm)或梗死是由颈内动脉或大脑中动脉 Ml 段闭塞所致;DWI 显示梗死体积＜70mL,ASPECT≥6 分;⑤可在 6 小时内起始治疗(腹股沟穿刺),后循环可延长至发病 24 小时内。

尽管获益尚不确定,对于特定的急性缺血性卒中患者在发病 6 小时内利用支架取栓器进行血管内治疗可能是合理的,包括大脑中动脉 M2 或 M3 段、大脑前动脉、椎动脉、基底动脉或大脑后动脉闭塞患者(ⅡB 类推荐;C 级证据)。

3.抗血小板聚集治疗

阿司匹林(ASA):100～300mg,口服,每日 1 次,可降低死亡率和复发率。

氯吡格雷:75mg,口服,每日 1 次。

噻氯匹定:125～250mg,口服,每日 1～2 次。

对于大血管病变可考虑氯吡格雷联合阿司匹林双抗降低脑梗死的复发率。

4.抗凝治疗

抗凝治疗能降低缺血性脑卒中的复发率、降低肺栓塞和深静脉血栓形成发生率,但被症状性颅内出血增加所抵消。心源性栓塞、动脉夹层可考虑使用抗凝治疗。常用药物如下。

华法林:每次 2～4mg,口服,每日 1 次,华法林的目标剂量是维持 INR 在 2.0～3.0。

低分子肝素:每次 4000U,腹壁皮下注射,每日 2 次。

新型口服抗凝血药可作为华法林的替代药物,包括达比加群、利伐沙班、阿哌沙班及依度沙班,选择何种药物应考虑个体化因素。

5.降纤治疗

通过降解血中纤维蛋白原,增强纤溶系统活性,抑制血栓形成。国内常见的药物如下。

巴曲酶:首次剂量为 10BU,另两次各为 5BU,隔日 1 次,共 3 次。使用前用 250mL 生理盐水稀释,静脉滴注 1 小时以上。用药前血纤维蛋白原浓度应高于 100mg/dL 者。

降纤酶:急性发作期,1 次 10U,每日 1 次,连用 3～4 日。非急性发作期,首次 10U,维持量 5～10U,每日或隔日 1 次,2 周为 1 个疗程。使用前用注射用水或 0.9％氯化钠溶液适量使之溶解,加入至无菌生理盐水 100～250mL 中,静脉滴注 1 小时以上。

安克洛酶:一般皮下注射,也可静脉滴注。开始 4 天内每天 1U/kg,第 5 天后,每天 1～2U/kg,10 天后每次 4U/kg,每周 2～3 次。以血浆纤维蛋白原为监测指标,使其下降至 0.7～1.0g/L,疗程一般 3～4 周。

蚓激酶:60 万 U(2 片),口服,每日 3 次。

6.脑保护治疗

在缺血瀑布启动前超早期针对自由基损伤、细胞内钙离子超载、代谢性细胞酸中毒、兴奋性氨基酸毒性作用和磷脂代谢障碍等进行联合治疗。可采用自由基清除剂(依达拉奉、丁基苯酞等)、钙离子通道阻滞药、抗兴奋性氨基酸递质和亚低温治疗。

7.脱水治疗

脑水肿高峰期为发病后 48 小时至 5 天,根据临床观察或颅内压监测,给予 20％甘露醇 125～250mL,6～8 小时一次,静脉滴注;亦可用呋塞米 20～40mg 或白蛋白 50mL,静脉注射。

8.外科治疗

对于大面积脑梗死和小脑梗死用内科保守治疗效果差且有脑疝征象者,宜行开颅减压治疗。对于存在同侧颈动脉颅外段严重狭窄(70％～99％)的患者,如果预计围术期死亡和卒中复发＜6％,推荐进行颈内动脉内膜剥脱术(CEA)或 CAS 治疗,CEA 或 CAS 的选择应依据患者个体化情况。对于合并同侧颈动脉颅外段中度狭窄(50％～69％)的患者,如果预计围术期死亡和卒中复发＜6％,推荐进行 CEA 或 CAS 治疗,CEA 或 CAS 的选择应依据患者个体化情况。对于合并同侧颈动脉颅外段轻度狭窄(＜50％)的患者,不推荐进行 CEA 或 CAS 治疗。

9.康复治疗

对于生命体征平稳的急性缺血性脑血管病患者应尽早进行体能和针灸、按摩等康复理疗,以降低患者的致残率,增进神经功能恢复,提高生活质量。

(四)临床体会

(1)脑梗死具有高复发率、高致残率及高死亡率的特点,且脑卒中为急症,可根据《柳叶刀神经病学》中风 120 快速识别方法以减少院前延误,为获得最佳疗效应力争超早期溶栓或血管内治疗。

(2)脑梗死 3 小时内 rt-PA 静脉溶栓治疗的患者获益最大,3～4.5 小时静脉使用 rt-PA 仍然有效。6 小时内采用尿激酶溶栓相对安全、有效。

(3)脑梗死应在发病后 6 小时内行血管内治疗,后循环可延长至发病 24 小时内;如静脉

rt-PA 溶栓治疗后血管未再通,血管内支架取栓桥接治疗对急性缺血性卒中患者具有临床获益。

(4)对于卒中(NIHSS≤4 分)急性期或 TIA 的患者,阿司匹林联合氯吡格雷治疗 21 天降低卒中复发风险优于阿司匹林单药治疗,且不增加严重出血风险;对于大血管病变可考虑氯吡格雷联合阿司匹林双抗降低脑梗死的复发率。

(5)对于生命体征平稳的患者应尽早进行肢体功能训练和针灸、按摩等康复治疗,以降低患者的致残率,提高生活质量。

(6)有条件的医院应组建卒中单元,将脑卒中的急救、治疗、心理和康复等结合为一体,使患者发病后能第一时间得到有效、规范的诊治,改善预后。

二、脑栓塞

脑栓塞是指各种栓子随血流进入颅内动脉系统使血管急性闭塞引起相应供血区脑组织缺血坏死及脑功能障碍。约占脑梗死的 15%。

(一)病因和发病机制

1.病因

按栓子来源分三类。

(1)心源性:在脑栓塞中最为常见,占脑栓塞 60%～75%。常见的原因是心房纤颤、感染性心内膜炎、风湿性心瓣膜病、心肌梗死、心房黏液瘤、心脏手术(心脏移植及瓣膜置换)、先天性心脏病(房室间隔缺损、卵圆孔未闭等异常通道引起的脑栓塞,称为反常栓塞)、心肌病等。

(2)非心源性:动脉粥样硬化斑块的脱落、血管内的附壁血栓、骨折或手术时脂肪栓和气栓、肺静脉血栓或血凝块、败血症等引起,其他少见的栓子有癌细胞、寄生虫卵、羊水、颈动脉纤维肌肉发育不良和异物等。

(3)来源不明:约 30%脑栓塞利用现有检查手段和方法不能确定原因。

2.发病机制

各种栓子阻塞血管,使该供血区脑组织缺血、水肿或坏死,导致神经功能缺失。同时栓子可刺激血管发生广泛痉挛,继发性血栓形成可导致脑梗死范围扩大、症状加重。

(二)诊断与鉴别诊断

1.临床表现

(1)以青壮年多见,任何年龄均可发病。发病前多有风湿性心脏病、心房颤动或大动脉粥样硬化等,多在活动中突然发病,是发病最急的脑卒中,常在数秒至数分钟内发展到高峰,个别病例容易继发出血或反复发生栓塞,于发病后数天内病情呈进行性加重。

(2)多数患者意识清楚或仅有轻度意识障碍,大脑中动脉或颈内动脉主干的大面积脑栓塞可发生抽搐发作、严重脑水肿、颅内压高及昏迷;椎-基底动脉系统栓塞也可发生昏迷,病情危重。

(3)栓塞动脉供血区的功能障碍导致局限性神经功能缺失症状。

(4)多数患者伴有栓子的原发疾病,如风湿性心脏病、心房纤颤和严重心律失常,部分患者有骨折、心脏手术或剖宫产等病史,或伴有脑外多器官栓塞症状,如肠系膜、肾、肺等。

2.辅助检查

(1)颅脑 CT 及 MRI 检查可显示缺血性梗死或出血性梗死的病灶,出血性梗死更支持脑栓塞的诊断。多数患者继发出血性梗死,需定期复查头颅 CT 以便早期发现梗死后出血,及时调整治疗方案。

(2)DSA、MRA、CTA 均可发现栓塞血管的部位,但 DSA 仍为血管检查的金标准。

(3)特殊检查:经颅多普勒超声(TCD)及颈动脉彩色 B 超可发现颈动脉及颈内动脉的狭窄、动脉粥样硬化斑或血栓形成。脑脊液检查通常 CSF 压力正常,出血性脑梗死 CSF 可呈血性或镜下见红细胞;亚急性细菌性心内膜炎等感染性脑栓塞 CSF 白细胞增高,脂肪栓塞者 CSF 可见脂肪球。如通过临床及影像学检查已确诊为脑梗死,则不必进行 CSF 检查。

(4)常规检查:血、尿、粪常规及肝功能、肾功能、凝血功能、血糖、血脂、心电图等作为常规检查,心电图检查可发现风心病、心肌梗死、冠心病、心肌炎和心律失常的证据,超声心动图检查可证实心源性栓子的存在,有条件者可进行 D-二聚体检查。胸片可发现肺部肿瘤为癌栓提供诊断依据。

3.诊断要点

根据突然起病,数秒至数分钟内出现失语、偏瘫、一过性意识丧失、肢体抽搐等局灶性症状,有心脏病或发现栓子来源,同时发现其他脏器栓塞,心电图、D-二聚体及心脏彩超异常均有助于诊断,不难做出诊断。脑 CT 或 MRI 可明确脑栓塞部位、数目、范围及是否继发出血。

4.鉴别诊断

应注意与脑出血、脑血栓形成相鉴别(见本节脑血栓形成)。

(三)治疗

1.急性期的治疗

发生在颈内动脉或大脑中动脉主干的大面积脑梗死可发现严重的脑水肿,继发脑疝,应积极甘露醇和呋塞米脱水、降颅压治疗,必要时请神经外科会诊进行去骨瓣减压术。常用的药物如下。

(1)脑水肿高峰期为发病后 48 小时至 5 天,根据临床观察或颅内压监测,给予 20%甘露醇 125～250mL,6～8 小时一次,静脉滴注;亦可用呋塞米 20～40mg 或白蛋白 50mL,静脉注射。

(2)血管内治疗:血管内治疗是脑栓塞急性期治疗的重要手段之一,是 rt-PA 静脉溶栓治疗未通后一种有益的补救方法,近期 AHA/ASA 在 2013 年指南明确推荐:rt-PA 静脉溶栓与血管内支架取栓桥接治疗对急性缺血性卒中患者具有临床获益。符合静脉 rt-PA 溶栓的患者应接受静脉 rt-PA 治疗,即使正在考虑血管内治疗(Ⅰ类推荐,A 级证据)。

(3)抗凝治疗

华法林:每次 2～4mg,口服每日 1 次,华法林的目标剂量是维持 INR 在 2.0～3.0。

低分子肝素:每次 4000U 腹壁皮下注射,每日 2 次。

新型口服抗凝血药可作为华法林的替代药物,包括达比加群、利伐沙班、阿哌沙班及依度沙班,选择何种药物应考虑个体化因素。

2.预防治疗

并不是所有的脑栓塞患者都耐受抗凝治疗,当患者不能耐受抗凝药物可使用抗血小板聚集治疗。

阿司匹林:100~300mg,口服,每日1次,可降低死亡率和复发率。

氯吡格雷:75mg,口服,每日1次。

(四)临床体会

(1)心源性栓塞、动脉夹层可考虑使用抗凝治疗,临床上常采用"2016年欧洲卒中学会指南建议心源性卒中抗凝启动时间:1-3-6-12原则,TIA后,当天就可以抗凝;轻度卒中(NIHSS<8分),3天后抗凝;中等卒中(NIHSS 8~15分),6天左右后抗凝;严重卒中(NIHSS≥16),12天以后抗凝。

(2)脑栓塞二级预防首选华法林。氯吡格雷联合阿司匹林降低卒中再发风险的作用明显劣于华法林,两者严重出血的发生率相近。

(3)华法林抗凝治疗应监测INR指标,控制在2~3为宜。

(4)出血并发症的处理:维生素K(拮抗华法林)、鱼精蛋白(低分子肝素钙拮抗药)。

第二节 短暂性脑缺血发作

短暂性脑缺血发作(TIA)与脑梗死是用24小时症状消失与否判断,即TIA产生的神经功能缺损症状在24小时内完全消失。这一定义直接影响临床医生对TIA的治疗决策和预后判断。临床研究表明,典型TIA症状持续时间一般为数分钟到1小时,若每次发作持续1~2小时或以上可伴存神经损害。反复的TIA是脑卒中的先兆,是可干预的危险因素。

我国TIA的患病率为每年180/10万,男女比例约为3∶1,患病随年龄的增加而增加,且差异较大。

一、TIA 定义解析

在传统定义的基础上,美国TIA工作组于2002年提出了新的定义:"由于局部脑或视网膜缺血引起的短暂性神经功能缺损发作,典型临床症状持续不超过1小时,且在影像学上无急性脑梗死的证据"。由此在有条件的医院,尽可能行相关检查,用"组织学损伤"的标准,对症状持续1小时以上者,按照急性卒中流程紧急救治。如症状持续1小时以上且有"组织学损伤"证据者,不再诊断为TIA。这一重新定义,有利于临床医生及时进行评价及干预。

(一)TIA 定义的演变

TIA研究起自20世纪50年代,然而有短暂脑缺血症状者尸检发现脑梗死的情况可追溯到19世纪。关于TIA最早的报道是1898年由苏格兰医生Bramwell报道了1例突发言语不能又在数小时内缓解的患者。1956年第二次普林斯顿脑血管会议上,Fisher做了题为《间断性脑缺血》的会议发言,首次提出了TIA的临床特征:持续数分钟到数小时,但大多数发作时间为5～10分钟。但他并未对发作时间的严格规定。1961年,Fisher在第三次普林斯顿会议上采用了如下TIA概念:单次或多次脑功能障碍,通常持续不到1小时而没有任何残存症状,同时谈到脑梗死的诊断并无明确的时间限制。在19世纪60年代初期,北美、英国及欧洲大陆学者均支持与此相似的定义。1964年,Marshall提出TIA为"发生在颈动脉或椎基底动脉供血区内症状不超过24小时的神经功能障碍"。1965年第四届普林斯顿会议着重讨论了TIA的24小时定义。到1975年美国国立卫生研究院(NIH)脑血管病分类修订版中正式采用了24小时定义:"大脑局灶性或区域性缺血产生的神经功能的缺损症状,并在24小时内完全消失"。此后,短暂Broca失语者的尸检发现Broca区病灶以及症状持续时间短暂的脑梗死患者中一部分并无大血管病变等事实,对24小时定义提出了挑战。诸多原因促成了TIA定义的修改。2002年美国TIA工作组起草新定义,并于11月由Albers等撰文发表。随着影像学技术的发展以及临床实践经验的积累,TIA症状持续时间的概念被不断淡化,同时影像学在区分TIA与脑梗死上的意义被给予更深入的研究和探讨。2009年6月美国心脏学会(AHA)和美国卒中学会(ASA)提出新的TIA定义:脑、脊髓和视网膜局灶性缺血所致的、未伴发急性脑梗死的短暂性神经功能障碍。在此定义下,症状持续的时间不再是关键,是否存在梗死才是TIA与脑梗死的区别所在。纵观三次概念的修改,对TIA的认识已由关注其临床症状持续时间转变到关注其引起组织学损害过程。与1965年TIA的定义比较,2002年的定义强调了症状持续时间多数在1小时内,并且增加了影像学是否有脑梗死的证据。2009年最新的TIA定义完全取消了对症状持续时间的限制,将是否存在脑组织的梗死是TIA和脑梗死的唯一区别所在,同时提示无论TIA的临床缺血过程持续多久,都有可能存在生物学终点。从定义的变化中不难看出,症状持续时间在诊断中的比重不断下降,从24小时到1小时,直到现在描述为"短暂性神经功能缺损";另外,提倡对TIA患者进行影像学检查以确认有无脑梗死并探讨其病因的重要性不断得到强化。

(二)传统的TIA定义的局限性

传统定义下的TIA患者中,30%～50%已在磁共振弥散成像(DWI)图像上显示出了脑损伤。在对10个中心808名TIA患者进行的汇总分析中,发现DWI有损伤的占33%,对这些人进行MRI随诊,发现DWI上所显示的这些损伤多进展为T2相上的慢性缺血灶。因此,由于24小时的症状持续时间限制,1/3的人虽无临床梗死证据,但影像学支持存在脑组织梗死,却被误诊为TIA。比误诊更为严重的在于传统的TIA定义会延误急性卒中的治疗。急性卒中的干预,如溶栓是有时间限制的。虽然重组组织性纤溶酶原激活(rtPA)溶栓的时间窗是症状发生后的180分钟内,越早溶栓,效果越好。TIA定义中24小时的限制,使得那些符合溶栓标准的卒中患者都成为了潜在的TIA患者。临床医生对TIA的关注就可能比对缺血性卒中减低,他们倾向于等待缺血症状自行缓解,而延误了发现和治疗严重脑血管病变的时机。世界范围内的多组研究发现,24小时的时间限定过于宽泛。大多数的TIA在1小时内症状即缓解,这其中大多数在30分钟内缓解。在一项对TIA患者的汇总分析中,研究者对脑缺血症状的缓解时间进行了统计,60%在1小时之内缓解,71%在2小时之内,只有14%是超过6小时缓解的。Levy等发现,那些缺血症状在1小时内不能缓解的患者,24小时内可获得缓解的不足15%。NIH的rt-PA溶栓试验分析发现安慰剂组患者中脑缺血所致的局限性神经功能缺损在 1 小时内不能完全缓解或 3 小时内不能显著改善者,在 24 小时内完全缓解的只有 2%。因此,脑缺血症状的缓解与 24 小时这个时间点并无显著性关联。尽管有研究证明脑梗死发生的风险随着症状持续时间的延长而增加,而且如上所述,多数的 TIA 也确实在 1 小时内症状得以缓解,但 1 小时这个时间点并不能因此成为判断脑组织是否损伤的绝对标准。在症状持续时间小于 1 小时的 TIA 患者中,33.6% 在DWI 上已经显示出了脑梗死的病灶。目前为止,尚未有证据表明一个明确的症状持续的时间可以提示脑梗死的风险显著升高。也就是说,目前我们还无法找到一个既特异又敏感的时间点,能作为确定一个症状性脑缺血事件是否能进展为脑组织损伤的标准。

现代医学的核心是寻找疾病的病理学基础,并根据其特定的生物学过程指导治疗。脑缺血的诊断与全身其他器官的缺血一样,也应该努力寻找组织损伤证据。对于症状持续时间的限定,不论是 24 小时还是 1 小时,都存在着局限性。因此,该鼓励通过神经影像学为主的多种辅助检查来确定脑损伤的程度以及其背后的血管机制。

(三)新定义下 TIA 的解析

TIA 两种概念比较见表 5-1。

表 5-1 TIA 新旧概念比较

传统的 TIA 概念	新的 TIA 概念
以 24 小时为界定	以生物学损伤为界定
一过性缺血症状是良性的	过性缺血性症状可伴有持续脑损伤
诊断基于一过性过程而并非病理生理	鼓励检查确定有无脑损伤及其表现
导致急性脑缺血治疗的延误	促进急性脑缺血的快速治疗
不能准确提示有无缺血性脑损伤	更准确反映缺血脑损伤
与心绞痛和心肌梗死的概念相悖	与心绞痛和心肌梗死的概念一致

新的 TIA 定义主要有两个方面的变化:一是把脊髓缺血所导致的急性短暂神经功能缺损也列为 TIA 的范畴,二是淡化了对 TIA 症状持续时间的限制,是否存在脑组织梗死才是 TIA 与脑卒中的区别所在。新定义 TIA 的特征如下:

1.突发性

突然起病,具有明确的发病时间,症状通常在数分钟内达到高峰。

2.无时间限定性

对于发生脑缺血事件的患者,疾病性质的诊断标准并非症状持续的时间,而是缺血的原因以及是否引起了脑组织的损伤。就像心肌梗死与心绞痛的区别不在于胸痛持续的时间,而在于前者存在心肌损伤的证据,而后者没有。新定义下,TIA 与脑梗死的关系更像是心绞痛与心肌梗死的关系。虽然典型的 TIA 多在 1 小时内缓解,但偶尔也会持续的更久些。如此一来,症状持续 2 小时者如果有梗死证据则诊断为脑梗死,如无梗死证据则诊断为 TIA。症状持续 30 分钟而有梗死证据,则诊断为脑梗死。传统与新定义 TIA 都没有规定症状持续的最短时间,临床上持续 1～2 秒的短暂发作不考虑为 TIA,TIA 的最短持续时间应为 15 秒,即黑矇最短持续 15 秒,而手部的功能障碍或麻木最短持续时间则应为 30 秒。

3.完全缓解性

临床症状恢复完全，不留任何后遗症。发作缓解后无任何肢体麻木或言语不利。近年来研究发现 TIA 存在迟发性认知功能的损害，故其完全缓解性是指急性期的缓解。

4.局灶性

TIA 必须有脑、视网膜、脊髓的局灶性神经功能缺损症状，可定位于大脑前循环、后循环或脊髓循环的某特定的血管支配区。在脑和视网膜的缺血中，颈内动脉系统的缺血占 80%，常见症状为对侧肢体的轻偏瘫，可伴一过性黑矇(TMB)及面部轻瘫；椎-基底动脉系统的缺血占 20%，常见症状有眩晕、平衡障碍、眼球震颤及视力障碍，少数可伴耳鸣。值得注意的是，新定义中把脊髓短暂性缺血发作也列为 TIA 的范畴，间歇性跛行和下肢远端发作性无力是本病典型的临床表现，少数也可表现为发作性截瘫。

5.反复发作性

TIA 多是反复发作的，但这并非是诊断 TIA 的必要条件。

6.无梗死性

这是新定义诊断 TIA 的核心。相比于 TIA，脑梗死的定义是中枢神经系统的梗死，这种梗死可以是有临床表现的也可以临床下的，且症状的持续时间可长可短。Toole 提出了"伴有短暂缺血症状的脑梗死"的概念，用来定义那些有明显脑梗死证据但可很快缓解的缺血事件。即当梗死并未累及重要的脑功能区域时，缺血的临床症状可仅表现为一过性，甚至可无临床症状。有些梗死灶即便通过最现代化的成像技术也无法显现(如位于延髓侧面的孤立梗死灶)。这种情况下，虽然缺乏影像学证据，但通过典型的临床特征如持续数天不缓解的缺血症状或是通过某一区域缺血可以解释的典型的临床综合征等，也可以诊断为梗死。有时在组织损伤的急性期，影像学检查不足以敏感到检测出病变。例如，在缺血发生的最初几小时内，颅脑计算机体层摄影术(CT)图像是无明显异常的。但如果症状持续不缓解并留有永久性的神经功能损伤，即便没有影像学证据，脑梗死的诊断也是可以成立的。也就是说，虽然影像学评估是判断有无脑梗死的重要手段，但脑梗死的诊断并不仅仅依靠 DWI 或是其他任何成像技术。脑梗死是基于组织学改变来定义的，只是由于脑组织在结构和功能上的特殊性，决定了它不能像肿瘤一样通过进行手术切除并取病理活检来作为诊断的金标准。与心肌梗死一样，脑梗死的确定需要通过临床症状、影像学检查、实验室检查相结合来推断。随着诊断技术的发展，将会出现更为特异和敏感的方法来区分 TIA 和脑梗死。但无论如何，TIA 定义的根本不会变的是有缺血症状却无梗死证据。

7.预警性

传统观点认为 TIA 由于可以自发缓解并且不留有后遗症，因此是良性的临床经过。然而越来越多的研究表明，TIA 会增加近期内发生脑梗死的风险。研究报道，TIA 后 4% 的患者24 小时内发生脑梗死，这是急性冠脉综合征患者 24 小时内发生心肌梗死或死亡比例的 2 倍；5% 的患者 2 天内发生脑梗死，85~12% 在 7 天内发生脑梗死，9.2% 在 30 天内发生脑梗死，10%~20% 在 90 天内发生脑梗死。在 TIA 发生后的最初几天内脑梗死的风险更高。有研究表明在 TIA 后 90 天内发生的脑梗死中，1/4~1/2 是于最初 2 天发生的。除此之外，TIA 后心脏事件的发生率也提高，一项大型临床研究表明，2.6% 的 TIA 患者在发作后 90 天内因心血管事件(心肌梗死、不稳定性心绞痛、室性心律失常等)住院治疗。上述的研究数据提示TIA是神经内科的急症,临床医生必须高度重视,及时的病因诊断以及二级预防是非常必要的。TIA患者的症状、潜在的病因和发病机制多种多样,其后再发脑梗死的危险性在不同的临床和病因亚型中也存在差异。关于TIA的发病机制有动脉粥样硬化性血栓形成及微栓子学说,血流动力学障碍及盗血综合征学说等,TIA之所以是脑梗死的前兆,这是因为这两者是在共同的病理变化的基础上引起的不同临床表现。从并不造成神经元损害的短暂轻微脑缺血到可造成部分神经元缺失的中度脑缺血再到可造成脑梗死的严重脑缺血是连续的疾病谱。因此,TIA的发生提示以上病理变化已达到一定程度,是近期内发生脑梗死的强烈信号。Albers等认为,TIA患者潜在的发病机制是比症状的持续时间更关键的预后决定因素,然而,在每一相同机制范畴内,TIA的持续时间越长预示再发脑梗死的风险越大。伴有大动脉粥样硬化疾病的TIA患者,其7天和30天脑梗死发生的危险分别是4.0%和12.6%。而腔隙性梗死患者相同时间内脑梗死再发风险仅为0%和2%。TIA在不同的卒中亚型中的发生率也不同,研究者发现动脉粥样硬化血栓形成所致的脑梗死之前TIA的发生率为50%,而腔隙性梗死之前的TIA的发生率只有10%~15%。

8.新定义的局限性

由于新定义下TIA的诊断,很大程度上依赖于影像学检查,而CT、MRI、DWI对脑梗死的敏感性不同,将直接影响TIA的诊断水平,使得不同条件单位、地区的流行病学资料缺乏可比性。但从另一个角度来说,相信这必将会推动和促进TIA诊断技术的发展。

9.急性神经血管综合征的定义

Kidwell等效仿"急性冠脉综合征"的定义,提出了"急性缺血性脑血管综合征(AICS)"的概念,用来笼统地描述那些在急性期我们尚不能确定是TIA还是脑梗死的脑缺血事件。并根据临床特点、实验室检查和影像学证据将AICS分为四型。2009年6月,AHA、ASA在新指南中提出了急性神经血管综合征的概念。它与AICS的本质是一致的,提高了临床实践的可操作性。这个概念适用于缺血症状在短期内是缓解还是持续进展不明确的患者;症状出现后因不能及时进行影像学评估而不能区分是TIA还是脑梗死的患者。相比于AICS,急性神经血管综合征的概念范围更广,涵盖了脊髓缺血事件,这也是与TIA新定义中新增的脊髓缺血所导致的急性短暂神经功能缺损相一致的。因此,可以把急性神经血管综合征这个概念看作是AICS的延伸。TIA定义的演变过程,体现了疾病定义应为临床服务的原则,同时诊断技术的进步也深刻地影响了我们对疾病的认识。TIA依旧是当今脑血管疾病领域研究的热点,其确切定义仍未取得一致的意见。TIA的临床表现、发病机制和影像学表现之间的内在联系将是今后研究的方向,通过这些研究可以指导治疗并对脑梗死进行预防。也许随着研究的深入,TIA的概念会失去存在的意义。

二、病因和发病机制

(一)病因

TIA危险因素包括以下方面:①动脉硬化,如颈动脉粥样硬化斑块形成、颈内大动脉硬化狭窄等;②心脏病,如心房颤动,瓣膜病变、卵圆孔未闭等;③高血压、高脂血症、糖尿病和肥胖等代谢综合征;④年龄大于65岁;⑤雌激素替代治疗;⑥吸烟;⑦过度饮酒;⑧体力运动过少。另外,有学者发现高纤维蛋白血症、高C反应蛋白水平也是TIA独立危险因素。也有研究结果说明维生素B_6水平降低也可能导致TIA发作。

(二)发病机制

一般认为,根据TIA发病机制常分为血流动力学型和微栓塞型。血流动力学型TIA是在动脉严重狭窄基础上因血压波动而导致的远端一过性脑缺血,血压低于脑灌注代偿阈值时发生TIA,血压升高脑灌注恢复时症状缓解。微栓塞型TIA又分为动脉-动脉源性TIA和心源性TIA。其发病基础主要是动脉或心脏来源的栓子进入脑动脉系统引起血管阻塞,如栓子自溶则形成微栓塞型TIA。主要表现有:

1.微栓塞

栓子可来源于病变血管,也可来源于心脏,脱落的栓子随血流到达微血管并将其栓塞,但栓塞后的再通可使血流迅速恢复,症状消失。

2.血流动力学改变

在脑动脉粥样硬化或血管本身病变如狭窄等的基础上,某些因素引起低血压或血压波动时,病变血管区域血流显著下降,出现TIA。

3.脑血管痉挛

脑血管痉挛是脑血液循环障碍的原因之一。临床常见于蛛网膜下隙出血、急进性高血压、偏头痛发作等。

4.其他

血黏稠度增高(如脱水、真性红细胞增多症、血小板增多症、高脂血症、血纤维蛋白原升高)、血液高凝状态、病理性血小板凝聚、糖尿病和低血糖等均可诱发TIA发作。近年来研究提示炎症参与了脑缺血的病理生理学的过程,继发炎症促进了脑缺血的进一步发展。

三、TIA与脑缺血耐受机制

动物实验证实预先反复短暂脑缺血后,继而再持续性缺血所造成的脑组织损伤较轻,即为缺血耐受现象。临床研究也表明,有反复TIA发病史者的脑梗死范围小。但其产生的具体机制还并不十分清楚。

(一)脑缺血耐受因素

1.血管因素

动物实验证实沙鼠大脑中动脉闭塞前予以持续14天的低灌注能够诱导侧支循环产生,减少闭塞后鼠脑梗死面积,提示持续的低脑灌注压是有效侧支循环建立所必需的。侧支循环形成可能与下列因素有关:①血流剪切力对血管内皮细胞的激活;②单核细胞浸润;③平滑肌细胞增殖和血管扩张。生长因子和细胞活素(如血管内皮生长因子、粒细胞-巨噬细胞刺激集落因子等)也参与了脑内侧支循环的建立。

2.腺苷

腺苷在中枢神经系统是一种重要的内源性抑制性神经递质,是缺血耐受机制中最早研究的递质。其对缺血、缺氧敏感,作用于细胞膜表面腺苷受体。在缺血脑组织中,细胞内 ATP 外流,促使腺苷大量形成,随即被运送至细胞外。另外,缺血周围组织细胞外核苷酸的破坏也引起腺苷含量升高。腺苷主要通过降低脑组织的能量代谢、减轻细胞毒性而发挥起保护神经细胞的作用。对急性期脑缺血患者血清中腺苷含量进行了测定,结果表明体内腺苷含量高于对照组。

3.兴奋性氨基酸

脑缺血发生后,脑组织、血液及脑脊液中多种兴奋性氨基酸含量异常增高,产生神经细胞毒性作用。N-甲基-D-天门冬氨酸(NMDA)受体在缺血耐受中起重要作用,能保护鼠脑海马神经元抵抗兴奋性氨基酸毒的损害,提示缓和刺激 NMDA 受体可促进神经元生存。研究还发现缺血预处理后 NMDA 受体不仅抑制 JNK1/2(一种细胞凋亡蛋白)和 C-Jun(JNK 上游信号蛋白,启动细胞凋亡蛋白转录与表达)的活性,而且还可通过增强 Aktl(蛋白激酶 B)的活性抑制 JNK 信号传导通路的激活。NMDA 对神经元的作用是双重的,而且与其数量有关。次毒性剂量 NMDA 具有保护神经元、对抗凋亡和拮抗谷氨酸兴奋性毒性作用,并至少持续 48 小时,而较高浓度的 NMDA 则产生相反效应。其主要机制是毒性水平 NMDA 促使 Ca^{2+} 进入线粒体内蓄积并单向转运,对细胞膜自发动作电位产生抑制作用,以至神经元长时间地去极化,引起大量神经元衰减。虽然次毒性剂量 NMDA 也增加线粒体内的 Ca^{2+},但只是瞬间的 Ca^{2+} 高度振动,并促进神经元放电。这种 Ca^{2+} 内流可归于动作电位的产生,可随着钠通道阻断而消除。

4.热休克蛋白(HSP)

HSP 是机体细胞在受到高温、缺血、缺氧、重金属盐、病毒感染等病理刺激下产生的一组蛋白质,按分子质量不同可分为 HSP90、HSP70 和小分子量 HSP 三个家族。其中 HSP70 是一类最保守、最重要的 HSP,在脑缺血耐受中起重要作用。很早就有人发现脑缺血预处理过程能增加 HSP 的表达。在哺乳动物脑缺血预处理时突触丰富的区域 HSP 的表达明显过度,而且发现神经元的缺血耐受不仅依赖自身 HSP 的表达还能被邻近的神经胶质细胞表达的 HSP 补充。上述现象的可能机制是短暂缺血后的神经细胞通过 cGMP 信号转导途径诱导胞质内的 HSP70、Trxl 和 Bcl-2 的表达,其中 HSP70 在脑缺血耐受诱导阶段起着重要作用。

5.低氧诱导因子-1 和促红细胞生成素

低氧诱导因子-1 是细胞内氧浓度的感受器,低氧可以诱发它产生。它产生缺血耐受的机制主要是调节了多种低氧诱导基因的表达,如促红细胞生成素、葡萄糖载体、糖酵解酶以及内皮生长因子等。促红细胞生成素(EPO)在缺血耐受的产生也发挥了重要作用。EPO 和其受体在中枢神经系统也有表达,具有潜在的神经保护作用。用每天 20mg/kg 的 3-硝基丙酸预处理兔的模型,结果发现促红细胞生成素在兔的基底节区和海马区增加明显,在大脑皮质也有所增加,证实 3-硝基丙酸诱导产生的缺血耐受与 EPO 的表达增加有关。促红细胞生成素是一种神经保护因子,对局灶性和全脑梗死均有保护作用。促红细胞生成素保护作用的机制可能与减少 NO 介导的氧自由基的形成、减轻兴奋性氨基酸的毒性作用、抑制神经元凋亡、抗炎、促进血管新生等有关。

6.K$^+$-ATP 通道

在缺血/缺氧条件,Na$^+$-K$^+$-Cl$^-$ 协同运输异构 1(NKCCl)可使星形胶质细胞内 Na$^+$ 浓度增加 4～7 倍。细胞内 Na$^+$ 负荷产生 Na$^+$/Ca^{2+} 交换(NCX)反转,导致线粒体和内质网内 Ca^{2+} 蓄积,触发有害的 Ca^{2+} 依赖信号传导级联反应,引起线粒体膜电位长时间去极化,触发细胞凋亡程序导致星形胶质细胞死亡。K$^+$-ATP 通道在低氧和缺血状态下能够开放,并能减少能量的消耗,在黑质网状神经元内 K$^+$-ATP 通道还直接参与脑保护,对抗弥散性缺氧效应。其可能机制包括:①防止受缺血损伤的细胞过度去极化;②使缺血损伤的细胞膜产生低氧超极化,抵消低氧引起细胞过度去极化,提高神经元在缺血缺氧情况下的生存能力。

7.其他

胶质细胞在缺血耐受形成中发挥一定作用。研究表明,沙土鼠脑缺血模型预处理组海马和齿状回均可见小胶质细胞和星形细胞被激活,表达增加。这说明星形细胞参与了脑缺血耐受的形成过程。抑制凋亡基因 Bcl-2 家族编码了与抑制凋亡有关的蛋白,细胞色素 C 的释放通过凋亡体的形成,激活细胞内源性凋亡途径,造成细胞死亡。这些蛋白中,Bcl-2 和 Bcl-xl 抑制了凋亡。他们还发现 Bcl-2 和 Bcl-xl 的免疫反应在 6 分钟缺血预处理后 48 小时达到高峰,7 天达到基线水平,与缺血耐受的产生与持续时间相符。

(二)影响 TIA 产生脑保护的因素

1.TIA 发作的持续时间

缺血耐受的效果与 TIA 持续时间有关。有过 TIA 且持续 10～20 分钟的患者,对之后发生的脑梗死有较好的保护作用。此类患者的预后好于之前无 TIA 或有 TIA 但持续时间短于10 分钟或超过 20 分钟的患者。推测脑缺血 20 分钟对是否产生脑保护是个"关键时间"。TIA 持续时间在10～20 分钟的脑梗死患者与无 TIA 的脑梗死患者比较,神经功能缺损评分有显著统计学差异,而 TIA 持续时间小于 10 分钟或大于 20 分钟的脑梗死患者与无 TIA 的脑梗死患者比较则无差异。推测可能不足 10 分钟的 TIA 难以形成保护作用,而大于 20 分钟则易导致神经元坏死,也不能形成保护作用。

2.TIA 发作频率

研究表明,TIA 发作 2～3 次后出现脑梗死的患者与病前无 TIA 发作的脑梗死患者相比,前者脑梗死后神经功能受损较轻,仅发作 1 次或 3 次以上者与未发生 TIA 者预后相似,这可能因为 1 次发作缺血时间太短,不足以产生缺血耐受;而发作大于 3 次,则可能由于累积性损伤,特别是在发作间隔短暂,神经元发生坏死时,还不能产生缺血耐受。

3.TIA 与脑梗死间隔时间

有资料表明,缺血耐受属短暂现象,发生于第 1 次 TIA 后至少 24 小时,持续5～7 天。在 TIA 发作后 1 周内出现脑梗死者,其神经功能缺损较轻,预后较好。所以推测作为对后继脑梗死有保护作用的 TIA 与脑梗死的间隔期应该不超过 1 周。

4.TIA 与脑梗死体积

研究表明,脑梗死前有 TIA 发作的患者梗死体积小,神经功能缺损程度较轻,提示 TIA 发作可以缩小梗死范围,改善脑梗死患者的近期预后。通过 MRI(磁共振成像)研究发现,TIA 发作与脑梗死发生的间隔时间小于 4 周与大于 4 周相比,前者梗死面积明显减少,梗死区血流量较多,平均血流速度和弥散加权扩散系数均好于后者。

脑缺血耐受为外界激活机体内在的保护机制所致。研究脑缺血耐受可以阐明脑缺血时机体的内源性保护机制,有助于开发神经保护药物,并可以通过提高神经元对缺血缺氧的耐受,延长缺血性脑血管病的治疗窗,减轻缺血性卒中的临床后遗症。研究脑缺血耐受可为新的脑保护药物的开发提供理论依据。

四、影像学研究进展

短暂性脑缺血发作是缺血性卒中的重要可干预独立危险因素。随着神经影像学的发展和临床经验的积累,使人们对 TIA 的概念、病理生理学机制和临床特征有了更加深入的了解,现就相关领域的研究进展做一介绍。

(一)影像学发展与 TIA 概念的演变

传统的 TIA 定义可追溯到 20 世纪 50 年代,首先由 Fisher 提出,并在 1975 年由 NIH 疾病分类正式修订,即脑动脉短暂性供血障碍,导致局灶性神经功能缺损症状,并在 24 小时内完全恢复。随着 70 年代 CT 和 80 年代 MRI 的临床应用,传统单纯以时间为界限的 TIA 临床定义越来越受到质疑。Bogousslavsky 等发现,28% 的 TIA 患者 CT 可见与症状相对应的局灶性脑梗死。不过,由于 CT 的分辨率较低以及对缺血灶的时相敏感性差等缺陷,尚不能很好地判断梗死灶的新旧程度。传统的 T1 和 T2 加权 MRI 研究表明,77%~81% 的 TIA 患者出现症状相关性梗死灶,与 CT 对梗死灶成像的不同时相特征进行对比,可初步确定约 31% 的患者可能为急性梗死灶,而其他则为早已存在并极有可能与既往发作相关而为永久性病灶。Waxman 和 Toole 将符合传统定义的 TIA 患者影像学出现梗死灶的现象称作"伴有短暂体征的脑梗死(CITS)"。因此,早期神经影像学研究对 TIA 传统定义基于脑缺血灶彻底恢复的假设提出了质疑。

目前,越来越多的神经影像学证据表明,相当一部分传统定义的 TIA 患者存在永久性脑梗死灶。2002 年,Albers 等提出了新的 TIA 定义。由于新定义存在 TIA 持续时间界限的争议,为了提高诊断可靠性的需要,Kidwell 和 Warzch 建议使用"急性缺血性脑血管综合征(AICS)"的概念,将临床特征、神经影像学和实验室证据相结合,提高了诊断的可靠性,有助于急性缺血性卒中的治疗和二级预防。同时,对于不具备影像学诊断条件的地区,为了临床日常工作应用方便的需要,Ballotta 等提出了将 TIA 的概念改成短暂性卒中(TS)的建议。

尽管对于 TIA 概念仍存在诸多不同观念,但依据是否存在病理生理学基础上的组织学改变鉴别 TIA 是目前公认的切入点,同时也促使人们选择合适的手段鉴别这种改变,其中不断发展的神经影像学技术更是研究和讨论的热点。

(二)TIA 病理生理学的影像学研究

DWI 对超早期和急性期脑缺血的敏感性和特异性都非常高,因此能提供较传统的 CT 和 MRI 更准确的缺血性病变的时间信息,有利于揭示梗死灶演变过程。Inatomi 等研究显示,24% 的缺血症状持续时间在 30 分钟内和 62% 的症状持续时间为 30~60 分钟的,TIA 患者存在局灶性 DWI 异常。Kiduell 等的研究结果也显示,TIA 症状的持续时间越长,DWI 阳性率也越高。在症状持续时间小于 1 小时的 TIA 患者中，DWI 异常率为 33%；而当症状持续时间为 12~24 小时，DWI 异常率为 71%。Engelter 等从症状持续时间角度的研究结果显示，存在 DWI 异常的 TIA 患者平均症状持续时间显著长于 DWI 正常者。另外，症状持续时间小于 5 小时的 TIA 患者均未发现 DWI 异常。然而，DWI 异常也不一定是永久性梗死灶，Kidwell 等进一步研究发现，约 1/4 的 TIA 患者早期表现为 DWI 异常，而后期影像学随访却无脑梗死证据，提示 DWI 异常可逆。然而，Inatomi 等研究发现，所有超早期 DWI 异常病灶在亚急性期仍持续存在，认为所有超早期 DWI 异常均为不可逆性病灶。尽管上述结果似乎有所矛盾，但由于观察时相存在差异，因此两者之间并不能相互否定。正电子发射体层摄影（PET）研究表明，一部分 TIA 患者会出现局部灌注脑下降。由于 PET 价格高昂而且研究相对较少，Ide 等首先应用磁共振灌注加权成像（PWI）技术观察到，DWI 正常的部分 TIA 患者 PWI 存在与症状相对应的低灌注区，并且在随访 3 天后该区域 DWI 出现异常。另外，TIA 患者 DWI 表观弥散系数（ADC）变化值和高信号强度均显著低于完全性卒中患者，提示 TIA 的脑缺血程度轻于卒中。有学者采用 CT 灌注成像（CIPI）发现，TIA 患者存在低灌注现象。另外，有学者研究发现，部分症状完全缓解的 TIA 患者，PWI 异常仍持续存在。尽管目前有关 TIA 灌注成像的相关研究甚少，但现有研究提示，TIA 的低灌注现象与卒中的缺血半暗带在病理生理学方面极其相似，既可发展为永久性梗死，也能演化为一种"良性低血流状态"。因此，从病理生理学角度来看，TIA 可被视为一种具有不同持续时间的缺血半暗带，及时恢复灌注和神经保护治疗甚至比完全性卒中更为重要和有益。

尽管 TIA 与卒中的病因相同，包括颅内外大、小血管病变或来自心脏的栓子，然而传统定义下的 TIA 患者 DWI 呈现的多样性使人们初步认识到 TIA 与卒中的不同病理生理学过程，而区别这两种不同过程的关键是有无永久性脑梗死灶。根据多模式 MRI 检查结果，Saver 和 Kidwell 对 TIA 患者多样化的病理生理学机制做了推测和归纳：短暂性局灶性脑缺血在尚未导致细胞毒性水肿的情况下，可扰乱突触传递而出现短暂性神经功能缺损，即 PWI 表现为局灶性脑低灌注区，而对早期细胞毒性水肿敏感的和对后期脑实质细胞间水含量增高敏感的 T2 加权成像（永久性脑实质损害的标志）均可不出现阳性发现；当缺血状态进一步加重时，细胞供能下降，破坏了细胞膜离子梯度而导致细胞毒性水肿，但尚未出现细胞生物学的能量代谢完全终止，及时恢复血氧供应后，细胞膜离子梯度重新建立，水肿消退，DWI 出现阳性异常，而 T2 加权成像无异常。

（三）TIA 临床特征的影像学评价

TIA 是一种不稳定的脑血管征象，易进展为完全性卒中。因此，需要对 TIA 进行及时而准确的评价，寻找 TIA 的病因，及时启动正确的治疗。不断发展的神经影像学手段为 TIA 评价提供了一条有利途径。一旦症状发生，在条件允许的情况下应在当日行相关神经影像学检查。尽管非血管性因素导致的 TIA 不足 1%，但 CT 扫描仍然非常必要，以排除如脑实质出血、硬膜下血肿和肿瘤等非血管性因素引起的类似症状。

多模式 MRI 检查是较为快速和便捷的评价手段，DWI 阳性的 TIA 患者进展为完全性缺血性卒中的风险高于 DWI 阴性的 TIA 患者。Messe 和 Jauch 系统回顾了近年来 26 项 TIA 的 DWI 研究结果，DWI 异常整体阳性率为 13%~67%，差异性与 DWI 检查时机、症状持续时间、病因和入组标准有关。与传统标准 DWI 相比,采用优化的 DWI 技术获得的阳性率更高。回顾了 19 项 DWI 异常与 TIA 临床症状联系的研究结果,与传统的脑血管病危险因素(年龄、糖尿病、高血压等)相比,TIA 的某些临床特征(持续时间、运动症状、失语、构音障碍)和潜在病因(颈动脉狭窄、心房颤动)与 DWI 阳性异常更相关,这些临床特征和病因是 TIA 发病后早期进展为完全性卒中的独立预测因素。然而,目前尚未对 TIA 患者 DM 病灶的大小和模式与预后的相关性进行过研究,其关系尚不明确。Sanossian 等发现,某些 TIA 患者在液体衰减反转恢复(FLAIR)序列呈现血管高密度征(FVH),在 MRI 检查时由于运动干扰的情况下,可弥补血管无法成像的不足,并可高度提示该血管继发完全性卒中的风险。

近年来,随着人们对 TIA 的深入认识和血管内治疗的发展,人们越来越重视 TIA 患者的神经血管影像学研究。相关研究表明,颅内、外大血管动脉 2 天后复发右侧 MCA 供血区梗死样硬化性重度狭窄或闭塞病变是 TIA 后卒中再发的最主要危险因素,90 天内有近 20% 的患者复发卒中。一项包括 117 例 TIA 患者的研究表明,15 例(14%)患者在症状相关血管区存在一定程度(>50%)的动脉狭窄。在另外一项研究中,285 例 TIA 患者中有 31 例(10%)存在超过 50% 的颈动脉狭窄。颈部血管超声是筛查前循环颅外病变的常用手段,但对于需要手术治疗的患者而言,仍不能作为最终评价方法,误导率约 25%。一项汇总分析表明,与"金标准"数字减影血管造影(DSA)相比,超声诊断颅外段颈动脉狭窄程度大于 70% 病变的敏感性为 86%,特异性为 87%。然而,颈部血管超声对于确定斑块性质有其优越性,Kalogeropoulos 等通过对 88 例排除心源性因素的前循环 TIA 患者的颈动脉斑块彩色超声与 176 例无症状颈动脉斑块对比的研究结果提示,TIA 的发病风险与内膜-中膜厚度(IMT)和斑块的回声特性有关。经颅多普勒(TCD)通过血流性质和速度可间接评价颅内动脉狭窄,阳性预测值为 36%,阴性预测值为 86%,因此仅能作为颅内血管的初步筛查手段。

CT 血管成像(CTA)和磁共振血管成像(MRA)的准确率高于血管超声,两者的成像效果均有赖于检查者的操作技术和成像方法。Wright 等研究表明,对于狭窄程度超过 50% 的颈动脉颅外段狭窄,MRA 诊断的敏感性为 82%,特异性为 97%,具有很好的参考价值。然而,MRA 检测颅内动脉狭窄的阳性预测值为 59%,阴性预测值为 91%。MRA 发现大血管闭塞性病变的 TIA 患者,则继发完全性卒中的风险高。

Wardlaw 等的一项汇总分析表明,CTA 检测颅外段颈动脉狭窄的敏感性为 77%,特异性为 94%。Koelemay 等的汇总分析表明,与 DSA 相比,CTA 诊断颈动脉重度狭窄的敏感性为 85%,特异性为 93%;诊断闭塞性病变的敏感性为 97%,特异性为 99%。以上结果提示,CTA 对于诊断颅外段颈动脉病变的价值和可靠性很高。肖国栋等研究发现,与 DSA 相比,双源 64 排 CTA 对钙化与非钙化颈动脉狭窄的敏感性均很高,但诊断钙化斑块的特异性略低。然而,骨伪影对于 CTA 成像有一定的干扰,尤其是判断后循环病变的准确性很容易受到影响。目前尚缺乏颅内和后循环血管 DSA 与 CTA 对比的汇总分析。DSA 仍是当前公认的诊断脑血管病变的"金标准",分辨率较高,而且可提供更多的动态血流情况和侧支循环信息。随着操作者技术水平的提高,相关并发症发生率会降低,由于是有创性检查,一般应用于非创伤性检查诊断不明确或有进一步行内膜切除术或血管内治疗意向的患者,在有神经介入操作经验的脑血管病诊治中心可成熟开展。

AHA 和 ASA 将 TIA 定义修订为脑、脊髓和视网膜局灶性缺血引起的短暂性神经功能障碍,无急性脑梗死的证据,并需进一步加强紧急干预。该定义强调了神经影像学在诊断方面的重要性。综上所述,神经影像学发展使人们对 TIA 的概念有了新的认识,并对 TIA 定义的演变有一定的促进作用。同时,神经影像学在 TIA 的病理生理学基础研究和临床诊疗过程中起着不可或缺的作用,为深入了解 TIA 的病理生理学演变过程以及对患者进行及时评价、治疗和预后判断提供了有力的手段。

五、临床表现

60 岁以上老年人多见,男多于女。多在体位改变、活动过度、颈部突然转动或屈伸等情况下发病。TIA 的症状与受累血管有关,表现多样。

(一)颈动脉系统的 TIA

较椎-基底动脉系统 TIA 发作较少,但持续时间较久,且易引起完全性卒中。最常见的症状为单瘫、偏瘫、偏身感觉障碍、失语、单眼视力障碍等。亦可出现同向偏盲及昏厥等。

(二)椎-基底动脉系统的 TIA

较颈动脉系统 TIA 多见,且发作次数也多,但时间较短。主要表现为脑干、小脑、枕叶、颞叶及脊髓近端缺血。神经缺损症状,常见为眩晕、眼震、站立或步态不稳、视物模糊或变形、视野缺损、复视、恶心或呕吐、听力下降、延髓性麻痹、交叉性瘫痪,轻偏瘫和双侧轻度瘫痪等。少数可有意识障碍或猝倒发作。

六、辅助检查

(一)一般检查

检查包括心电图、全血细胞计数、血电解质、肾功能及快速血糖和血脂等项目。

(二)血管检查

应用 CTA、MRA、血管超声可发现重要的颅内外血管病变。全脑 DSA 是颈动脉内膜剥脱术(CEA)和颈动脉支架治疗(CAS)术前评估的金标准。

(三)侧支循环代偿及脑血流储备评估

应用 DSA、脑灌注成像和经颅彩色多普勒超声(TCD)检查等评估侧支循环代偿及脑血流储备,对于鉴别血流动力学型 TIA 及指导治疗非常必要。

(四)易损斑块的检查

易损斑块是动脉栓子的重要来源。颈部血管超声、血管内超声、MRI 及 TCD 微栓子监测有助于对动脉粥样硬化的易损斑块进行评价。

(五)心脏评估

疑为心源性栓塞时或 45 岁以下颈部和脑血管检查及血液学筛选未能明确病因者,推荐进行经胸超声心动图(ITE)和经食道超声心动图(TEE)检查,可能发现心脏附壁血栓、房间隔的异常(房室壁瘤、卵圆孔未闭、房间隔缺损)、二尖瓣赘生物以及主动脉弓粥样硬化等多种栓子来源。

（六）其他相关检查

根据病史做其他相关检查。

七、诊断及鉴别诊断

（一）诊断

诊断 TIA 要明确以下方面。

（1）是否为真正的 TIA？患者如果具备突然起病、脑或视网膜的局灶性缺血症状、恢复完全、反复发作这 5 个特点，就可以做出 TIA 的临床诊断。

（2）哪个血管系统发生缺血？一般认为颈内动脉系统引起的 TIA 多为颅外动脉或心源性微小栓塞所致，发生为脑梗死的危险性较大。最常见的症状为单瘫、偏瘫、偏身感觉障碍、失语、单眼视力障碍等。亦可出现同向偏盲及昏厥等。而椎-基底动脉系统引起的 TIA 则多为血流动力学障碍所致，导致脑梗死者较少。主要表现为脑干、小脑、枕叶、颞叶及脊髓近端缺血。神经缺损症状常见为眩晕、眼震、站立或步态不稳、视物模糊或变形、视野缺损、复视、恶心或呕吐、听力下降、延髓性麻痹、交叉性瘫痪、轻偏瘫和双侧轻度瘫痪等。少数可有意识障碍或猝倒发作。

（3）明确病因及发病机制。确定 TIA 的病因必须做以下检查：尿常规、血常规、血清生化、心电图、胸片、颈椎 X 线片等，另外，头部 CT、MRI、心脏超声、颅动脉多普勒、脑血管造影等亦为不可缺少的检查项目。

（二）鉴别诊断

本病临床表现具有突发性、反复性、短暂性和刻板性特点，诊断并不难。须与其他急性脑血管病和其他病因引起的眩晕、昏厥等鉴别。主要鉴别疾病有多发性硬化，偏头痛，癫痫发作，低血糖引起的昏厥、站立不稳，美尼尔综合征，周期性瘫痪等。

八、治疗

急性脑缺血发作是一种内科急症。一过性症状并不能排除发生脑梗死的可能性。TIA 新定义强调，当患者发生急性脑缺血症状时必须采取紧急行动。

早期评估与干预 TIA 发病后 48 小时内为卒中的高风险期，对患者进行紧急评估与干预可以预防病情的进一步恶化。优化医疗资源配置，建立以 ABCD2 评分分层为基础的急诊医疗模式，尽早启动 TIA 的评估与二级预防，可将 TIA 患者的卒中风险降低 80%，因此，建议新发 TIA 应按"急症"处理。

（一）内科治疗

1.栓塞性 TIA

（1）心源栓塞性 TIA：持续性或阵发性心房颤动的 TIA 患者，建议长期口服华法林抗凝治疗（感染性心内膜炎患者除外），其目标国际标准化比值（INR）为 2.5（范围：2.0～3.0）（Ⅰ类，A级证据）。对于禁忌抗凝药物的患者，推荐其单用阿司匹林（75～150mg/d）（Ⅰ类，A级证据）。如果阿司匹林不能耐受者，应用氯吡格雷（75mg/d）联合阿司匹林，这与华法林出血风险相似，因此不推荐用于具有华法林出血禁忌证的患者（Ⅲ类，B级证据）。对于具有较高卒中风险（3个月内卒中或 TIA，CHADS2 评分 5～6 分，人工瓣膜或风湿性瓣膜病）的房颤患者，当需要暂时中断口服抗凝药物时，逐渐改用皮下注射低分子肝素治疗是合理的（Ⅱa类，C级证据）。

（2）非心源栓塞性 TIA：不推荐使用口服抗凝药物（Ⅰ类，A级证据）。建议其进行长期的抗血小板治疗。阿司匹林（50～325mg/d）单药治疗（Ⅰ类，A级证据）（Ⅰ类，B级证据）和氯吡格雷（75mg/d）单药治疗（Ⅱa类，B级证据），均是初始治疗的可选方案。如果患者对阿司匹林过敏或者不能耐受，并且患者具有卒中高危复发风险（大于 15%／年）或者已复发 1 次动脉源性缺血事件，建议使用氯吡格雷。

对于由于颅内大动脉狭窄导致的 TIA 患者，推荐使用阿司匹林而非华法林（Ⅰ类，B级证据）。对于由于颅内大动脉狭窄导致的卒中或 TIA 患者，长期维持血压（<140/90mmHg）和总胆固醇水平[<5.2mmol/L（200mg/dL）]可能是合理的（Ⅱb类，B级证据）。

2.血流动力学性 TIA

除抗血小板聚集、降脂治疗外，应停用降压药物及血管扩张剂，必要时给以扩容治疗，有条件的医院，可以考虑血管内、外科治疗。在大动脉狭窄已经解除的情况下，可以考虑将血压控制到目标值以下。

（二）外科手术及血管内治疗

颅外颈动脉粥样硬化性狭窄可根据北美症状性颈动脉内膜切除试验（NASCET）测量标准，症状性颈动脉重度狭窄（狭窄为 70%～99%）的新发（6 个月内）TIA 患者，推荐在有条件的医院（围术期卒中和死亡事件发生率小于 6%）行 CEA（Ⅰ类，A级证据）。新发 TIA、症状性颈动脉中度狭窄（狭窄程度为 50%～69%）的患者建议根据具体情况（年龄、性别、并发症及发作时症状的严重程度或最佳内科治疗无效者）行 CEA（Ⅰ类，B级证据）。狭窄程度小于 50%时不建议行 CEA 或 CAS（Ⅲ类，A级证据）。对于没有早期血管再通干预禁忌证的患者，建议 CEA 手术在 TIA 发病 2 周内完成（Ⅱa类，B级建议）。具有中低危血管内操作并发症风险的患者，当颈内动脉狭窄程度大于 70%（非侵袭性影像检查）或大于 50%（导管成像检查）时，需要 CAS 作为 CEA 的替代方案（Ⅰ类；B级证据）。对于症状性严重狭窄（狭窄程度>70%）患者，当狭窄超出手术所能及、内科情况大大增加手术风险或存在其他特殊情况，例如出现 CEA 后放射诱导的狭窄或再狭窄时，可以考虑进行 CAS（Ⅱb类；B级证据）。当证实操作者的围操作期患病率和死亡率为 4%～6%，与其他 CEA 和 CAS 试验观察到的相似时，在上述情况下进行 CAS 是合理的（Ⅱa类；B级证据）。对于症状性颅外颈动脉闭塞患者，不推荐常规进行 EC/IC 旁路手术（Ⅲ类；A级证据）。

1.椎-基底动脉粥样硬化性狭窄

对于颅外椎动脉狭窄患者，尽管使用最佳药治疗（包括抗栓药，他汀类药和相关危险因素控制）但仍出现症状时，可以考虑血管内和手术治疗（Ⅱb类，C级证据）。

2.颅内动脉粥样硬化性狭窄

对于由于颅内大动脉狭窄 50%～99%导致的 TIA 患者，血管造影术和支架植入术的作用尚属未知，需要继续研究（Ⅱb类，C级证据）（新建议）。对于由于颅内大动脉狭窄 50%～99%导致的卒中或 TIA 患者，不推荐进行 EC/IC 旁路手术（Ⅲ类，B级证据）。

九、预后

发生卒中的预测因素包括年龄超过 60 岁,有糖尿病史,TIA 持续时间超过 10 分钟,肢体无力和语言困难。可能再发 TIA 的因素包括年龄超过 60 岁,肢体麻木,TIA 持续时间小于10 分钟、既往有 TIA 多次发作史,DWI 异常的患者持续时间越长预示着更大的卒中危险。Landi 等研究发现,影响 TIA 预后的高危因素包括颈动脉狭窄大于 70%,同侧粥样斑块伴溃疡,高危险的心源性栓子,表现为半球症状的 TIA,年龄超过 65 岁,男性,距上次 TIA 小于 24小时。Brown 等指出,首次 TIA 或卒中后短期内再发卒中的危险比心血管事件的危险要高。Rothwell 等最近提出了 6 点"ABCD"评分法来判断 TIA 患者的预后,研究发现,评分大于等于 5 的患者中,早期再发卒中的危险为 27.0%;而评分小于 5 的患者中,7 天内卒中的发生率仅为 0.4%;评分小于 4 者也可能发生 TIA,甚至出现梗死灶。TIA 被公认为缺血性卒中最重要的危险因素,研究结果显示,50% 的缺血性卒中患者有 TIA 史。近期频繁发作的 TIA 是脑梗死的特级警报。约 1/3 的 TIA 患者将发展为脑梗死。国内报道,在初次 TIA 发作后 1 月约21% 发生脑梗死,对短期内将要发展成脑梗死的 TIA 患者,应引起临床医师关注,积极治疗这类 TIA 患者至关重要。TIA 进展至脑梗死的相关因素分析主要考虑血管重度狭窄并血压波动,其次为微栓子因素和少见的红细胞增多等血液因素。TIA 反复发作可能反映了血流动力学障碍持续存在而未得到纠正或产生微栓子的病灶活动性较强。TIA 持续时间长短及发作时神经功能缺损程度则可反映栓子的大小、血流动力学障碍的严重程度及侧支循环的情况。当 TIA 发作次数越多、单次持续时间越长,发生脑梗死的危险性相应增加。动脉粥样硬化是缺血性卒中的重要危险因素,因种族差异,亚洲人动脉粥样硬化好发于颅内动脉,而欧美人好发于颅外动脉;62% 的 TIA 患者存在颈部或颅内血管狭窄,而颅内血管狭窄最为常见。高血压是脑梗死的独立危险因素。糖尿病极易引起脑部微小动脉疾病及腔隙性脑梗死,是大动脉粥样硬化的危险因素,也是公认脑梗死的重要危险因素。脂蛋白(a)具有强烈的致动脉粥样硬化和使血栓形成作用,其水平的高低可反映动脉狭窄程度,脂蛋白(a)中的载脂蛋白 A 与纤溶酶原有高度同源性,可通过干扰纤溶系统使凝血及纤溶功能异常,导致高凝状态和血栓形成前状态,促使血栓形成。国外研究表明,缺血性脑血管病血浆 D-二聚体增高时,D-二聚体微结晶容易析出,沉积于血管壁,直接损伤血管内膜 D-二聚体还能促进血小板黏附、聚集,使体内处于高凝状态。脂蛋白(a)及 D-二聚体在 TIA 的发生发展中均起一定作用。阿司匹林在缺血性脑血管病二级预防中的作用已得到广泛证实,TIA 急性期应用阿司匹林实际上就是早期的二期预防。TIA 发作后给予抗凝治疗可为粗糙的斑块表面提供一次修复的机会,血栓形成的减少使 TIA 发生的次数减少,也减少了进展为脑梗死的机会。国内一项多中心随机对照研究显示,使用巴曲酶 3 天内可使 68.97% 的频发 TIA 得到控制,其中 12 小时内停止发作者占 38.46%。巴曲酶的作用机理是能降低纤维蛋白原,促使纤溶酶形成,降低血液黏度,抑制红细胞凝聚和沉降,增加红细胞通过毛细血管的能力,从而改善循环,迅速控制 TIA 发作,防止脑梗死的发生。

综上所述,可以认为 TIA 进展至脑梗死有许多危险信号,如高血压、高血糖、高水平脂蛋白(a)及 D-二聚体的升高。另外,对 TIA 发作频率高、持续时间长、发作时神经功能缺损程度重的患者应高度警惕。积极给予临床干预治疗,根据个体差异给予抗血小板聚集、抗凝、降纤治疗,能明显降低进展至脑梗死的机会。未经治疗的 TIA 患者,约 1/3 缓解,1/3 将反复发作,1/3 发展为脑梗死。临床研究发现,脑卒中患者中 15% 发病前有 TIA,近 50% 卒中发生在 TIA 后 48 小时内。因此必须积极治疗 TIA。高龄体弱、高血压、糖尿病、心脏病等均影响预后,主要死亡原因系完全性脑卒中和心肌梗死。

第三节　脑出血

脑出血(ICH)是指原发性非外伤性脑实质内出血。高血压是脑出血最常见的原因,高血压常伴发脑内小动脉病变,血压骤升引起动脉破裂出血称为高血压性脑出血。脑出血占全部脑卒中的 20%～30%。

一、病因和发病机制

(一)病因

(1)常见病因是高血压,以高血压合并小动脉硬化最常见。

(2)脑动脉粥样硬化、动脉瘤、动静脉畸形、脑淀粉样血管病变、血液病(白血病、血小板减少性紫癜、再生障碍性贫血、红细胞增多症、血友病和镰状细胞病等)、脑动脉炎、烟雾病、夹层动脉瘤、颅内静脉窦血栓形成、抗凝或溶栓治疗、梗死性脑出血、原发或转移性肿瘤等。

(二)发病机制

高血压性脑出血的发病机制并不完全清楚,目前主要认为如下。

(1)较多认为长期高血压导致脑内小动脉或深穿支动脉壁脂质透明变性或纤维素样坏死、微夹层动脉瘤或小动脉瘤形成,当血压骤然升高时,血液自血管壁渗出或动脉瘤破裂,血液进入脑组织形成血肿。

(2)高血压引起远端血管痉挛,导致小血管缺氧坏死及血栓形成,斑点状出血及脑水肿,出血融合即形成血肿,可能为子痫等高血压性脑出血的机制。

(3)脑内动脉中层肌细胞较少且缺乏外弹力层,随年龄增长,脑内小动脉变得弯曲呈螺旋状,使深穿支动脉成为出血的好发部位,豆纹动脉自大脑中动脉呈直角分出,易受高压血流冲击发生粟粒状动脉瘤,是脑出血的最好发部位,其外侧支被称为出血动脉。

二、临床表现

脑出血好发于 50～70 岁,男性略多见,多在冬春季发病。患者多有高血压病史。在情绪激动或活动时易发生,发病前多无预兆,少数可有头痛、头晕、肢体麻木等前驱症状。临床症状常在数分钟到数小时内达到高峰,临床特点可因出血部位及出血量不同各异。

(一)基底节内囊区出血

基底节内囊区是高血压颅内出血最常见的部位,约占全部脑内出血的 60%,该区域由众多动脉供血。

1.前部型

占12％左右,由Heubner返动脉供血(包括尾状核),主要累及尾状核头和(或)体(均称为尾状核出血),易破入侧脑室前角,严重者可同时累及第Ⅲ、Ⅳ脑室,血肿可向后外侧延伸,损伤内囊前肢与壳核前部。

临床特征:严重头痛和明显的脑膜刺激症状,类似蛛网膜下隙出血,多无意识障碍,个别患者可出现病初一过性嗜睡。若血肿向后外侧延伸累及内囊前肢和(或)壳核前部可出现程度较轻的语言障碍、对侧偏身运动、感觉功能缺损,通常预后较好。无精神异常、眼球分离、凝视、眼震、癫痫发作等症状。50％患者完全恢复正常,70％患者预后良好。

2.中间型

占7％左右,最为罕见,由内侧豆-纹动脉供血,血肿累及苍白球及壳核中部,可向后累及内囊膝部或向前外侧破入侧脑室。

临床特征:患者意识多不受影响,可有一过性嗜睡,但几天后恢复正常。该型出血虽死亡率极低,但常导致较严重的失语和(或)偏身症状,无精神异常、眼球分离、患侧忽视、癫痫发作等症状。预后差,患者多留有较明显后遗症,50％以上存在严重残障。

3.后中间型

占10％左右,由脉络膜前动脉供血,通常位于内囊后肢前半部分,常向内囊膝部扩展,可导致壳核中部或丘脑外侧受压。若血肿较大可破入第Ⅲ、Ⅳ脑室并导致昏迷。

临床特征:多数患者神志清楚,50％患者存在语言障碍,几乎所有患者均不同程度出现对侧面部、肢体运动障碍,60％以上患者存在偏身感觉缺失。无精神异常、眼球分离、癫痫发作等症状。预后较中间型好,多数恢复良好,近1/3患者可遗留中、重度残障,几乎没有死亡病例。

4.后外侧型

是仅次于外侧型的常见基底节内囊区出血,所占比例近20％,由外侧豆-纹动脉后内侧支供血,血肿位于豆状核后部的内囊区域,平均出血量30mL,最大可达90mL,血肿相对较大,主要向前侧延伸,累及颞叶峡部白质、壳核前部和(或)内囊区豆状核后部,少数可经前角破入侧脑室,严重者可同时累及蛛网膜下隙。

临床特征:多数患者神志清楚或仅有一过性意识障碍,出血量大者可有昏迷及瞳孔改变。30％病例出现共轭凝视,80％以上患者有语言障碍,几乎所有患者存在不同程度对侧面部、肢体感觉及运动障碍。脑疝时有瞳孔改变,无眼球分离。预后较差,20％患者死亡,存活病例多遗留重度残障。

5.外侧型

最为常见,占40％左右,虽该型出血多被当作壳核出血,但头MRI证实其为介于壳核和岛叶皮质之间的裂隙样出血,不直接累及壳核。由外侧豆——纹动脉的大部分外侧支供血,原发灶位于壳核外部和岛叶皮层,多为凸透镜形和卵圆形,平均出血量20mL,最大80mL。常向前外侧扩展,可向内经前角破入侧脑室。

临床特征:多数患者神志清楚或仅有轻度意识水平下降,血肿较大者可出现昏迷。优势半球出血患者多有失语,非优势半球出血患者近50％出现构音障碍。出血量大患者可出现共轭凝视麻痹、瞳孔改变及癫痫发作。所有患者均存在不同程度偏身麻痹,60%以上患者出现对侧偏身感觉障碍。50%以上患者遗留中至重度残障,近10%患者死亡。

6.大量出血型

发病率亦较高,血肿占据全部或大部分的基底节内囊区域,血肿极大(最大144mL,平均70mL),仅偶尔尾状核及内囊前肢得以保留,以致不能找到原发出血部位。常向前外侧延伸,50%以上破入侧脑室及第Ⅲ、Ⅳ脑室,严重者可同时破入蛛网膜下隙。

临床特征:意识、言语障碍,中至重度偏身感觉、运动缺失几乎出现于所有患者,共轭凝视或眼位改变(眼球分离或固定)。血肿常导致中线移位并继发 Monro 孔梗阻导致对侧脑室扩张,严重者常在几分钟或几小时内出现枕大孔疝或颞叶沟回疝,从而引起意识水平进一步下降及四肢瘫和脑干损伤所致的眼动障碍等脑疝症状,甚至错过住院治疗时机。几乎所有患者预后差,近50%患者死亡。

(二)丘脑出血

由丘脑膝状动脉和丘脑穿通动脉破裂所致,在脑出血中较常见,占全部脑出血的15%~24%,致残率、病死率均高。高龄、高血压是丘脑出血的主要因素,高脂血症、糖尿病、吸烟、饮酒是相关因素。

临床表现为突发对侧偏瘫、偏身感觉障碍、甚至偏盲等内囊性三偏症状,CT 扫描呈圆形、椭圆形或不规则形境界比较清楚的高密度血肿影,意识障碍多见且较重,出血波及丘脑下部或破入第三脑室则出现昏迷加深、瞳孔缩小、去皮质强直等中线症状。

由于丘脑复杂的结构功能与毗邻关系,其临床表现复杂多样。如为小量出血或出血局限于丘脑内侧则症状轻较;丘脑中间腹侧核受累可出现运动性震颤、帕金森综合征表现;累及丘脑底核或纹状体可呈偏身舞蹈——投掷样运动。

(三)脑桥出血

约占全部脑内出血的10%,主要由基底动脉的脑桥支破裂出血引起,出血灶多位于脑桥基底与被盖部之间。

原发性脑桥出血患者中以大量出血型和基底被盖型死亡率最高,但两者之间无明显差异,单侧被盖型死亡率最低。在实际工作中要注意:①技术上采用薄层、小间隔扫描手段;②充分重视患者症状,特别是那些无法用 CT 特征来解释的脑桥损害症状,必要时可做 MR 扫描,以提高小病灶的检出率。

(四)中脑出血

罕见。但应用 CT 及 MRI 检查并结合临床已可确诊,轻症表现为一侧或双侧动眼神经不全瘫痪或 Weber 综合征;重症表现为深昏迷,四肢弛缓性瘫痪,可迅速死亡。

(五)小脑内血

多由小脑齿状核动脉破裂所致,约占脑出血的10%。自发性小脑出血的常见病因是高血压动脉硬化、脑血管畸形、脑动脉瘤、血液病及应用抗凝药,在成年人高血压动脉硬化是小脑出血的最常见原因,占50%~70%。

发病初期大多意识清楚或有轻度意识障碍,表现眩晕、频繁呕吐、枕部剧烈头痛和平衡障碍等,但无肢体瘫痪是其常见的临床特点;轻症者表现出一侧肢体笨拙、行动不稳、共济失调和眼球震颤,无瘫痪;两眼向病灶对侧凝视,吞咽及发音困难,四肢锥体束征,病侧或对侧瞳孔缩小、对光反应减弱,晚期瞳孔散大,中枢性呼吸障碍,最后枕大孔疝死亡;暴发型则常突然昏迷,在数小时内迅速死亡。如出血量较大,病情迅速进展,发病时或发病后12~24小时出现昏迷及脑干受压征象,可有面神经麻痹、两眼凝视病灶对侧、肢体瘫痪及病理反射出现等。

由于小脑的代偿能力较强,小脑出血的临床征象变化多样,缺乏特异性,早期临床诊断较为困难,故临床上遇下列情况应注意小脑出血的可能:①40岁以上并有高血压症病史;②以眩晕、呕吐、头痛起病;③有眼震、共济失调、脑膜刺激征阳性;④发病后迅速或渐进入昏迷,伴瞳孔缩小、凝视、麻痹、双侧病理征、偏瘫或四肢瘫。

(六)脑叶出血

约占脑出血的10%,常由脑动静脉畸形、Moyamoya病、血管淀粉样病变、肿瘤等所致。出血以顶叶最常见,其次为颞叶、枕叶、额叶,也可有多发脑叶出血。常表现头痛、呕吐、脑膜刺激征及出血脑叶的局灶定位症状,如额叶出血可有偏瘫、Broca失语、摸索等;颞叶可有Wernicke失语、精神症状;枕叶可有视野缺损;顶叶可有偏身感觉障碍、空间构象障碍。抽搐较其他部位出血常见,昏迷较少见;部分病例缺乏脑叶的定位症状。

(七)脑室出血

占脑出血的3%~5%,由脑室内脉络丛动脉或室管膜下动脉破裂出血,血液直流入脑室内所致,又称原发性脑室出血。原发性脑室内出血最常见的部位是侧脑室,其次是第Ⅲ脑室和第Ⅳ脑室,在中间罕见。目前未见有文献报道透明隔腔(第Ⅴ脑室)内原发出血。

多数病例为小量脑室出血,常有头痛、呕吐、脑膜刺激征,一般无意识障碍及局灶性神经缺损症状,血性CSF,酷似蛛网膜下隙出血,可完全恢复,预后良好。大量脑室出血造成脑室铸型或引起急性梗阻性脑积水未及时解除者,其临床过程符合传统描述的脑室出血表现:起病急骤,迅速出现昏迷、频繁呕吐、针尖样瞳孔、眼球分离斜视或浮动、四肢弛缓性瘫痪及去脑强直发作等,病情危笃,预后不良,多在24小时内死亡。而大多数原发性脑室出血不具备这些"典型"的表现。

由于原发性脑室出血没有脑实质损害或损害较轻,若无脑积水或及时解除,其预后要比继发性脑室出血好。与继发性脑室出血相比,原发性脑室出血有以下临床特点:高发年龄分布两极化;意识障碍较轻或无;可亚急性或慢性起病;定位体征不明显,即运动障碍轻或缺如,脑神经受累及瞳孔异常少见;多以认识功能障碍或精神症状为常见表现。

三、诊断

(一)病史询问

为了及时地发现和诊断脑出血,详细的病史询问是必不可少的。

1.对症状的询问

了解发病时间,是白天起病还是晨起发病。如果患者是睡醒后发病,那么发病时间要从最后看似正常的时间算起。如果患者出现瘫痪,要了解瘫痪的发病形式,如是否急性起病,起病的诱因:如病史中有无导致全身血压下降的情况、由坐位或卧位变为直立位后发病等,肢体无力的进展和波动情况,有无麻木、疼痛、肌肉萎缩等伴随症状。如果合并头痛,要询问头痛的性质、部位、发作频率。如果出现眩晕,则要询问有无恶心、呕吐、出汗、耳鸣、听力减退、血压和脉搏的改变,以及发作的诱因和持续时间,以帮助鉴别周围性眩晕和中枢性眩晕。

2.对既往病史的询问

对于来诊的患者要询问患者的既往病史,如有无高血压、心脏病、糖尿病等相关病史;同时了解患者既往有无类似短暂性脑缺血发作的症状,尤其要注意易被患者忽略的单眼黑矇;如果是中青年女性,还要询问有无避孕药服用史、多次自然流产史。除了个人既往病史以外,还要简要询问患者的家族中有无类似的病史。

(二)体格检查

病史采集完成后,要对患者进行神经系统体格检查和全身检查。对于脑出血患者,除了重要的神经系统检查外,还需着重检查以下几个方面。

1.双侧颈动脉和桡动脉扣诊

检查双侧动脉搏动是否对称,同时可以初步了解心律是否齐整。

2.测量双上肢血压

3.体表血管听诊

选择钟形听诊器,放在各个动脉在体表的标志。

(1)颈动脉听诊区:胸锁乳突肌外缘与甲状软骨连线的交点。

(2)椎动脉听诊区:胸锁乳突肌后缘上方,颈 2、3 横突水平。

(3)锁骨下动脉听诊区:锁骨上窝内侧。

(4)眼动脉听诊区:嘱患者轻闭双眼,将听诊器放在眼部上方。

(三)结构影像学检查

影像学检查方法包括 CT 和 MRI 成像。随着 CT、MRI 成像技术的不断提高,以及密度分辨力和空间分辨力的进一步完善,CT 和 MRI 已成为脑血管病的主要检查方法之一。

1.头部 CT 检查

头颅 CT 是诊断脑出血的首选检查。急性脑内出血的 CT 检查以平扫为主,一般不需强化检查。急性脑实质内出血在 CT 平扫图像上表现为高密度影,病灶边缘清楚。当血肿破入脑室后常常可以观察到脑室内的血液平面。

2.头部磁共振成像

超急性期血肿发病 2～3 小时,很难产生异常信号,此时 CT 可显示血肿存在。急性期血肿发病数小时至数天,稍长 T_1,短 T_2。亚急性期血肿发病数天至数月,短 T_1,长 T_2。慢性期血肿发病数月至不定期,长 T_1,短 T_2。

梯度回波序列也称为场回波序列,是非常基本的磁共振成像序列。由于具有许多优点,在各个系统都得到了广泛的应用。发病 6 小时内急性卒中的多中心研究表明,梯度回波 MRI 在发现急性出血方面与 CT 检查一样精确,但在发现慢性出血方面优于 CT。MRI 在发现相关的血管畸形尤其是海绵状血管瘤方面也优于 CT,但是 MRI 并不像 CT 一样适于全部患者。

(四)血管影像学检查

1.头部 CTA

是一种静脉注射含碘造影剂后,利用计算机三维重建方法合成的无创性血管造影术,可以三维显示颅内血管系统。CTA 对 Willis 环周围＞4mm 的颅内动脉瘤可达到与 DSA 相同的检出率，而且可以明确 DSA 显示不理想的动脉瘤的瘤颈和载瘤动脉的情况。对血栓性动脉瘤的检测 CTA 明显优于 DSA。CTA 对动静脉畸形（AVM）血管团的显示率达 100％，其中供血动脉的显示率为 93.9％，引流静脉的显示率为 87.8％。CTA 对脑动脉狭窄的显示基本达到与 DSA 相同的效果。CTA 是有效的无创伤性血管成像技术，在很大程度上可替代有创性 DSA。

2.头部 MRA(V)

可以很好地显示颅内大动脉的形态，以及动脉发生病变时的一些侧支循环。

MRA 对正常脑动静脉的显示和对异常血管的显示有很好的效果，除对显示前交通动脉和后交通动脉的敏感性和特异性稍低外，对显示大脑前、中、后动脉、基底动脉和颈内动脉的敏感性和特异性均接近 100％。MRA 可以显示脑 AVM 的供血动脉、血管团和引流静脉，可以显示动静脉瘘的动脉、瘘口的位置和大小、静脉的扩张程度和引流方向。对于＞5mm 的动脉瘤，MRA 的显示率可达 100％，并且结合源图像可以显示那些 DSA 不能显示的有血栓形成的动脉瘤。MRA 对＜5mm 直径的脑动脉瘤漏诊率较高，对发生颅内出血的脑动脉瘤患者MRA 不能替代常规脑血管造影做介入治疗。MRA 对脑动脉狭窄显示直观，与 DSA 的相关性较好，但当动脉狭窄严重程度达 75％以上时，有过高评价的倾向。

MRV 对上下静脉窦、直窦、横窦、乙状窦、大脑内和大脑大静脉的显示率达 100％，对岩上窦和岩下窦的显示率也达 85％。MRV 可显示脑静脉血栓的范围、是否完全闭塞和侧支引流的情况等。

3.颈部 MRA

磁共振对比增强血管三维成像（3DCE-MRA）可从任一角度观察血管的 3D 血管图像。与传统非增强 MRA 相比，该技术与血液的流动增强无关，不需空间予饱和，对平行于扫描平面的血管也能很好显示，因此可通过冠状位激发扫描，显示包括颈部大血管根部至颅内 Willis 环的颈部血管全程。3D CE-MRA 可同时显示两侧头、颈部所有血管的受累情况，即受累血管段及其范围以及狭窄程度或闭塞后侧支循环血管情况。3D CE-MRA 上动脉闭塞表现为动脉血流中断和远端动脉不显影；动脉狭窄表现为动脉腔节段性狭窄，其远端动脉分支减少或显影差，有的动脉表现为该段动脉血流中断，但其远端动脉仍显影；明显的动脉硬化表现为动脉管腔粗细不均，呈"串珠状"。因此，3DCE-MRA 可为临床血管性病变的筛选检查、制订治疗方案提供依据。

4.血管造影

数字减影血管造影（DSA）具有很好的空间分辨率，可以显示 0.5mm 的脑血管，清晰显示脑血管各级分支的大小、位置、形态和变异。主要用于需要造影确诊或是否适合介入治疗的脑血管病。DSA 可以用于了解脑动脉狭窄的部位程度；明确脑血栓形成时血管闭塞的部位和动脉溶栓；可以显示颅内动脉瘤的情况；显示 AVM 供血动脉的来源和引流静脉的方向等，为手术和介入治疗提供详细的资料。

目前认为 DSA 是诊断脑供血动脉狭窄的金标准，同时也是判断狭窄程度的有效方法，为临床治疗提供可靠依据。

血管造影的指征包括出血伴有 SAH、局部异常钙化影、明显的血管畸形、异常的出血部位等,不明原因的出血,如孤立的脑室出血也需行血管造影。患高血压和深部出血的老年患者尽量避免血管造影检查。行血管造影检查的时间需依据患者病情平衡诊断的需要及外科手术干预的潜在时间。脑疝患者在血管造影检查前需紧急手术,病情稳定的动脉瘤或血管畸形的患者在任何干预之前应行血管造影检查。

(五)头部 CT 灌注影像

是脑功能成像方法之一,通过研究脑组织的血流灌注状态以及组织血管化程度来揭示脑组织的病理解剖和病理生理改变的一种检查手段。

CT 灌注成像是临床脑出血周围组织损伤研究较为理想的方法,一次检查可同时产生有关血肿体积的解剖学信息,以及有关血肿周围组织脑血流动力学变化的功能信息。CT 灌注成像空间分辨率高,成像速度快,可对血肿周围组织脑血流动力学参数进行定量测量,有助于脑出血患者个体化救治和预后评估。

在 CT 灌注成像所用的参数中,TTP 较为敏感,所有被观察对象均清晰地显示出血肿周围 TTP 延长区,TTP 持续延长提示由血肿占位效应引起的脑微循环障碍在脑内出血慢性期可依然存在。MTT 可以敏感地显示出血管远端局部灌注压的降低,对脑组织灌注异常具有良好的预测性。rCBF 和 rCBV 可以准确地反映出脑出血后血肿周围组织的灌注状态,对于判断血肿周围组织缺血性损伤有重要的价值。

(六)实验室检查

脑出血患者常规实验室检查包括血常规、电解质、BUN、肌酐、血糖、心电图、X 线胸片、凝血功能,青中年患者应行药物筛查排除可卡因的应用,育龄女性应行妊娠试验。

血糖升高可能是机体的应激反应或脑出血严重性的反应。华法林的应用,反映在凝血酶原时间或国际标准化比值(INR)的升高,是血肿扩大的一个危险因素(OR=6.2)且较未应用华法林患者血肿扩大的持续时间长。

近来研究表明,检测血清生物学标志物有助于判断 ICH 患者的预后且能提供病理生理学线索。金属蛋白酶是降解细胞外基质的酶,脑出血发生后此酶被炎症因子激活。脑出血发生 24 小时后基质金属蛋白酶-9(MMP-9)水平与血肿相关,而 MMP-3 在卒中发生后的 24~48 小时与死亡相关,两者的水平与残腔体积相关。细胞纤维连接蛋白(c-Fn)是一种糖蛋白,具有黏附血小板至纤维蛋白的作用,是血管损伤的标志。一项研究表明:c-Fn 高于 $6\mu g/mL$ 或 IL-6 高于 24pg/mL 与血肿扩大独立相关。另一项研究表明,肿瘤坏死因子-α(TNF-α)与血肿周围水肿相关,而谷氨酸盐水平则与血肿的残腔体积相关。这些血清标志物的临床应用需要进一步研究。

四、鉴别诊断

(1)壳核、丘脑及脑叶的高血压性脑出血与脑梗死难以鉴别。在某种程度上,严重的头痛、恶心、呕吐,以及意识障碍可能是发生脑出血的有用线索,CT 检查可以识别病变。脑干卒中或小脑梗死可似小脑出血,CT 扫描或 MRI 是最有用的诊断方法。

(2)外伤性脑出血是闭合性头部外伤的常见后果。这类出血可发生于受冲击处颅骨下或冲击直接相对的部位(对冲伤),最常见的部位是额极和颞极。外伤史可提供诊断线索。外伤性脑出血的 CT 扫描表现可延迟至伤后 24 小时显影,MRI 可早期发现异常。

(3)突然发病、迅速陷入昏迷的脑出血患者须与全身性中毒(酒精、药物、CO)及代谢性疾病(糖尿病、低血糖、肝性昏迷、尿毒症)鉴别,病史、相关实验室检查和头部 CT 检查可提供诊断线索。

(4)急性周围性前庭病可引起恶心、呕吐及步态共济失调等症与小脑出血极为相似。然而,发病时严重头痛、意识障碍、血压升高或高龄等均强烈支持为小脑出血。

五、治疗

(一)急诊治疗

ICH 是一种医学急症。由于 ICH 发病后最初数小时内的病情恶化很多见,因此对 ICH 患者的迅速诊断和周密管理至关重要。从院前急救评价到急诊室内的首次评价,20％以上的 ICH 患者 GCS 评分会降低≥2 分。在院前出现神经功能恶化的患者中,GCS 评价平均下降 6 分,病死率＞75％。而且,在到达医院后 1 小时内,15％的患者 GCS 评分下降≥2 分。早期神经功能恶化的高危风险和远期转归不良的高发生率充分说明了早期积极管理的必要性。

1.院前管理

院前管理的目标是提供呼吸和循环支持,首先,将患者转送至最近的有急性卒中患者救治资质的医院;其次,急救人员应获取重要病史,包括症状出现的时间(或已知患者正常的最后时间)以及关于既往史、药物史和吸毒史的信息。最后,急救人员应将疑似卒中的患者即将到达的消息提前通知急诊室,以便启用临床路径和准备会诊。研究发现,急救人员预先通知急诊室可显著缩短至完成 CT 扫描的时间。

2.急诊室管理

每一个急诊室都必须做好救治 ICH 患者的准备或具备迅速把患者转送至三级医院的方案,这一点至关重要。管理 ICH 患者所必需的重要资源包括神经科、神经影像科、神经外科和重症监护设备,以及接受过充分培训的护士和医生。在急诊室内,医生和护士必须相互协作,尽快联系会诊并且应高效地进行临床评价。

ICH 患者的急救管理可能包括外科手术清除血肿、脑室外引流或 ICP 的监测和治疗、血压管理、气管插管和凝血障碍的逆转。尽管许多医疗中心为急性缺血性卒中的治疗制定了临床路径,但很少有医院为 ICH 的管理制订方案。这些临床路径可能有助于对重症 ICH 患者进行更加有效、规范和全面的管理。

3.神经影像学检查

在证实其他病因之前,应将突发的局灶性神经功能缺损症状假定为血管源性。然而,单纯临床特征并不能区分缺血性卒中与出血性卒中。呕吐,收缩压＞220mmHg,严重头痛,昏迷或意识水平下降以及在数分钟至数小时内出现病情进展均提示 ICH,虽然这些临床表现都不具有特异性;因此,必须进行神经影像学检查。CT 和 MRI 都是用于初步评价的合理选择。CT 对于判断急性出血非常敏感,被认为是诊断 ICH 的金标准;梯度回波 T_2、磁敏感加权 MRI

在检测急性出血方面与 CT 同样敏感,对于陈旧性出血的识别则更为敏感。不过,考虑到检查时间、费用、急诊检查的可行性、患者的耐受性、临床状态和 MRI 的普及型,有相当一部分患者不能进行急诊 MRI 检查。

ICH 发病后的早期神经功能恶化发生率很高,这部分与活动性出血有关,后者可在 ICH 发病后持续数小时。发病后越早进行神经影像学检查,在复查时发现血肿增大的概率就越高。在 ICH 发病后 3 小时内接受 CT 扫描的患者中,28%～38%CT 复查发现血肿增大超过 1/3。血肿增大是临床病情恶化以及残疾率和病死率增高的预测因素。因此,如何识别存在血肿增大风险的患者是一个研究热点。根据造影剂的外渗情况,CT 血管造影和增强 CT 扫描可确定血肿增大风险增高的患者。MRI、MR 血管造影、静脉造影和 CT 血管造影、静脉造影对于继发性出血的原因都相当敏感,这些原因包括静脉畸形、肿瘤、烟雾病和脑静脉血栓形成。如果临床高度怀疑或无创性检查提示潜在的血管病因,可考虑行经导管血管造影。临床怀疑继发性 ICH 可能,包括发病前有头痛、神经系统或全身性前驱症状。如存在下列放射学表现,也应怀疑继发性 ICH,如蛛网膜下隙出血、血肿形状不规则(非圆形)、早期出现与血肿不成比例的水肿、不同寻常的出血部位以及其他异常结构的存在(如肿瘤)。如果常规神经影像学检查显示的出血部位、相对水肿量或脑静脉窦内的异常信号提示脑静脉血栓形成,则应行 CT 或 MR 静脉造影。

总之,ICH 是一种医学急症,病死率和残疾率都很高,应及时诊断和积极治疗。发病后最初数小时内的血肿增大和早期临床恶化很常见。

(二)高血压的治疗

ICH 后高血压很常见,并且常在早期出现,对于血压的监测和治疗是 ICH 治疗的关键部分。关于急性高血压的发病机制目前没有统一的意见;然而,最主要的因素是儿茶酚胺的释放和 Cushing 反应。但是由于缺乏随机试验,对于高血压的治疗目前还存在争议。主张降压的人认为降低血压可以减轻由于再出血和水肿形成导致的继发损害。Qureshi 等在一项前瞻性研究中将 27 位急性 ICH 患者的血压控制在 160/90mmHg 以下,他们发现这些患者中血肿扩大的发生率只有 9%,明显低于 Brott 等报道的 38%血肿扩大的发生率。反对者认为不进行降压治疗,保持脑灌注压(CPP),对于缺血半暗带区是极其重要的。尽管在试验模型中发现降低血压可以加重脑水肿,但是 ICH 后高血压和水肿的形成无明确相关性。有学者对 73 例患者的研究发现,基线收缩压和舒张压与患者 90 天临床预后无关。目前在 ICH 中,高血压的治疗仍存在争议。

ICH 中 CBF 的变化是很复杂的。脑血流的自动调节是指颅内压在 $60\sim150mmH_2O$ 的范围内,能够保持足够的 CBF 的能力。在脑组织受损的情况下,如缺血、SAH、外伤性脑损伤、ICH,脑血流的自动调节功能紊乱。当 CPP 下降至低于自动调节水平时,代偿区域氧的摄取分数增加。在氧的摄取分数达到最大时,发生缺血。卒中患者多数患有慢性高血压,他们脑的自动调节曲线右移。这意味着在正常人中,平均动脉压(MAP)50～150mmHg,CBF 正常,而患有高血压的卒中患者,能更好地耐受较高的 MAP,如果 MAP 过低,他们就有发生低灌注的危险。对于有慢性高血压病史的患者,MAP 应逐渐降至 120mmHg。如果有必要治疗,血压的目标值是 160/100mmHg(或 MAP120mmHg)。患者没有已知的高血压病史,推荐血压的控制水平为 160/95mmHg；如果有必要进行治疗，血压的控制目标是 150/90mmHg（或MAP110mmHg）。

目前没有关于降压治疗对于瞬时临床情况影响的前瞻性、随机、安慰剂对照试验。Qureshi 等对 ICH 的患者进行回顾性研究发现，发病 24 小时内 MAP 迅速下降是死亡率增加的独立相关因素。他们认为 MAP 迅速下降导致神经系统功能恶化有两种机制：①血压迅速下降导致 CPP 下降，加重缺血损害。②在自动调节未受影响的区域，脑血管舒张对于血压下降的代偿可以导致颅内压增高。

Kuwata 等应用单光子发射计算机断层式成像术（SPECT）研究发现，在高血压性 ICH 急性期，收缩压下降 20% 就可以引起 CBF 下降。Kaneko 等给予 CBF 的研究建议：在急性期，收缩压下降应小于 20%。但另外两项研究证实药物性血压下降对于 CBF 没有不良效应。同时，使用抗高血压药物可以提高患者预后在以下研究中得到证实。Meyer 和 Bau-er 的一项前瞻性、非随机双盲试验发现，在 ICH 急性期，应用抗高血压药物利舍平，可以降低死亡率。Dan-dapini 等也证实随着血压的下降，发病率和死亡率下降。但是这些研究是回顾性的，没有考虑到其他因素如血肿体积和基线情况对于病死率的影响。Broderick 和 Brott 对 188 例 ICH 患者的回顾性研究发现，接受抗高血压药治疗的患者和未接受高血压药物治疗的患者相比，结果没有差别；Edward 等研究发现血流动力学参数和血肿扩大无相关性。

大多数抗高血压药对于血流动力学的影响还不清楚。临床对于 ICH 患者的研究获得的数据还很有限，但是大部分的血管扩张药通过增加脑血容量，可以增加颅内压。短效的、复合的 α 和 β 受体阻滞剂如拉贝洛尔应该作为一线药物使用。作为最常用的治疗严重高血压的药物，硝普钠是通过扩张血管增加 CBF 和 ICP。但它的作用在临床研究中还没有得到证实。动脉型的血管舒张剂肼屈嗪，血管紧张素转换酶抑制剂卡托普利，钙离子拮抗剂硝苯地平都可以增加 ICP，保持 CBF。总之，没有证据表明在 ICH 急性期降低血压可以改变疾病的进程和预后。收缩压重度下降是可以的，特别是那些伴有高血压并发症的患者或具有血肿扩大危险的患者（如凝血功能异常的患者）。权衡血肿扩大和缺血损害的利弊，AHA 推荐如果既往有高血压病史或者有慢性高血压征象（心电图、视网膜）的患者，推荐血压控制的上限为收缩压 180mmHg，舒张压 105mmHg。如果需要治疗，其目标血压为 160/100mmHg（或 MAP 为 120mmHg，但是降压幅度不应大于 20%，MAP 不应小于 84mmHg）。对于没有高血压病史的患者，推荐血压控制上限为 160/95mmHg。如果需要治疗，其目标血压为 150/90mmHg（或者MAP 为 110mmHg）。

如果患者的 ICP 升高，其血压上限和血压控制目标应该相应的提高，至少保证 CPP（即 MAP-ICP）在 60～70mmHg 之间，以保证足够的脑灌注，但是这些数据均来自脑外伤患者。

其他需要立即降压治疗的指征包括急性心肌缺血（但是极端的降低血压对心肌梗死的患者也有害）、心功能不全、急性肾衰竭、急性高血压性脑病和主动脉弓夹层。

对于缺血性卒中患者，应避免使用舌下含化钙离子拮抗剂，因为有引起血压突然下降、缺血性盗血和血压过分降低的危险。但是这些观点可能并不适用于原发性脑出血，因为没有证据表明出血周围存在缺血半暗带。但是，仍应谨慎使用口服、舌下含化和静脉输入钙离子通道阻滞剂，因为其降压迅速而且降压幅度大。同样需要谨慎使用皮下注射可乐定，因为每位患者的药物作用持续时间很难预料。推荐的一线口服降压药为卡托普利,但是其降压作用短暂且降压迅速。

静脉注射半衰期短的降压药物是理想的一线选择。在美国和加拿大推荐使用静脉注射拉贝洛尔(这在欧洲并没有普遍使用)、盐酸艾司洛尔、尼卡地平、依那普利,另外静脉注射乌拉地尔也被越来越多地使用。最后,必要时可以应用硝普钠,但其主要不良反应除了有反射性心动过速、冠状动脉缺血、抗血小板活性和增高颅内压以外,更重要的还会降低脑灌注压。静脉注射治疗高血压需要对血压进行连续监测。在重症监护室,可通过动脉导管连续监测血压。

(三)止血治疗

尽管广泛认为血肿体积和血肿扩大是死亡的预测因素,但是目前没有积极的内科方法可以减少血肿的扩大。因此治疗集中在校正已知的凝血功能紊乱和血小板功能障碍。

凝血功能正常的患者,给予止血药物的目的是减少血肿扩大。目前应用的药物有 6-氨基己酸、氨甲环酸、抑肽酶和 rFVHa。rVlla 是目前唯一进行过随机对照研究的药物,rFVIIa 在内皮损伤的部位,和暴露的组织因子结合,形成复合物,激活凝血途径。在最近的 IIB 阶段研究中,经 CT 诊断的 399 位发病 3 小时之内的 ICH 患者,随机静脉给药,分别为 $40\mu g/kg$、$80\mu g/kg$、$160\mu g/kg$ 的 rFVIIa 或安慰剂。在 rFVIIa 组,血肿扩大小于安慰剂组且死亡率明显下降,发病 90 天患者功能明显提高。应用 rFVIIa 组,严重的血栓栓塞性不良事件发生率为 7%,安慰课剂组为 2%。在具有栓塞高危风险的患者,需要进行关于安全性的进一步研究。关于在 ICH 早期应用 rFVIIa 治疗,用于预防早期血肿扩大的 III 期临床试验(FAST 试验)已经结束,结果显示 rFVIIa 在发病后早期应用,可以有效预防血肿扩大,但是与患者的临床预后无显著相关性。

(四)逆转抗凝、抗血小板、溶栓治疗

rt-PA 溶栓后出血的发生率较高。rt-PA 在血栓形成的部位和纤维蛋白原结合的生物半衰期大约是 45 分钟,因此,rt-PA 造成的出血多出现在开始的几小时内,很少在 12~24 小时后发生。如出现 ICH 相关症状,应及早进行 CT 扫描,明确诊断。检查纤维蛋白原水平、凝血酶原时间、活化的部分凝血酶原时间、全血计数。迅速逆转血栓溶解的过程需要给予包含 VIII 因子的冷沉淀物或新鲜冰冻血浆(FFP)。也应考虑神经外科手术。但是手术治疗自发性 ICH 或凝血功能障碍引起的 ICH 的益处还缺乏证据,治疗需要个体化。

(五)抗凝治疗

1.肝素

应用肝素的患者发生 ICH 的危险和抗凝水平有关。因此需要严格监测 aPTT。肝素可以被鱼精蛋白灭活,剂量是 1mg 鱼精蛋白可中和 100u 肝素。新鲜冰冻血浆(FFP)包含抗凝血酶III(ATIII),可以和循环中的肝素分子结合,延长抗凝时间。因此,不应使用 FFP 逆转肝素造成的凝血功能障碍。

2.华法林

抗凝造成的脑出血的发病率高于自发性 ICH,和抗凝的程度有关。应用华法林引起的凝血酶原时间延长可以使用维生素 K、冷沉淀物、新鲜冰冻血浆治疗。在一项回顾性研究中,研究者分析了维生素 K、冷沉淀物、新鲜冰冻血浆在治疗抗凝导致的 ICH 中的效果,结果发现死

亡率没有差别。最近,治疗应用华法林抗凝导致的 ICH,使用Ⅸ因子复合物,效果较单独应用 FFP 效果好。使用维生素 K 风险低,因此它应该作为一线用药。维生素 K 的效果随着给药途径的不同,差异很大。静脉给药较口服给药效果好。皮下使用维生素 K 没有纠正抗凝的作用,因此在急性期不应使用。对那些具有栓塞高危风险的患者,何时再使用抗凝药物的研究较少。通常出血前接受抗凝治疗,有房颤和人工瓣膜的患者,出血后第一步是逆转抗凝,降低血肿扩大和再出血。一旦完成,血肿扩大将不再是问题,就应该重新考虑抗凝治疗。关于 ICH 后抗凝治疗的合适时间和方法需要进一步研究。目前,是否抗凝根据患者的个体差异而定。Flanherty 等研究发现,20 世纪 90 年代和 1988 年相比,抗凝相关脑出血发病率增加了 4 倍,主要和华法林的使用增加有关。目前对于 OAT-ICH 治疗多种多样,但是没有来自随机对照试验的证据。

(六)抗血小板聚集治疗

越来越多的服用阿司匹林和其他的抗血小板药物如氯吡格雷、阿司匹林-双嘧达莫复合制剂和糖蛋白Ⅱb-Ⅲa 抑制剂用于缺血性卒中预防。已知应用阿司匹林,在 1000 个患者中,就增加 1 个 ICH。其他抗血小板药物引起的 ICH 的发生率还不清楚。口服抗血小板药物导致的 ICH,没有有效的治疗方法,对那些血小板功能障碍的患者,输注血小板可能是有用的。

(七)低氧血症治疗

低氧可以导致脑血流量和脑血容量增加,从而使颅内压升高。最常见的低氧来源于神经源性肺水肿。呼吸功能监护的目的是使氧分压大于 80mmHg,治疗严重的间质性水肿。

(八)发热治疗

ICH 发病后最初的几天,常出现发热。一项研究显示 ICH 患者,发病 72 小时之内,体温大于等于 37.5℃ 的发生率为 91%,持续的发热也是判断预后的独立预测因素。体温升高可以导致代谢加速、氧的需求增加、脑血流量增加,从而引起脑血容量增加。因此,可能会造成颅内压升高,加速神经元损伤。是体温升高增加出血的严重程度,还是体温升高是大量出血的后果还不清楚。应该使用退烧药如乙酰氨基酚、布洛芬等使体温迅速下降,必要时可以使用冰毯和冰块。

(九)癫痫治疗

在 ICH 中,癫痫最常发生在出血发生时,可以是许多 ICH 患者的首发症状。癫痫的发病率随出血部位的不同而不同。出血位于皮层表面最常见。外伤、动静脉畸形、药物相关的出血是癫痫最常见的病因。临床研究报道癫痫的发病率 5%～28%,脑叶出血最常见。幕下出血造成的阵挛或肌张力增加可以混淆癫痫的诊断。

不像外伤性 ICH 和 SAH,在自发性、非脑叶出血的 ICH 中,癫痫的治疗常常是针对症状的,非经验性治疗。在发病几个月内,癫痫没有复发,可以安全地停用抗癫痫药物。而在 2 个月内癫痫复发的患者需长期治疗。

(十)颅内高压治疗

颅内压增高,脑水肿和占位效应与 ICH 后高病死率有关。怀疑颅内压增高的患者和意识水平下降的患者,需要进行有创的颅内压监测。理论上,监测和治疗颅内压增高可以降低由此造成的继发损害,改善预后。大多数人推荐当 ICP 大于 20mmHg(1mmHg＝13.6mmH₂O)

时,应进行治疗,颅内压升高治疗目标是使 CCP 达到 60～70mmHg。通常,在所有的 GCS 评分小于 9 分或由于 ICP 增高导致神经系统功能恶化的患者,应进行 ICP 监测。ICH 患者中,对于 ICP 升高治疗的生理学目标是使得脑脊液循环正常,预防继发的缺血性损害。治疗 ICP 升高的方法包括自体过度换气,控制体温,药物如甘露醇、高渗盐水、巴比妥类药物。甘露醇是 ICP 升高的一线药物。一些研究显示重复使用甘露醇可以加重脑水肿。但是 Kalita 等使用 SPECT 研究发现,甘露醇没有明显改变局部的 CBF。一些人提倡使用高张盐水降低 ICP,但是不良反应较多,如高渗、脑桥中央髓鞘溶解,硬膜下血肿,心力衰竭,酸碱失衡,凝血功能障碍和低血压,限制了它的使用。高张盐目前用于那些不能耐受甘露醇的患者。巴比妥类药物可以降低组织的代谢率,使得氧的需求下降,脑血流量下降,从而使得 ICP 下降。和巴比妥类药物相似,低体温通过降低代谢率来降低 ICP。体温控制被认为治疗 ICP 升高有效的工具。

(十一)皮质类固醇

在自发性 ICH 的治疗中,使用皮质类固醇没有益处。另外,由此造成的高血糖可以使得急性期的治疗复杂化,影响预后。因此,不推荐使用皮质类固醇。

(十二)手术治疗

尽管临床医师对于 ICH 的治疗没有统一的意见,大多数的神经外科医师认为清除颅内血肿可以降低病死率,改善预后。手术治疗 ICH 的效果直到 2003 年才得到证实。

Cochrane 对于原发性幕上 ICH 的手术治疗试验进行了 meta 分析。作者分析了随机和部分随机内科治疗＋手术治疗,对照组为单纯药物治疗。仅有 4 个外科试验病例数 260 人,符合他们的纳入标准。试验对于结果评估没有采取盲法,每个试验使用不同的评分对功能状态进行评估。由此得出如下结论:目前推荐手术治疗的安全性和有效性的证据还不充分。

Hankey 和 Hon 等对于幕上 ICH 的回顾研究发现,手术治疗组,6 个月时病死率和独立性没有显著性改善。意识水平相对正常(GCS 评分 13～15 分)的患者,很少进行手术治疗,深度昏迷的患者也不能从手术中获益,GCS 评分 6～12 分或病情进行性恶化的患者,从手术中获益最大。血肿清除的手术操作还不统一,开颅手术是最常见。立体定向和导航系统,使得定位更准确,对于正常脑组织的伤害更小。和开颅手术相比,侵入性更小的技术如立体定向和内窥镜技术清除血肿对于降低手术相关的并发症,提高疗效更有益。但是目前尚没有充分的证据证实。

尽管有结果证实,对于优势半球损害造成的语言障碍和功能预后,手术效果不见得更差,神经外科医生还倾向于对非优势半球出血进行手术治疗。对于原发性脑干和丘脑出血,因为预后不良,标准的开颅手术已经废弃。应用立体定向技术清除脑桥血肿已经成功,但是对于预后的影响仍然未知。

尽管目前缺乏支持手术干预有效的证据,对于早期手术,理论上是可行的。早期血肿清除可以降低血液和血浆产物的毒性作用,降低周围水肿和缺血,预防血肿扩大。在猪的模型中发现,在 3 小时内使用 rt-PA 液化血凝块,随后进行抽吸可以降低占位效应和 24 小时血肿周围水肿。在试验动物模型中,清除血凝块和药物治疗血肿周围的炎症反应相结合,可以减轻迟发的细胞死亡。早期血肿清除也可以和止血治疗如重组激活Ⅶ因子相结合,可以帮助预防再出血。

STICH122 是一项国际性、多中心的随机对照试验,来自于 27 个国家,83 个中心的 1033 位发病 72 小时内的幕上 ICH 患者,随机分成早期手术组(n＝503)和药物治疗组(n＝530)。结果显示,两组之间患者的病死率和预后无明显差异。

(十三)高血糖治疗

在缺血性脑损害急性期,高血糖可以加重组织损害。入院时高血糖是缺血性脑损害再灌注后发生 ICH 的明显的危险因素。血糖水平高于 11.1mmol/L,在 ICH 急性期可以导致临床病情恶化。像其他疾病一样,在 ICH 患者中,使用静脉胰岛素严格控制血糖的有效性还没有确定,应该避免过高的血糖(11.1mmol/L)。Stefano 等研究发现糖尿病和入院时高血糖是幕上脑出血预后不良的预测因素。可能与这些患者脑和感染的并发症的发病率高有关。但在本研究中患者血糖水平与 90 天临床预后无关。

(十四)预防深静脉血栓和肺栓塞

对于每一个卒中患者,深静脉血栓(DVT)和肺栓塞(PE)的预防都是非常重要的,ICH 患者也不例外。ICH 患者,因为长时间不能活动,深静脉血栓(DVT)形成的早期征象可以被意识水平的下降所掩盖。入院时,所有的患者应使用弹力袜进行预防;尽管弹力袜对于手术患者是有效的,但是对于出血性卒中患者的预防作用尚待证实。皮下注射肝素和低分子肝素可以降低静脉血栓,但是可能使得出血的并发症增加,临床对于再出血的关注限制了肝素和肝素类药物的应用或延迟了其应用。Boer 等对一些应用肝素治疗的患者,检查了 DVT 和 PE 的发生率。他们发现在发病 10 天以后皮下应用肝素和发病后 2 天开始应用相比,PE 的 OR 值是 13.5,再出血的发生率没有增加。这些数据表明,早期皮下使用肝素是安全的,可以有效地降低 PE 的发生。第七届美国胸科医师协会推荐对于有 DVT/PE 倾向的 ICH 患者,可以间断应用空气压缩装置。仅一项小规模的实验在发病第 2 天给 ICH 患者皮下注射低剂量肝素(5000U)。这些患者和第 4 天和第 10 天接受治疗的患者相比,PE 的发生率明显降低,而脑出血没有增加。第七届美国胸科医师协会抗栓和溶栓治疗专家组推荐在急性 ICH 患者,发病第 2 天如果神经功能稳定,可以皮下注射低剂量肝素(低分子肝素)。

(十五)脑室出血治疗

研究报道自发性 ICH 患者脑室内出血(IVH)的发生率为 3%～50%,病死率高。Tuhrim 等研究发现伴发 IVH 的患者,30 天死亡率是单纯 ICH 患者的 5 倍,IVH 的量是病死率和 30 天病死率的重要预测因素。Steiner 等研究发现,任何时候出现的 IVH 和 IVH 的量增加,可以造成临床结果恶化,病死率增加。继发于 IVH 的急性脑积水,使用脑室引流有助于治疗 ICP 升高,有助于清除脑室内的积血。然而是否常规使用还有争议。尽管认为脑积水和 IVH 的量提示预后不良,Adams 等比较了 24 位自发性幕上 ICH 的患者,应用脑室外引流和最好的药物治疗,结果发现脑室外引流没有改善患者的临床结果。另外,脑室的大小和意识水平的变化无关。有学者对 73 例 ICH 患者进行研究发现,20 例出血破入脑室系统(27.4%),出血破入脑室系统与患者 90 天临床预后相关。

在过去的几十年,我们对于 ICH 的诊断和预后评估取得了明显的进步;然而,还有更多的工作需要去做,进一步的基因和流行病学研究将有助于确定高危人群,有助于一级预防,关于新的治疗的随机对照研究重点应放在减轻原发损害,减少继发损害降低死亡率上。

六、预后

尽管神经重症监护和神经外科取得了一定的发展，ICH 患者的预后仍较差。1997 年患有 ICH 的 3.7 万位美国人，35%～52% 在发病后 1 月内死亡，在 6 个月时，仅有 20% 患者可独立生活。出血量，发病初的格拉斯哥（GCS）评分，血液破入脑室系统是 30 天病死率的强力预测因素。而年龄、性别、种族、SBP、出血部位等与之无关。血肿量 ≥60mL，GCS 评分 ≤8 分，预计 30 天病死率达 91%；而出血量 ≤30mL，GCS 评分 ≥9 分，病死率只有 19%。

Juvela 等对 ICH 患者死亡的危险因素和结局进行前瞻性研究发现，预后不良的预测因素是 GCS 评分、血肿体积、年龄、出血前 1 周内大量饮酒、小脑出血。在这些因素中，仅发病前饮酒是可以控制的。

Leira 等研究发现，发病早期体温大于 37.5℃，中性粒细胞计数增加，血清纤维蛋白原 ＞523mg/dL 是早期神经系统功能恶化的独立预测因素。在发病 48 小时，早期血肿扩大，脑室内出血，收缩压增高和神经系统功能恶化相关。

Delgado 等研究发现 ICH 出血量 ＞30mL，D-二聚体 ＞1900ng/mL 是死亡的独立预测因素。ICH 后血浆 D-二聚体升高和早期神经系统功能恶化和预后不良相关。

有学者对 73 例脑出血患者进行前瞻性研究，根据改良 RANKIN 量表（mRS）对临床结局评分，将患者分为 2 组（mRS ≤2FEN，为预后良好；mRS ≥3 分，为预后不良）。其中 38 人预后不良（52.1%），35 人预后良好（47.9%）。对相关数据和 mRS 结局进行统计学分析显示，患者住院期间发生感染、血肿体积、绝对血肿体积、血肿扩大、手术治疗、出血破入脑室系统、出血部位与患者 90 天临床结局相关。基线水平血白细胞计数、乳酸脱氢酶、血红蛋白、纤维蛋白原增高，血沉增快；基线水平 GCS 评分，NIHSS（NIHSS）评分与患者 90 天 mRS 临床结局具有相关性。血肿周围相对水肿体积与患者 90 天临床预后无相关性。但是因为样本量较小，未进行 Logistic 回归分析。患者预后不良主要与出血量大小、出血破入脑室、中线移位等血肿本身造成的原发损害有关，而与血肿周围相对水肿等继发损害无明显的相关性。因此 ICH 急性期治疗的重点应放在血肿造成的原发损害上，主要包括：①一级预防，防止脑出血的发生；②预防血肿扩大；③手术干预，解除压迫及占位效应，减轻继发损害，改善预后。基线血肿大小的影响因素包括出血部位，脑叶出血的出血量明显大于其他四组，差异具有统计学意义（P＝0.000）。收缩压、白细胞计数与患者基线出血量大小有关。出血部位和性别是不可控制的。可控的危险因素是收缩压，合理控制血压，可以降低脑出血的风险及损害程度。也有文献报道患者的年龄、发病前大量饮酒、糖尿病与患者基线出血量有关。

第四节　蛛网膜下隙出血

蛛网膜下隙出血（SAH）是指脑底部或脑表面血管破裂后，血液流入蛛网膜下隙引起相应临床症状的一种卒中，又称为原发性蛛网膜下隙出血。继发性蛛网膜下隙出血指脑实质内出血、脑室出血、硬膜外或硬膜下血管破裂流入蛛网膜下隙者。本文仅论述原发性蛛网膜下隙出血。

该病症状严重程度与出血的速度、持续时间以及出血量有关。动脉瘤的破裂引起动脉内的血液在压力作用下进入蛛网膜下隙。颅内压的突然增高可暂时抑制活动性出血，并引起严重头痛及呕吐。血液的缓慢渗出引起颅内压缓慢增高。蛛网膜下隙中的血液会刺激脑膜，导致头痛、畏光以及颈强。由于颅内压增高和脑膜受刺激，SAH患者会出现意识混乱、躁动以及一过性或持续的意识水平下降。

蛛网膜下隙出血虽然只占脑卒中的5％，但该病的发病年龄较轻，在所有卒中造成的减寿中，它占了1/4以上。动脉瘤性蛛网膜下隙出血的死亡率约为50％。有10％～15％的蛛网膜下隙出血患者死在家中或转运途中。大部分患者死于再出血，所以治疗首要的目的是闭塞动脉瘤。患者入院时一般情况较差，可能由多种原因造成，包括最初的出血、再出血形成血肿、急性脑积水或大面积的脑缺血。

一、病因与发病机制

（一）颅内动脉瘤

大约85％的蛛网膜下隙出血是由脑基底部囊状动脉瘤引起的。这类动脉瘤不是先天就有的，而是后天形成的。在某些病例身上，动脉瘤有其特殊的病因，例如创伤、感染或结缔组织病。囊状动脉瘤多发生在动脉分叉处，通常在位于脑底面，所以动脉瘤不是在Wills环本身，就是位于Wills环附近的分叉部位。大多数颅内动脉瘤不会破裂。随着动脉瘤的增大，破裂的风险也增加，但临床上常见的绝大多数破裂的动脉瘤较小，尤其是＜1cm；对此的解释是90％的动脉瘤较小，在这么多动脉瘤中，只要有一小部分发生破裂，其数量就会远远超过钵积大的动脉瘤。对于蛛网膜下隙出血来说，可改变的危险因素包括高血压、吸烟、酗酒。目前不能完全解释囊状动脉瘤的起源、增大以及破裂的过程。正常的颅内动脉是由胶原组成的外膜、中间的肌层以及含有内皮细胞的内膜组成的。颅内动脉没有外弹力层，并且位于蛛网膜下隙中，周围缺乏支撑组织。关于动脉壁破坏的理论主要有以下几种：先天及基因的异常会导致动脉中层的缺陷；高血压及动脉粥样硬化引起的退行性变会改变血管壁的结构；动脉炎性增生；局部内弹力层的退化。一些学者强调动脉中层的先天缺陷导致动脉瘤产生。中层缺失肌性物质是导致缺陷的最常见原因。这种情况在动脉分叉处更容易发生。一些有颅内动脉瘤的患者Ⅲ型胶原产生量降低。同时人们还发现远离动脉瘤的动脉壁出现细胞外基质的结构蛋白异常。上述危险因素可使发病风险增加1倍。2/3患者有这些可改变的危险因素，而基因因素只占1/10。在有阳性蛛网膜下隙出血家族史的患者，患病的平均年龄要比散发病例早。然而，由于家族性蛛网膜下隙出血只占10％，所以体积大的、多发的动脉瘤更多地出现在散发病例中。在家族性蛛网膜下隙出血的患者之中，基因是很重要的因素。虽然对候选基因的认识还很不够，但可以确定的是，这其中包括了编码细胞外基质的基因。在常染色体显性多囊肾病的患者中，颅内动脉瘤出现的机会大约为10％，但是这一部分患者只占所有蛛网膜下隙出血患者总数的1％。虽然突然增加的动脉跨壁压突然增大是动脉瘤破裂的重要原因，但引起动脉瘤破裂的因素是很复杂的。据报道在膜下出血之前有 20% 的患者存在过度用力（如剧烈体力活动、性交等），但没有证据表明它们是必要条件。

动脉瘤多位于动脉分叉处。动脉分支处形成的发育不全的小分支及动脉主干锐角发出的分支处特别容易形成动脉瘤。大约 90% 的动脉瘤位于前循环。常见的前循环好发部位包括：①两侧前交通动脉（AComA）连接处及与大脑前动脉（ACA）连接处；②大脑中动脉（MCA）分叉处；③颈内动脉（ICA）与眼动脉、后交通动脉（PComA）、脉络膜前动脉（AChA）及 MCA 连接处。基底动脉尖及椎动脉颅内段（特别是小脑后下动脉起始处）为后循环中最常见的部位。

（二）非动脉瘤性中脑周围出血

临床常见的蛛网膜下隙出血病因，约占 10%。这种蛛网膜下隙出血的危害性相对于动脉瘤性来说要小，目前出血原因尚不十分清楚，据推测是中脑周围的小静脉破裂所致出血。出血一般集中于中脑周围的脑池中。通常情况下，出血的中心位于中脑或脑桥的前面，但是有些患者的血局限于四叠体池。该类出血不会扩展到外侧裂，也不会扩展到纵裂的前部。某些情况下，血液会沉积在脑室系统，但是仅有脑室内出血或出血扩展到脑实质提示存在其他原因。确定该病因一是根据 CT 显示血液在蛛网膜下隙中的分布情况，二是血管造影（DSA）没有发现动脉瘤。值得我们注意的是：中脑周围出血并非全都是非动脉瘤性中脑周围出血。每 20～40 个此类患者中就有一个是基底动脉或椎动脉的动脉瘤破裂。高质量的 CT 血管造影就可有助于排除这种情况。CT 对诊断有较重要的意义，当血管造影没有发现动脉瘤，而 CT 显示的出血范围超过了上述范围，就要高度警惕动脉瘤的存在，可以加做 CTA，或在患者病情稳定后再次复查 DSA。某医院一般会建议患者 3 个月后再次复查造影，若还没有发现动脉瘤，就可以基本排除存在动脉瘤的可能。有研究表明，第 2 次造影的阳性率比第 3 次的要高，也就是说，第 2 次没有发现动脉瘤，再进行血管造影的意义也不大了。

与动脉瘤性蛛网膜下隙出血相比，这类出血"突然"发生的头痛往往是逐渐加重的（在数分钟之内而非数秒内），并且患者在入院时一般是清醒的；少数患者有轻微的失定向。目前，尚无肯定证据表明该类出血会引起迟发性脑缺血。只有脑积水是早期并发症。引起出血的原因尚不明确。由于患者预后良好，所以很少能获得尸检结果进行病因学研究。临床症状轻微、头CT 上发现血液沉积较局限，脑血管造影正常都不支持存在动脉瘤，事实上，这种出血不支持所有的动脉源性的出血。相反，脑桥前或脚间池的静脉破裂可能是出血来源。另一个支持该理论的间接证据是这部分患者的中脑周围静脉经常直接注入硬脑膜窦，而不是 Galen 静脉，这也可以起到病因提示作用。

（三）动脉夹层

动脉夹层虽然不是蛛网膜下隙出血的主要病因，但在临床工作中还是要考虑到的，后循环动脉瘤夹层动脉瘤再出血的死亡率也非常高。一般来说在颈动脉系统发生夹层的机会大于椎-基底动脉系统，但是由动脉夹层所引起的蛛网膜下隙出血绝大多数发生于椎动脉。目前尚无关于动脉夹层在所有蛛网膜下隙出血病因中所占比例的数据。椎动脉夹层造成的蛛网膜下隙出血伴随的神经功能缺损主要是舌咽神经及迷走神经的麻痹（外膜下夹层）或 Wallenberg 综合征。有 30%～70% 的患者会出现再出血。再出血的时间短则数小时，长则数周。大约 50% 的此类再出血会导致死亡。与椎动脉夹层相比，颈内动脉颅内段或其分支的夹层引起的蛛网膜下隙出血要少见得多。主要累及颈内动脉末端、大脑中动脉及大脑前动脉。

(四)脑内动静脉畸形（AVM）

脑凸面的蛛网膜下隙出血可能是由脑表面的 AVM 引起的，但是只有不到 5% AVM 破裂的积血仅局限在蛛网膜下隙之中。由于 AVM 内的血流量大，对动脉壁产生较大的张力，所以 10%～20% 的 AVM 供血动脉会出现囊状动脉瘤。这部分患者一旦发生出血，往往是由于动脉瘤破裂，只有少数情况是由血管畸形本身所引起。所以破裂动脉瘤所在的位置不是典型的囊状动脉的位置（位于 Willis 环），并且出血更多破入脑实质，而不是蛛网膜下隙。

(五)脓毒性动脉瘤

感染组织碎片通过血流可以进入脑内动脉壁，引起动脉瘤性扩张。过去所说的"真菌性动脉瘤"仅指真菌感染后引起的动脉瘤，但这一概念应该停止使用；细菌性心内膜炎造成的脓毒性动脉瘤较曲霉菌性动脉瘤更加常见。大多数感染性心内膜炎造成的卒中是出血性脑梗死或脑实质出血，而不是蛛网膜下隙出血。感染性心内膜炎引起的动脉瘤大多位于大脑中动脉分支的远端，但是仍有 10% 位于动脉近端。大多数情况下脓毒性动脉瘤引起脑内血肿，但是还可在 CT 上表现为脑基底部出血，非常类似于囊状动脉瘤破裂。此类动脉瘤也会发生再出血。一般情况下，患者先出现感染性心瓣膜炎的临床症状及体征，再出现蛛网膜下隙出血，但也有以脓毒性动脉瘤破裂为最初表现的感染性心内膜炎。可以使用外科手术夹闭或介入方法处理脓毒性动脉瘤，也有通过足量的抗生素进行治疗的报道。

(六)垂体卒中

垂体肿瘤引起组织坏死时累及垂体动脉，会引起动脉性出血。有一些因素参与垂体肿瘤的出血性梗死，如妊娠、颅内压增高、抗凝治疗、血管造影以及应用促性腺激素释放激素。垂体卒中的最初表现是突发的严重头痛，伴或不伴恶心、呕吐、颈强直或意识水平下降。垂体卒中的特征性表现是突发的视力下降。由于出血会压迫海绵窦内的动眼、滑车及展神经，所以大多数患者还会出现眼球运动障碍。头 CT 或 MRI 可以发现出血来自垂体窝，并且还可发现大部分垂体腺瘤。

(七)其他

其他少见病因还有：可卡因滥用、使用抗凝药物、链状细胞病、CNS 表面铁沉着症以及无法确定病因的蛛网膜下隙出血。

二、临床表现

(一)头痛

颅内囊状动脉瘤常常有危险性渗漏或称"前哨出血"——动脉瘤出现微小裂痕，血压增高时出血进入蛛网膜下隙，但出血只持续数秒。患者突然出现严重头痛，往往是枕部或颈部持续性疼痛。头痛往往持续 48 小时甚至更长时间。与偏头痛最大不同是患者出现突发头痛，且持续时间更长。在头痛强度达到最大之前只有短短几秒钟时间。头痛发生的同时往往伴有呕吐和活动的停止以及意识水平的降低。另一方面，偏头痛常常是搏动性的，疼痛在数分钟到数小时达到高峰。偏头痛伴随的恶心、呕吐通常只持续一段时间。前哨头痛往往持续数天至 1 周，在这期间,患者很少能从事正常活动。前哨出血经常被误诊为偏头痛、流感、高血压脑病、无菌性脑膜炎、颈部劳损,甚至胃肠炎。头痛、疲劳及呕吐很容易被误诊为食物中毒或急性胃肠功能紊乱。

(二)神经系统症状及体征

动脉瘤可以表现为邻近脑组织或脑神经受压。巨大动脉瘤尤其容易出现局部占位效应导致的症状及体征。巨大大脑中动脉瘤可引起癫痫、偏瘫或失语。颈内动脉颅内段(ICA)与后交通动脉(PCA)连接处的动脉瘤[通常称为后交通动脉瘤(PComA)]或小脑上动脉(SCA)的动脉瘤可压迫第Ⅲ对脑神经。巨大的 SCA 动脉瘤可压迫中脑的锥体束产生引起对侧偏瘫(Weber 综合征)。动脉瘤的占位效应可引起展神经麻痹。在海绵窦内,动脉瘤可压迫第Ⅵ、Ⅳ或第Ⅲ对脑神经,产生眼肌麻痹。基底动脉分叉处向前生长的动脉瘤可类似垂体肿瘤,引起视野缺损及垂体功能减退。基底动脉分叉处垂直生长的动脉瘤可产生遗忘综合征,合并第Ⅲ对脑神经麻痹、球部症状及四肢轻瘫。前交通动脉瘤患者出现下肢无力、谵妄以及双侧 Babinski 征阳性。大脑中动脉瘤出现失语、轻偏瘫以及病感缺失。大脑后动脉瘤出现同向性偏盲。眼动脉动脉瘤出现单眼视力障碍。

动脉瘤内可以形成栓子、脱离并栓塞远端动脉,引起卒中。Fisher 及同事报道了 7 例由局部脑缺血造成的一过性神经功能缺损。这些患者都有囊状动脉瘤,可以解释症状,并且没有发现其他栓子来源。这些动脉瘤内的栓子脱落后堵塞了远端动脉。Sutherland 等发现巨大动脉瘤内存积有血小板,进一步肯定了这种栓塞的假说。

短暂性意识丧失是由动脉血突然进入蛛网膜下隙导致颅内压(ICP)迅速增高所致。ICP 增高,出血进入视神经鞘中以及视网膜中心静脉压力增高会引起视网膜出血,通常出血位于玻璃体下。这种出血表现为从视盘向视网膜扩散的大面积出血。视盘水肿出现的比较晚。同侧或双侧的展神经麻痹同样很常见,反映了 ICP 增高。

三、诊断

(一)临床症状

突发头痛是蛛网膜下隙出血最有特征的临床症状,常被患者描述为一生中最为严重的头痛。此外,还可有颈强直、颈部疼痛、畏光、恶心、呕吐、意识丧失及痫性发作。虽然动脉瘤破裂多发生在运动或用力时,但实际上蛛网膜下隙出血可在任何情况下发生,包括睡眠。蛛网膜下隙出血的最初误诊率高达 15%,所以那些症状轻微的患者风险最大。迅速识别和诊断蛛网膜下隙出血是非常重要的。蛛网膜下隙出血患者需要着重询问年龄、起病形式、发作的时间、发病时的症状及其他危险因素。

(二)体格检查

1.脑膜刺激征

可以为诊断提供依据,但不能提示疾病的严重程度,也不提示预后。

2.神经系统检查

患者的意识水平、神经功能缺损的评价是临床评定的重点,直接影响治疗方式的选择。

（三）辅助检查

1.CT

怀疑蛛网膜下隙时首先做头 CT 检查，基底池中会出现广泛的高密度影。是否能发现出血依赖于蛛网膜下隙中的血量、检查距离发病的时间、仪器的分辨率及影像科医师的技术。发病第 1 天，CT 可以发现 95% 以上蛛网膜下隙出血患者蛛网膜下隙中有血液沉积，但是在接下来的几天中，随着脑脊液循环，血液被清除，阳性率逐渐降低。颅内动脉瘤破裂造成的出血可能不仅仅局限在蛛网膜池中，它们还可能在脑实质中、脑室中破裂，有时还会出现在硬膜下隙。出血的模式通常提示动脉瘤的位置，但有时并不准确。前交通动脉（AComA）瘤破裂往往出现脑底部额叶下区域的出血，出血可扩散至前纵裂及胼胝体周池，通常会伴有额叶血肿或从终板到透明隔的中线部位血肿。出血还容易进入侧脑室。一侧颞叶血肿或聚集在外侧裂中的血压通常提示 MCA 动脉瘤。同是颅内血肿，其位置也可提示裂破动脉瘤的位置，这比单纯依赖出血位于蛛网膜池中的位置来判断更加准确。有时 CT 也会得出假阳性结果，尤其是弥散性脑水肿的患者。这是因为脑水肿时蛛网膜下隙中的血管充血可造成蛛网膜下隙高密度影。由于少量的蛛网膜下隙中的血液很易被忽视，所以应该仔细阅读 CT 片。即使仔细阅片后仍然没有发现血液，也不能排除动脉瘤性蛛网膜下隙出血。就算在出血后 12 小时之内进行检查，使用先进的 CT 设备，仍有 2% 的假阴性。CT 显示正常不能排除 SAH；如果出血量少，CT 往往发现不了出血，尤其是 CT 在 24～72 小时以后才进行。

2.MRI

由于 CT 对于疑似蛛网膜下隙出血诊断的实用性及可操作性较高，所以很少有关于急性期使用 MRI 的研究。MRI 的操作不如 CT 方便，并且躁动的患者，如果不接受麻醉，不能接受 MRI 检查，这都限制了 MRI 应用于蛛网膜下隙出血。MR 在显示急性期蛛网膜下隙出血时没有 CT 敏感，但是血管畸形，尤其是海绵状血管瘤通常在 MRI 上显示清晰，为边界清晰的混杂信号。然而，这些有限的数据表明在发病最初的数小时及数天内，质子像及 FLAIR 像与 CT 一样敏感。并且，在蛛网膜下隙出血发病数天到 40 天时，MRI 发现血液的阳性率要优于 CT，此时，FLAIR 像及 T_2 像成为最敏感的检查技术。

3.腰穿

仍然是对那些有明确病史，但脑影像学检查阴性时必不可少的排除性检查。不能匆忙决定进行腰穿，也不能在不了解病情的情况下进行。一小部分患者（约 3%）出现突然头痛，但是 12 小时之内的头 CT 扫描正常，这部分患者脑脊液中可检出血红蛋白，随后的脑血管造影可明确诊断。因此，对任何突然出现头痛，而 CT 扫描正常的患者，应进行腰穿查脑脊液及测压。一旦决定进行腰穿，第 1 条规则就是至少要等到发病后 6 小时（最好 12 小时）进行。这是因为，如果过早采集脑脊液，就会得到血性脑脊液，很难区分这些血是真正由蛛网膜下隙出血引起的，还是由穿刺损伤造成的。如果是蛛网膜下隙出血，在这段时间内脑脊液中的红细胞会降解生成胆红素。脑脊液阳性结果可持续至少两周。三管试验（连续留取的脑脊液中红细胞的数量逐渐下降）是不可靠的。血性脑脊液留取后要立即离心，否则在试管中氧合血红蛋白会继续形成。蛛网膜下隙出血后脑脊液主要变化特点是：①大量红细胞，第 1 管和最后 1 管中细胞数基本没有变化；②出血 4～5 小时上清液呈浅粉红色；③由于含铁血红素降解，离心后上清液深黄色(黄变);④蛋白含量增加;⑤测压力增高;⑥脑脊液糖正常。

如果脑脊液清澈透明,就应该测定压力,这是因为突发头痛可能是颅内静脉血栓形成造成的。相反,脑脊液压力低说明存在自发性低颅压。因为脑膜炎(尤其是肺炎球菌脑膜炎)也可以表为急性发病即使脑脊液清澈,所以应该进行细菌培养。如果上清液是黄色的,蛛网膜下隙出血的诊断基本可以成立了。分光光度计法对 CT 阴性的可疑蛛网膜下隙出血的敏感性及特异性并不、是很高,不足以作为确诊性诊断方法,但它仍旧是目前可用的方法。

4.数字剪影血管造影(DSA)

DSA 不仅可以发现蛛网膜下隙出血患者颅内一个或多个动脉瘤,还可以帮助确定动脉瘤与邻近动脉之间的解剖位置关系,有助于选择最佳治疗方案(填塞或夹闭)。对蛛网膜下隙出血的患者中,应当进行选择性脑血管造影,以明确动脉瘤的存在和解剖特点。

发现动脉瘤的金标准是传统的血管造影(DSA),但是这项检查耗时长且有创。研究发现蛛网膜下隙出血患者接受导管造影后的近期或远期并发症发生率为 1.8%,术中动脉瘤再破裂的风险为 1%～2%。动脉造影后 6 小时内的破裂发生率为 5%。

由于血管痉挛是蛛网膜下隙出血的严重并发症之一,且出血后 3～5 天开始出现,6～8 天达到高峰,持续 2～3 周,所以我们提倡 3 天之内进行血管造影检查,尽早发现并及时处理动脉瘤。这样做的好处不仅是为了早期处理动脉瘤,防止再出血的发生,同时在成功闭塞动脉瘤后,可以给予患者适度的扩容治疗,更为重要的是,严重血管痉挛可能使载瘤动脉显影不清,造影假阴性结果。

5.MRA 及 CTA

MR 血管造影(MRA)及 CT 血管造影(CTA)也用于蛛网膜下隙出血的临床评价。MRA 比较安全,但由于急性期的患者通常比较躁动或需要重症监护,所以急性期并不合适。研究表明,MRA 发现患者至少 1 个动脉瘤的敏感性为 69%～100%。

CT 血管造影(CTA)是以螺旋 CT 技术为基础的。普通平扫 CT 确立蛛网膜下隙出血诊断后,就可立即获得 CTA。由于不需要使用动脉内导管技术,检查的创伤是很小的。与 MRA 相比,CTA 检查具有放射性,需要注射碘造影剂进行增强,但对那些病情危重的患者来说,该检查更易进行。数据在 1 分钟之内即可获得,经过后处理技术,可以产生类似血管造影的图像。最实用的技术是电影轴位显像加兴趣区的 MIP(最大强度投射)。另外,由 CTA 获得的 MIP 可以在计算机屏幕上,在不同角度进行转动,这一点较传统血管造影有很大优势。CTA 的敏感性(与导管造影相比)为 85%～98%。另一方面,由于成像原理不同,CTA 还可发现传统血管造影所不能发现的动脉瘤。CTA 越来越多地用于发现破裂的动脉瘤,它已成为一项成熟的检查技术。毫无疑问,导管造影术仍然是术前评价脑动脉瘤的方法,CTA 及 MRA 仍然在不断改进。此外,对于 CT 上提示为后循环动脉瘤出血的患者,必须对两侧椎动脉造影后才能排除非动脉瘤,这是因为仅仅进行单侧椎动脉造影可能会漏掉小脑前下动脉或其他椎动脉分支上的动脉瘤。对可疑动脉瘤处进行三维成像(3D)可以发现常规方法不能发现的动脉瘤。当传统的血管造影不能及时进行时,可以考虑 MRA 和 CTA。

6.TCD(经颅多普勒超声)

监测脑血流动力学的一项良好的检查手段。TCD 可发现颅内血管起始段血流速度增快。

这些血管包括颈内动脉、大脑中动脉、大脑前动脉、大脑后动脉、椎动脉以及基底动脉。动脉管腔的减小可引起血流速度的增快。事实上，几乎所有 SAH 患者在发病后，脑底部的血管都会出现血流速度的增快，并且增快的程度和水平与血管痉挛所致临床表现的恶化及迟发型缺血有关。血流速度＞120cm/s 与造影显示的轻中度血管痉挛有关，＞200cm/s 时，提示严重血管痉挛。但是，有些患者的血流速度超过 200cm/s，都没有出现血管痉挛症状。所以，假阳性率还是较高的。Vora 等认为，只有在 MCA 血流速度较低（＜120cm/s）或极高（＞200cm/s）时，阴性预测值为 94％，阳性预测值为 87％（相对于血管造影或症状性血管痉挛来说）。他们认为中等程度的血流速度增高预测价值较小，不易区分。另外，该研究表明三高治疗在不引起血管痉挛的情况下也会使血流速度增快。一项回顾性研究比较了 TCD 的血流速度与氙 CT 测得的 CBF 之间的关系，以 31mL/(mg·min) 作为 CBF 下降的界点。研究发现局部 CBF 增大时，TCD 记录到的血流速度较大。这些数据表明，近端血管的血流速度增加与血管反应性减小的血管血流速度增加有关。因此，血流速度的增加可能表示血流量代偿性增大，不一定意味着严重失代偿。不论是近端血管，还是远端血管的痉挛，没有发现血流速度代偿性增快。由此，产生了假阴性结果。Okada 等比较了 TCD 与血管造影及脑循环时间。结果发现，TCD 在MCA 与血管造影相比，诊断血管痉挛的敏感性为 84％，特异性为 89％。虽然 TCD 可能提示血管痉挛的发生，但 TCD 本身并不准确，这项技术的准确与否非常依赖于操作者的技术水平。

7.其他影像学技术

单光子发射计算机扫描（SPECT）可以显示局部脑血流量的降低，也是一种有效的监测血管痉挛的方法。局部低灌注与 SAH 患者血管痉挛及迟发型脑梗死相关性良好。氙——CT也可以定量显示局部脑血流。MR 弥散及灌注显像可以显示梗死区域和低灌注区域。以上这些技术及 CT 灌注扫描可能是监测 SAH 患者的有效方法。

四、鉴别诊断

主要是病因鉴别，非动脉瘤性蛛网膜下隙出血，参考"病因与发病机制"。当血管造影没有发现动脉瘤，需要考虑一下疾病及情况。

继发于隐匿颅脑创伤的蛛网膜下隙出血

血液系统疾病及镰状细胞病

未显影的动静脉畸形或太小的动脉瘤

破裂动脉瘤内血栓形成

脑表面非动脉瘤性动脉出血

硬脑膜动静脉畸形

脊髓动静脉畸形

脑静脉及硬脑膜窦血栓形成

颅内动脉夹层

脑淀粉样血管病

可卡因滥用

垂体卒中

血管炎（尤其是结节性多动脉炎及 Wegener 肉芽肿）

五、动脉瘤性蛛网膜下隙出血治疗

（一）蛛网膜下隙出血的治疗总原则

包括一般内科治疗及特殊治疗。

1.护理

连续观察（格拉斯哥昏迷评分 GCS、体温、ECG 监测、瞳孔、局灶性神经功能缺损）。

2.血压

除非血压极高，否则不要处理高血压。极高血压的界定要根据患者的个体情况来界定，考虑患者年龄、蛛网膜下隙出血发生之前的血压水平及心脏情况。

3.液体及电解质

建立静脉通道，输液量从 3L/d 开始（等张生理盐水，0.9%）；放置导尿管；发热时适当补充液体，维持正常血容量；每天至少查 1 次电解质、血糖及白细胞计数。

4.充分镇痛

对乙酰氨基酚（扑热息痛）500mg 每 3～4 小时 1 次；在动脉瘤处理之前避免使用阿司匹林，对于严重疼痛，可使用可待因等药物。

5.预防深静脉血栓形成及肺栓塞

弹性袜或气囊间歇压迫装置，或两者联合使用。

（二）一般内科治疗

1.血压的管理

在出血发生的最初几天，血压通常是升高的，这种情况在临床状况较差的患者尤为常见。目前对此的解释为暂时克服增高的颅内压、保持脑血流量的调节机制。人们依然缺乏针对蛛网膜下隙出血后血压增高最佳治疗方案的证据。过于积极的降低血压可能会造成失去自动调节血流能力脑组织的缺血损伤。但是，如果动脉瘤未得到处理，血压持续增高，又使再出血的风险增高。目前人们采取的治疗策略是避免使用降压药物，增加液体入量以降低缺血性卒中的风险。

因此，除非血压极高，应避免治疗高血压。由于每个患者的个体因素不同（年龄、先前血压及心脏情况），对"极"高血压没有既定的定义。平均动脉压得到适度降低（如降低 25%）的做法是比较合理的。在降低血压之前，要看看患者的疼痛是否已得到处理：许多患者的血压可在适度镇痛后出现下降。

2.液体管理

为了避免发生脑缺血，蛛网膜下隙出血后的液体管理应避免血浆容量的减少。虽然目前证据并不充分，但除非有心力衰竭等禁忌证，每天给予等渗生理盐水 2.5～3.5L 比较合适。若患者通过胃肠获得营养液，通过静脉入液量就该相应减少。发热的患者液体量应适度增加。可留置导尿管通常准确计算液体平衡情况。

3.低钠血症

蛛网膜下隙出血后可出现高钠血症或低钠血症,低钠血症更为常见。大多数情况下低钠血症是由尿钠排出过多或脑耗盐综合征导致的,低钠血症往往会导致血容量减低,从而增加继发性脑缺血的风险。纠正蛛网膜下隙出血后的低钠血症实际上是纠正血容量不足。急性症状性低钠血症很少见,通常是要紧急使用高张盐水(1.8%或甚至3%)。虽然对于慢性低钠及酒精、营养不良、肾衰竭或肝衰竭、器官移植引起的低钠,快速纠正低钠血症可能导致脑桥中央髓鞘溶解症,但是高张盐水治疗蛛网膜下隙出血后低钠血症还是比较安全的。生理盐水(0.9%;钠浓度为150mmol/L)会引起负液平衡或尿钠过多的患者出现低血钠。由于肾上腺皮质激素的作用(作用于远端小管,导致钠重吸收),所以理论上,氟氢化可的松可以防止负钠平衡、低血容量,进而预防缺血并发症,但目前研究不足支持对蛛网膜下隙出血患者常规使用氟氢化可的松或氢化可的松。

4.血糖的管理

高血糖的定义是血糖浓度>11.1mmol/L,有1/3的患者会出现高血糖。血糖增高与患者入院时临床情况较差有关。高血糖是预后较差独立的危险因素,但纠正高血糖能否改善患者结局仍不明确。

5.镇痛药

通常可使用对乙酰氨基酚(扑热息痛)之类效果缓和的镇痛药物处理头痛;对于出血性疾病引起的头痛尽量避免使用水杨酸类药物,这类患者可能要接受神经外科开颅夹闭术或脑室内引流术。如果疼痛严重,需要加用可待因,甚至还需要使用合成阿片制剂(如曲马朵)缓解疼痛。

6.发热

患者在发病最初的几个小时通常会有轻度发热(不超过38.5℃),这可能是由于蛛网膜下隙内炎症反应所致,患者的心率基本是正常的。入院时临床状况较差的患者及脑室内积血的患者更容易出现发热。发热是结局较差独立的危险因素。若体温超过38.5℃或脉搏相应增高,应考虑感染。白细胞数增高不能区分感染或非感染性发热。

7.深静脉血栓的预防

大约4%的动脉瘤性蛛网膜下隙出血的患者会发生深静脉血栓形成(DVT)。皮下注射低分子肝素或肝素类似物可预防DVT。由于低分子肝素类似物可增加颅内出血风险,使用弹力袜是预防蛛网膜下隙出血患者DVT不错的方法,但该方法缺乏随机临床试验支持。然而,加压弹力袜必须根据患者实际情况应用才有效。可以使用气囊对腿部静脉进行间歇加压预防DVT,患者能够较好地耐受该类装置,同时也便于护理人员操作。联合使用气囊间歇加压装置和弹力袜可能对于治疗蛛网膜下隙出血患者也更加有优势。

8.抗癫痫药物

是否预防性应用抗癫痫药物尚存争议。大约有7%的患者在发病初发生痫性发作,但是痫性发作对患者预后的影响还不明确。另有10%的患者在疾病最初的几周发生癫痫,以抽动为主的癫痫发作的发生率为0.2%。有8%的昏迷患者会发生无肢体抽动的癫痫发作,但是选择EEG作为指标本身过高估计了癫痫发生率。是否对所有患者或昏迷患者进行连续EEG监测尚未得出确切结论。连续记录的 EEG 花费很高，工作量大，也很容易出现误判。开颅术增加了痫性发作的风险，但目前的研究没能证实抗癫痫药能降低癫痫发生率或死亡率。由于缺乏预防性抗癫痫药物的证据，以及该类药物可能造成的不良反应，目前不支持将抗癫痫药物作为预防治疗。

9.心肺功能不全

即使入院时情况较好，患者还是有可能在出血发生的几个小时内发生肺水肿和心功能不全。心功能不全也可加重肺水肿。患者在急诊室或入院后很短时间内可出现低氧血症及低血压，导致意识水平的迅速下降。若患者在普通病房出现肺水肿及心室功能不全，应立即将其转入重症监护病房，进行机械通气，使用心脏正性肌力药物。是否进行呼气末正压通气尚存争议。

（三）预防再出血

未处理的破裂动脉瘤中，最初 24 小时内至少有 3％～4％的再出血风险——这一风险有可能更高——有很高的比例在初次发病后立即发生（2～12 小时）。此后再出血风险第一个月是每日 1％～2％，3 个月后的长期风险是每年 3％。因此，在怀疑蛛网膜下腔出血时，建议给予紧急评定和治疗预防再出血的根本方法是尽早闭塞责任动脉瘤（神外开颅夹闭术或介入动脉瘤填塞术）。针对中国国情，其他还有一些方法指南也是有推荐的。

1.抗纤溶药物

氨甲环酸及 6-氨基乙酸是最常使用的两种抗纤溶药物。研究表明抗纤溶药物的确降低了再出血的风险（OR＝0.59,95％ CI:0.42～0.81），但不能影响总体死亡率（OR＝0.99,95％ CI: 0.79～1.24），也不能降低不良结局发生率（死亡、植物状态或严重残疾，OR＝1.12,95％ CI: 0.88～1.43）。对此的解释是虽然抗纤溶药物可降低再出血率，但缺血事件的风险增加了。尽管较早的研究认为，抗纤溶药的总效应是阴性的，但新近的证据提示，发病后短时间内进行抗纤溶治疗，在早期处理动脉瘤后，停用抗纤溶药，预防低血容量和血管痉挛。但这种方法的正确性需要进一步探讨。此外，在某些特殊情况下也可以考虑用抗纤溶药预防再出血，如患者的血管痉挛的风险低和（或）不得不推迟手术。

2.重组Ⅶa 因子

理论上说，激活的凝血因子有防止再出血的作用。但目前的证据不支持使用该药。

（四）预防继发性脑缺血

与颅外或颅内动脉闭塞导致的缺血性卒中不同，蛛网膜下腔出血后的脑缺血或脑梗死往往不局限于单一动脉或其分支的分布区。由于脑血管痉挛的高峰是从发病第 5～14 天，与继发性脑缺血的时间相一致，脑血管痉挛导致弥散性脑缺血，会产生局灶或弥散性临床症状，并且 CT 及实践也会发现多发性缺血灶，所以目前认为脑血管痉挛是继发性脑缺血的主要原因。

1.钙拮抗药

目前的证据表明钙拮抗药可降低继发性脑缺血的发生率，并且有改善病死率的趋势。临床试验中主要使用的尼莫地平用法（60mg 口服 q4h，连用 3 周）成为目前动脉瘤性蛛网膜下腔出血患者的标准治疗。若患者不能吞咽，就应将尼莫地平药片碾碎后使用生理盐水通过鼻饲管冲入胃中。药品制造商更加支持使用静脉尼莫地平，但这种方法较贵，且目前没有证据支持这种用法。除此之外,静脉应用尼卡地平不能改善患者预后。在神外开颅夹闭术的同时,可将钙拮抗药注入蛛网膜下隙,但是这种用法的有效性还有待证实。

2.硫酸镁

超过50％的蛛网膜下隙出血患者有低镁血症,这与继发性脑缺血及不良结局有关。镁离子同时是电压依赖性钙通道的非竞争性拮抗药,并且对脑动脉有扩张作用。目前仅有一个试验对静脉使用尼莫地平及硫酸镁进行了比较,没有发现两者在预防继发性脑缺血方面有差异,但是该试验的样本量太小(104名患者),没能得出有意义的结论。

3.阿司匹林及其他抗栓药物

几个研究发现血小板在蛛网膜下隙出血后3天被激活。得出该结论的依据是血栓烷 B_2 水平增高,它是血栓烷 A_2 稳定的代谢产物,而血栓烷 A_2 可促进血小板激活及血管收缩。但目前的数据表明抗栓药物不能显著降低继发出血性卒中的发生率及不良预后,且有增加颅内出血的风险,故不推荐使用抗血小板药物。

4.他汀类药物

HMG-CoA 还原酶抑制药(他汀类药物)目前主要应用于降低 LDL-C 水平,但是它们同时有抗炎、免疫调节、抗血栓作用,并可作用于血管。目前他汀类药物用于蛛网膜下隙出血的证据还非常有限,但一个大样本的随机临床试验正在英国进行。

5.腰穿置管外引流术及纤维溶解药物注射

这些治疗措施验证了脑血管痉挛增加继发性脑缺血以及外渗血液造成血管痉挛的假说。由于目前没有随机临床试验,不推荐将该治疗作为临床推荐。在脑池内注射纤维溶解药物来去除蛛网膜下隙内血液是一种积极的方法。使用微导管通过腰穿口置入,将尿激酶注入小脑延髓池。该方法可显著降低临床血管痉挛(首要结局,临床症状的恶化包括血管造影证实的血管痉挛)。患者的临床结局较好,但病死率没有下降。在这种治疗方法作为临床常规之前,需要样本量更大的研究将总体临床结局作为首要结局进行衡量。

(五)治疗继发性脑缺血

1.诱导高血压及扩容

三高治疗,即高血容量(增加循环血浆量)、诱导产生动脉高血压、血液稀释。基本原理是通过增加血容量来增加心排血量,这样可以提高动脉血压,从而增加缺血区域的脑血流量(CBF)。增加局部血量流量的方法是提高脑组织血液灌注量或降低血液黏滞度。如果进行积极的输液治疗时出现并发症,就应该使用肺动脉导管进行监测。有时仅通过扩容就可以达到提高血压的目的,但为了达到目标血压,还需要使用血管活性药物(如多巴胺或去氧肾上腺素)。血液稀释是指将血细胞比容控制到30％～35％。从35年以前第一个观察性研究发表以来,有关诱导性高血压的随机临床试验仍然很少,但是根据病例报告及非对照研究的数据,许多内科医师对患者进行诱导性高血压及扩容,并且发现患者的病情出现好转。

对蛛网膜下隙出血患者可早期进行静脉内液体治疗,预防血容量不足及脑耗盐综合征。临床实践中,可联合使用晶体液及胶体液。在动脉瘤夹闭之前,血容量的扩充、血液的稀释以及血压的升高要谨慎,要避免血压过度增高,降低再出血的风险。动脉瘤夹闭后就可以积极进行三高治疗了。一般情况下,最先使用生理盐水(0.9％ NaCl;140mL/h),根据患者的尿量调节滴数。如果患者入院时血细胞比容在 40% 以下,就应该使用 5% 的白蛋白 500mL,注射时间不少于 4 小时。

对于目标血压值仍存在争议,其确定必须充分考虑患者的基础血压值。既往没有高血压的患者,收缩压要控制在 110mmHg 以下;对于基础血压就高的患者,收缩压最高值应比基础水平低 20%。这种血压要一直维持到动脉瘤被处理之后。对血压的严格控制可预防再出血。

当然,"三高治疗"有其并发症。①颅内并发症:加重脑水肿、增加颅内压、动脉瘤再次出血。②颅外并发症:肺水肿的发生率为 17%,尤其是使用较多晶体液进行扩容;稀释性低钠血症(CNa<135mmol/L)发生率为 3%;心肌梗死的发生率为 2%。

2.经皮腔内血管成形术及血管扩张药物

即便是已经闭塞动脉瘤,经皮腔内血管成形术中血管破裂的发生率约为 1%,其他并发症(如高灌注损伤)的发生率约为 4%。综合考虑上述风险、高花费以及缺乏对照组这些问题,目前经皮腔内血管成形术应该作为一种严格控制的试验性治疗措施。对于不设对照组的动脉内超选择动脉内注射药物可以改善患者预后的结果也应采取同样的谨慎态度。罂粟碱的使用已成为一种常用的治疗该病的药物,但不是所有研究结果都支持使用该药。动脉内注射米力农、维拉帕米或尼卡地平也可用于扩张血管,但目前尚不肯定这些药物是否能改善患者的临床预后。

(六)防治脑积水

对于 SAH 后慢性脑积水患者推荐进行临时或永久的 CSF 分流;对于出现意识下降的急性 SAH 患者,脑室底造口可能使患者获益。

六、预后

动脉瘤性蛛网膜下隙再出血的病死率非常高,患者第 1 次出血病死率约为 30%,若发生第 2 次出血,则迅速增加到 70%。发病第 1 个月内每天的再出血风险为 1%~2%,之后降至每年 3%~4%。即使成功处理动脉瘤,还是有相当多的患者存在生活质量的下降,这逐渐引起人们的关注。

第五节　高血压脑病

高血压脑病是一组神经系统临床综合征,由于血压急剧上升引起脑循环障碍,致脑水肿和颅内压增高,主要表现为头痛、呕吐、意识障碍、精神错乱、昏迷、局灶性和(或)全身抽搐临床症状。如能及时有效控制血压,本病预后一般良好,可无任何神经功能缺损症状;但如治疗不及时,脑水肿和颅内压增高或将继续加重,导致脑的不可逆性损害,患者将出现永久性神经功能缺损,甚至可能危及生命。

一、病因和发病机制

（一）病因

常见病因如原发性或恶性高血压、急性或慢性肾小球肾炎、肾动脉狭窄、子痫、嗜铬细胞瘤、醛固酮增多症、肾移植后以及高度颈动脉狭窄患者行颈动脉内膜剥离术后，脑灌注突然增加，亦可引起高血压脑病。需要注意的是，使用氨茶碱或去甲肾上腺素等药物以及高血压患者应用单胺氧化酶抑制药的同时，又服用萝芙木类、甲基多巴或节后交感神经抑制药也可诱发本病。

（二）发病机制

高血压脑病发病机制尚不完全明确，有几种学说：①小动脉痉挛学：即血压过高或血压突发升高，导致脑部小动脉过度痉挛收缩，脑缺血和水肿。②脑血管"自动调节机制崩溃"学说：即由于血压突然升高，超出脑血管自动调节限度时，脑血管腔内压急剧升高导致脑动脉内皮细胞和平滑肌细胞扩张，使脑血管由收缩变为被动扩张，脑血流量增加，造成脑组织血液灌流过多，内皮细胞的应力增加导致血脑屏障的通透性增加，脑血管内液体通过血脑屏障漏出到血管周围间隙，引起局部或多灶性血管源性水肿。随着病情的进展，由于脑血管通透性进一步增加，血管壁缺血变性，病变脑组织由血管源性脑水肿发展为细胞毒性脑水肿，并可夹杂出现灶性脑出血，甚至出现脑梗死。

二、诊断与鉴别诊断

（一）临床表现

高血压脑病是常由血压急剧上升所致神经系统临床综合征，其临床表现主要为高血压、高颅压相关的症状和体征。

（1）起病急骤，迅速进展，中老年发病为主。

（2）血压升高：常常在起病前血压快速升高，收缩压＞200mmHg 和（或）舒张压＞120mmHg；但少数患者，特别是子痫、重症感染、脏器功能衰竭和有器官移植患者血压可能轻度升高。

（3）颅压升高：常表现为剧烈头痛、恶心、喷射状呕吐、黑蒙、烦躁不安，部分患者可出现颈项强直，眼底检查可见视网膜小动脉痉挛，视盘水肿、眼底火焰状出血或渗出。严重者可出现癫痫发作，甚至意识障碍。

（4）局灶性神经功能缺损：高血压脑病所致血管源性脑损害常表现为多发性腔隙性脑梗死灶或点状出血灶，临床上表现为轻偏瘫、失语症以及快速进展的视力障碍。症状多为暂时性，如果持续不缓解或进行性加重，则往往提示可能出现了继发于高血压的较大范围的脑出血或脑梗死。查体可见局灶性神经功能缺损的体征。

（5）伴发症状：患者常伴发高血压（原发性或继发性）所致靶器官损害的相关症状、体征，如：肾脏、心脏等。

（二）辅助检查

1.影像学检查

（1）头颅 CT：多为低密度改变。

（2）头颅 MRI：主要表现为长 T_1、长 T_2 信号，DWI 表现为等或稍高信号，ADC 图高信号，增强 T_1 病灶区出现异常强化。病变以顶、枕叶白质为主，呈对称或非对称分布，边界不清，较少累及灰质，病变广泛时可累及颞叶、额叶、基底节、小脑和脑干，并可伴有点状出血征象。MRI 对较小病变的显示优于 CT，在确定病灶范围及皮质的显示上比 CT 敏感、清楚；MRI 可以动态观察病变的发展过程，有助本病早期诊断、治疗及预后判断。

（3）血管成像：MRA 或 CTA 等血管成像可见脑动脉节段性痉挛，呈串珠样改变，甚至可见小动脉闭塞。晚期脑动脉可能出现弥散性扩张。

2.眼底检查

可见不同程度的高血压性眼底，视网膜动脉痉挛、硬化甚至视网膜有出血、渗出物和视盘水肿。

3.腰穿可见清澈透明的脑脊液，压力可正常或升高，蛋白也可能出现轻度升高，一般无白细胞增多

如患者出现蛛网膜下隙出血，则脑脊液呈血性。如已明确诊断，腰穿检查应禁忌。

（三）诊断要点

（1）起病前数日可有食欲减退、衰弱、失眠、不安、少尿等前驱症状。

（2）既往有恶性高血压、急性或慢性肾小球肾炎、肾动脉狭窄、子痫、嗜铬细胞瘤、醛固酮增多症病史或使用氨茶碱或去甲肾上腺素等药物。

（3）急性起病，突发血压升高，收缩压＞200mmHg 和（或）舒张压＞120mmHg。

（4）有颅内压增高症状和体征：如剧烈头痛、呕吐、黑矇、惊厥发作、意识障碍或有颈强，眼底可有视盘水肿，视网膜出血与渗出以及动脉痉挛现象；常在血压升高 12～48 小时发生。

（5）可有脑局部损害的神经系统异常表现：可有一过性偏瘫及失语或可引出病理反射。

（6）需排除脑出血及蛛网膜下隙出血，CT 和（或）MR2 检查提示特异性水肿位于顶枕叶白质。

（7）经紧急降压治疗后，症状和体征在血压下降数小时内明显减轻或消失，不遗留任何的脑损伤后遗症。

（四）鉴别诊断

结合临床特点应主要与以下疾病鉴别。

1.出血性卒中

脑出血或蛛网膜下隙出血（SAH）均可出现脑水肿及颅内压增高症状，如高血压、剧烈头痛、呕吐、癫痫发作，甚至昏迷等。高血压脑病以舒张压升高为主，神经功能缺失症状体征为一过性，脑出血神经功能缺失体征固定并可加重，SAH 可见脑膜刺激征，CT 检查有肯定的鉴别价值，高血压脑病显示弥散性脑水肿，脑卒中可见高密度或低密度病灶证据。

2.急性脑梗死

急性脑梗死病理基础为细胞毒性水肿而高血压脑病的病理基础为血管源性水肿，MR 发

现急性脑梗死病灶要早于 CT,通常发病 1 小时后脑组织会因为缺血缺氧,病变区主要以水肿增加,而缺血则根据 T_1、弛豫时间不同,T_1 加权像上主要呈低信号,T_2 加权上主要呈高信号。

3.颅内静脉血栓

急性期发病小于 1 周,T_1、T_2 加权像上静脉窦或静脉内正常血管流空现象消失,T_1 等信号、T_2 低信号;亚急性发病期 1～2 周,T_1、T_2 均为高信号;慢性期是 2 周至 3 个月,T_1、T_2 减弱,重新出现血管流空效应。有些患者发病 4 个月后,MRI 示管腔内等密度信号,无正常流空现象,表明为持续闭塞。MRI 的间接征象与 CT 一样出现脑水肿、出血以及梗死等影像学特点。

此外还需与病毒性脑炎、缺氧缺血性脑病、线粒体脑肌病以及颅内占位性病变等疾病鉴别。

三、治疗

治疗原则:尽快降低血压、减轻水肿、降低颅内压和控制抽搐。

(一)降低血压

高血压脑病发作时应在数分钟至 1 小时内使血压下降。舒张压应降至 110mmHg(14.7kPa)以下(原有高血压)、80mmHg(10.7kPa)或以下(原血压正常),并维持 1～2 周,使脑血管自动调节恢复适应性;但降压不要过快、过低,以防诱发心肌梗死和脑梗死。常用药物:

1.硝普钠

降压迅速稳定,无不良反应;50mg 加入 5% 葡萄糖 500mL 静脉滴注,滴速为 1mL/min,每 2～3 分钟测一次血压,根据血压值调整滴速和用量,以维持适宜水平;本药理化性质不稳定,配制后须在 2 小时内使用。

2.硝苯地平(硝苯地平)

为钙通道阻滞剂,10～20mg 口含,3 次/天,20～30 分钟起效,1.5～2 小时降压明显。

3.硝酸甘油

作用迅速且监护较硝普钠简单,不良反应少,适宜合并冠心病、心肌供血不足和心功能不全者。20mg 加于 5% 葡萄糖 500mL 静脉滴注,根据血压调节滴速。

(二)减轻脑水肿,降低颅内压

(1)20% 甘露醇 250mL 快速静脉滴注,1 次/6～8 小时,心肾功能不全者慎用。

(2)地塞米松 10～20mg 静脉滴注,1～2 次/天,与甘露醇联合使用疗效更好。

(3)呋塞米 40mg,静脉注射。

(4)10% 人体清蛋白 50mL 静脉滴注。

(三)控制抽搐

(1)严重抽搐者首选安定 10～20mg 缓慢静脉注射。

(2)苯巴比妥 0.2～0.3g 肌内注射,以后每 6～8 小时重复注射 0.1g。

(3)10% 水合氯醛成人可用 30～40mL 灌肠。

(4)控制发作 1～2 天后可改用苯妥英钠或卡马西平口服,维持 2～3 个月以防复发。

四、预后

预后与病因和是否得到及时治疗有关。若能紧急处理,多预后良好。意识障碍加重以至昏迷或频发抽搐,提示预后不良。

参考文献

[1]王伟,卜碧涛,朱遂强.神经内科疾病诊疗指南[M].北京:科学出版社,2019.

[2]王晨,王捷.内科疾病学[M].北京:高等教育出版社,2019.

[3]赵冰.循环系统疾病[M].北京:中国医药科技出版社,2019.

[4]曾和松,汪道文.心血管内科疾病诊疗指南[M].北京:科学出版社,2019.

[5]穆荣,李鸿斌.风湿免疫疾病临床诊疗手册[M].北京:科学技术文献出版社,2019.

[6]曾小峰,赵岩.临床路径释义:风湿免疫性疾病分册[M].北京:中国协和医科大学出版社,2018.

[7]陈江华.肾内科疾病临床诊疗[M].北京:人民卫生出版社,2018.

[8]彭永德.内科疾病临床思辨[M].北京:人民卫生出版社,2018.

[9]郐时民.呼吸系统疾病合理用药[M].上海:华东理工大学出版社,2017.

[10]陈亚红,杨汀.慢性阻塞性肺疾病[M].北京:人民卫生出版社,2017.

[11]王刚,宋涛.呼吸系统疾病防与治[M].北京:中国中医药出版社,2017.

[12]陈卫文.内科学[M].北京:高等教育出版社,2017.

[13]于皆平,沈志祥,罗和生.实用消化病学[M].3版.北京:科学出版社,2017.

[14]杨长青,许树长.消化内科常见病用药[M].2版.北京:人民卫生出版社,2016.

[15]王伟岸.胃肠病学手册[M].北京:人民卫生出版社,2016.

[16]曾和松,汪道文.心血管内科疾病诊疗指南[M].3版.北京:科学出版社,2016.

[17]马爱群,王建安.心血管系统疾病[M].北京:人民卫生出版社,2015.

[18]张雅慧.心血管系统疾病[M].北京:人民卫生出版社,2015.

[19]徐欣昌,田晓云.消化系统疾病[M].北京:人民卫生出版社,2015.

[20]樊新生.实用内科学[M].北京:科学出版社,2015.

[21]苏惠萍.呼吸疾病安全用药手册[M].北京:科学出版社,2015.

[22]何权瀛.基层常见呼吸疾病诊疗常规[M].北京:人民军医出版社,2015.

[23]林寿宁,朱永苹,林树元.消化内科新医师手册[M].2版.北京:化学工业出版社,2015.

[24]姜泊.胃肠病学[M].北京:人民卫生出版社,2015.

[25]徐沪济,贝政平.风湿免疫性疾病诊疗标准[M].上海:上海科学普及出版社,2015.

[26]张奉春,粟占国.风湿免疫科分册[M].北京:人民卫生出版社,2015.

[27]丁国宪,杨涛.内分泌代谢性疾病临床处方手册[M].2版.江苏:江苏科学技术出版

社,2015.

[28]孟靓靓,韩丽萍.呼吸系统疾病防治手册[M].北京:金盾出版社,2014.

[29]李云霞,王静.呼吸系统疾病[M].北京:人民卫生出版社,2014.

[30]钱家鸣.消化内科学[M].2 版.北京:人民卫生出版社,2014.

[31]陈晓锋,梁健,唐友明.神经内科医师手册[M].北京:化学工业出版社,2014.

[32]陈宝荣,朱惠娟.内分泌及代谢性疾病[M].北京:北京科学技术出版社,2014.